国家卫生健康委员会"十四五"规划教材

全国中等卫生职业教育教材

供康复技术专业用

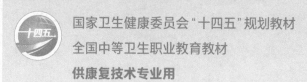

解剖生理学基础

第 **2** 版

主　编　黄嫦斌

副主编　桑明荣　吕　昕　丁祥云

编　者（以姓氏笔画为序）

丁祥云（山东医学高等专科学校）　　　张红爱（长治卫生学校）

王燕虹（桂林市卫生学校）　　　　　　陈天宇（合肥职业技术学院）

冯培勋（郑州卫生健康职业学院）　　　郑　敏（南宁市卫生学校）（兼秘书）

吕　昕（黑龙江护理高等专科学校）　　姜　丽（广西医科大学附设护士学校）

刘军鹏（酒泉卫生学校）　　　　　　　桑明荣（黑龙江省鹤岗卫生学校）

刘昱莹（潍坊护理职业学院）　　　　　黄嫦斌（南宁市卫生学校）

苏艳英（大理护理职业学院）　　　　　鲍耀波（东莞职业技术学院）

吴炳锐（广西医科大学附设玉林卫生学校）

人民卫生出版社

·北 京·

图书在版编目（CIP）数据

解剖生理学基础 / 黄嫦斌主编. —2 版. —北京：
人民卫生出版社,2022.11
ISBN 978-7-117-34031-1

Ⅰ. ①解… Ⅱ. ①黄… Ⅲ. ①人体解剖学－人体生理
学－中等专业学校－教材 Ⅳ. ①R324

中国版本图书馆 CIP 数据核字（2022）第 209185 号

人卫智网	www.ipmph.com	医学教育、学术、考试、健康，
		购书智慧智能综合服务平台
人卫官网	www.pmph.com	人卫官方资讯发布平台

解剖生理学基础
Jiepou Shenglixue Jichu
第 2 版

主　　编：黄嫦斌
出版发行：人民卫生出版社（中继线 010-59780011）
地　　址：北京市朝阳区潘家园南里 19 号
邮　　编：100021
E‐mail：pmph@pmph.com
购书热线：010-59787592　010-59787584　010-65264830
印　　刷：北京盛通印刷股份有限公司
经　　销：新华书店
开　　本：850×1168　1/16　印张：23
字　　数：489 千字
版　　次：2016 年 1 月第 1 版　2022 年 11 月第 2 版
印　　次：2022 年 12 月第 1 次印刷
标准书号：ISBN 978-7-117-34031-1
定　　价：89.00 元
打击盗版举报电话：010-59787491　E-mail：WQ@pmph.com
质量问题联系电话：010-59787234　E-mail：zhiliang@pmph.com
数字融合服务电话：4001118166　E-mail：zengzhi@pmph.com

修订说明

为服务卫生健康事业高质量发展,满足高素质技术技能人才的培养需求,人民卫生出版社在教育部、国家卫生健康委员会的领导和支持下,按照新修订的《中华人民共和国职业教育法》实施要求,紧紧围绕落实立德树人根本任务,依据最新版《职业教育专业目录》和《中等职业学校专业教学标准》,由全国卫生健康职业教育教学指导委员会指导,经过广泛的调研论证,启动了全国中等卫生职业教育护理、医学检验技术、医学影像技术、康复技术等专业第四轮规划教材修订工作。

第四轮修订坚持以习近平新时代中国特色社会主义思想为指导,全面落实《习近平新时代中国特色社会主义思想进课程教材指南》《"党的领导"相关内容进大中小学课程教材指南》等要求,突出育人宗旨、就业导向,强调德技并修、知行合一,注重中高衔接、立体建设。坚持一体化设计,提升信息化水平,精选教材内容,反映课程思政实践成果,落实岗课赛证融通综合育人,体现新知识、新技术、新工艺和新方法。

第四轮教材按照《儿童青少年学习用品近视防控卫生要求》(GB 40070—2021)进行整体设计,纸张、印刷质量以及正文用字、行空等均达到要求,更有利于学生用眼卫生和健康学习。

第四轮教材修订编写工作于 2021 年正式启动,将于 2022 年 8 月开始陆续出版,供全国各中等卫生职业学校选用。

2022 年 7 月

前　言

　　《解剖生理学基础（第2版）》是国家卫生健康委员会"十四五"规划教材。《"健康中国2030"规划纲要》指出"加强康复、老年病、长期护理、慢性病管理、安宁疗护等接续性医疗机构建设"。近年来康复技术专业和康复治疗师职业显示了强劲的发展势头和成长活力，反映了医疗和康复领域对专业人才培养和人力资源的迫切需要。

　　本教材的编写原则：①遵循"三基、五性、三特定"的原则，重点突出技能，突出适用性，突出专业培养目标；②体现中高职衔接与贯通的职教改革发展思路，实现教材内容的好教好学；③体现与职业资格证书考试紧密接轨；④体现中职康复技术专业特色，力争实现教材内容与职业岗位能力要求对接零距离。

　　本轮经过认真的调研与论证，在坚持传承和创新的基础上，积极开展教材的立体化建设。本教材的内容有如下特点：

　　1. 引入模块教学开阔学生视野　知识窗的意义在于给学生树立正确的人生观和世界观，使他们成为社会有用之人；在正文相应位置插入康复技术专业相关的拓展知识，起到了激发学生学习兴趣和开阔知识视野的作用。

　　2. 纸数资源融合方便网络学习　本教材配有数字资源，学生通过扫描二维码可直接学习。学习"点睛PPT"可以知晓本章的重点、难点和考点；学习文中数字资源，通过视频、动画、微课、图片等形式，可以更直观形象地掌握解剖生理学知识；学习各章末"扫一扫、测一测"，可验证学习效果，复习巩固所学知识。

　　3. 精选彩色图片增强视觉效果　解剖生理学是一门形态学科，本教材精选了解剖生理学彩色图片，增强了视觉效果，突出了以图带学的特点。

　　本教材的编者均为活跃在教学、科研一线的教师和专家，在编写过程中倾注了大量的精力和心血。由于编写时间紧促和编者水平有限，书中恐有不足或欠妥之处，敬请各位教师、专家和同学们提出宝贵意见和建议，以便再版时修正。

黄嫦斌

2022 年 6 月

目 录

第一章 │ 绪论

01章 数字内容

第一节 解剖生理学基础的定义及地位

解剖生理学基础包括系统解剖学、生理学、组织学和胚胎学等多门学科的基本知识。系统解剖学是阐述正常人体器官的形态结构、生理功能及其生长发育规律的科学；生理学是研究机体生命活动现象和功能活动规律的科学；组织学是研究机体微细结构及其相关功能的科学；胚胎学是研究从受精卵发育为新生个体的过程及其机制的科学。

解剖生理学基础是中等卫生职业教育康复技术专业的一门重要的专业核心课程。本课程的同步和后续课程包括疾病学基础、临床医学概要等。

 知识窗

解剖学的重要性

现代解剖学创始人是比利时生物学家安德烈·维萨里，他冒着生命危险在无人的坟地和绞刑架下研究残骨和罪犯的遗尸，在微弱的灯光下写出了第一本解剖学书籍《人体构造》。恩格斯曾说："没有解剖学就没有医学"。

无语体师是医学院学生对遗体捐献者的尊称，寓意不会说话的身体老师。现代医学教育中，医学尸体和标本由于种种原因非常匮乏，所以同学们在学习过程中要严谨认真，尊重并保护好尸体和标本，努力学习解剖生理学知识，为日后救死扶伤、治病救人打下坚实基础，成为一名合格的白衣战士。

第二节 人体的组成和分部

一、人体的组成

人体的基本结构和功能单位是**细胞**。形态结构相似、功能相近的细胞借细胞间质结合在一起构成**组织**。人体的基本组织有四种,即上皮组织、结缔组织、肌组织和神经组织。几种不同的组织构成具有一定形态、功能的结构称**器官**。器官中央有大的空腔,称**空腔器官**,如心、胃、膀胱、子宫等;无大的空腔,称**实质器官**,如肝、脾、肺、肾等。由若干结构、功能密切相关的器官连接在一起,共同完成一系列相似的生理功能的结构称**系统**。人体可分为9个系统,即运动系统、消化系统、呼吸系统、泌尿系统、生殖系统、循环系统、神经系统、内分泌系统和感觉器官。各个器官和系统,虽然都有各自的生理功能,但它们通过神经、体液的调节,相互联系,密切配合,构成了完整的人体(图1-1)。

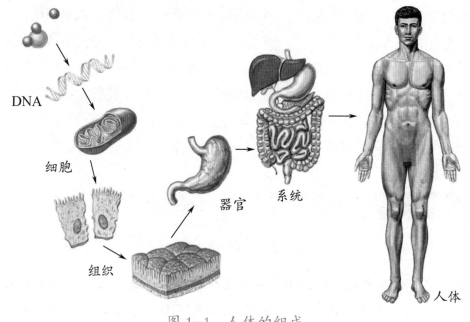

DNA

细胞

组织

器官

系统

人体

图 1-1 人体的组成

消化、呼吸、泌尿及生殖系统的大部分器官都位于胸腔、腹腔、盆腔内,并借一定的孔道与外界相通,总称**内脏**。

二、人体的分部

按照人体的形态和部位,可将人体分为头、颈、躯干和四肢4个部分。头分为颅部和面部;颈分为颈部和项部;躯干的前面分为胸、腹、盆部和会阴;躯干的后面分为背和腰;四肢分为上肢和下肢,上肢分为肩、臂、前臂和手,下肢分为臀、大腿、小腿和足(图1-2)。

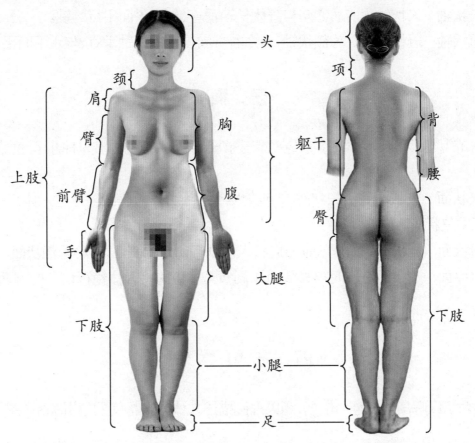

图 1-2 人体的分部和解剖学姿势

第三节 解剖学姿势和方位术语

在生活中，人体各部与器官结构的位置关系不是恒定不变的。为了正确描述人体各部、各器官的形态结构及相互间的位置关系，需要有公认的统一的标准和规范的语言，解剖学确定了统一的解剖学姿势、轴、面和方位术语。

一、解剖学姿势

解剖学姿势指身体直立，两眼向前平视，上肢下垂于躯干两侧，掌心向前，下肢并拢，足尖向前（图 1-3）。

二、轴

以解剖学姿势为依据，可以画出相互垂直的 3 种轴（图 1-3）。

1. **垂直轴** 垂直轴为上下方向与身体长轴平行、与水平面垂直的轴。
2. **矢状轴** 矢状轴为前后方向与身体长轴垂直、与水平面平行的轴。
3. **冠状轴** 冠状轴又称为**额状轴**,为左右方向与身体长轴垂直、与水平面平行的轴。

三、面

人体或其任何一个局部,均可在解剖学姿势条件下,画出 3 种相互垂直的切面(图 1-3)。

1. **矢状面** 矢状面是沿矢状轴方向将人体纵行切开的剖面。通过人体正中的矢状面称为**正中矢状面**。
2. **冠状面** 冠状面是沿冠状轴方向将人体纵行切开的剖面,又称为**额状面**。
3. **水平面** 水平面是同时与矢状面和冠状面垂直的将人体横行切开的剖面,又称为**横切面**。

四、方位术语

方位术语以解剖学姿势为依据,用以准确描述人体各结构间的位置关系(图 1-3)。

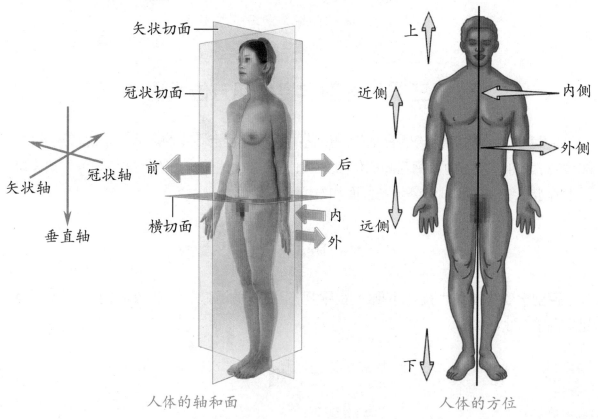

人体的轴和面　　　　　　　　人体的方位

图 1-3　人体的轴、面和方位术语

1. **上和下** 近头者为上，近足者为下。
2. **前和后** 距身体腹侧面近者为前，距背侧面近者为后。
3. **内侧和外侧** 靠近正中矢状面者为内侧，反之为外侧。在四肢，前臂的内侧又称**尺侧**，外侧又称**桡侧**；小腿的内侧又称**胫侧**，外侧又称**腓侧**。
4. **内和外** 凡属于空腔器官，近或在腔内的为内，远离内腔的为外。
5. **浅和深** 接近身体表面或器官表面的为浅，远离的为深。
6. **近侧和远侧** 接近躯干的为近侧，远离的为远侧。

第四节　生命活动的基本特征

人体生命活动的基本特征主要包括新陈代谢、兴奋性和生殖 3 个方面。

一、新 陈 代 谢

新陈代谢是生物体与外界环境进行物质交换与能量转换以实现自我更新的过程，新陈代谢包括**同化作用**和**异化作用**两个过程。生物体不断地从体外环境中摄取有用的物质，使其合成、转化为机体自身结构，同时储存能量的过程，称为**同化作用**，又称为**合成代谢**。生物体不断地将体内的自身物质进行分解，并把所分解的产物排出体外，同时释放出能量供应机体生命活动需要的过程，称为**异化作用**又称**分解代谢**。新陈代谢是生命活动的最基本特征，新陈代谢一旦停止，生物体的生命活动也就结束了。

二、兴 奋 性

兴奋性是指机体或组织对刺激发生反应的能力或特性。能引起机体或组织产生反应的内、外环境变化称为**刺激**。机体或组织接受刺激后所发生的一切变化，称为**反应**，有两种基本表现形式，即**兴奋**和**抑制**。**兴奋**是指机体或组织接受刺激后，由相对静止变为活动状态或活动由弱变强。**抑制**是指机体或组织接受刺激后，由活动变为相对静止状态，或活动由强变弱。神经、肌肉和腺体等组织受刺激后，能迅速地产生可扩布的动作电位，即发生兴奋，这些组织被称为**可兴奋组织**。

刺激引起反应必须具备三个条件，即足够的刺激强度、足够的刺激作用时间和适宜的强度－时间变化率（单位时间内刺激强度的变化幅度）。如果刺激作用时间和强度－时间变化率保持不变，只改变刺激强度，将刚能引起组织细胞产生反应的最小刺激强度称为**阈强度**，简称**阈值**。刺激强度低于阈值的刺激称为**阈下刺激**，刺激强度大于阈值的刺激称为**阈上刺激**。

三、生 殖

机体发育成熟后,男性和女性两种个体中发育成熟的生殖细胞相结合,产生与自己相似的子代个体,这种功能称为**生殖**。生殖是生物体繁衍后代、延续种系的基本生命特征。

第五节 机体内环境和生理功能的调节

机体的一切生命活动都是在一定的环境中进行的,脱离环境,机体或细胞将无法生存。

一、机体内环境及其稳态

(一)内环境

人体内的液体总称为**体液**,约占体重的 60%,按其分布部位不同可分为细胞内液和细胞外液两大类。细胞内的液体称为**细胞内液**,约占体液的 2/3(占体重的 40%);细胞外部的液体称为**细胞外液**,约占体液的 1/3(占体重的 20%),包括血浆、组织液、淋巴液和脑脊液等。生理学常将细胞外液称为**内环境**。内环境是细胞进行物质交换的场所。

(二)稳态

生理学将内环境理化性质维持在相对恒定的状态称为**稳态**。内环境稳态是机体能够在外环境不断变化的情况下生存的首要条件,是保证机体正常生命活动的必要条件。例如呼吸器官通过呼吸运动补充 O_2 和排出 CO_2,消化器官通过消化和吸收摄取营养成分,泌尿系统通过生成和排出尿,排出各种代谢终产物,参与水、电解质及酸碱平衡的调节等。当内环境的理化条件发生重大变化或急骤变化,超过机体本身调节与维持稳态的能力,则机体的正常功能会受到严重影响,甚至危及生命。例如肾衰竭时,由于代谢产物不能通过尿排出体外,可引起尿毒症。

二、人体生理功能的调节方式

当机体内、外环境发生变化时,体内各系统、器官和组织的功能及相互关系将发生相应的变化,以维持内环境的稳态。人体各器官功能的这种适应性反应称为**调节**。调节方式主要有 3 种,即**神经调节**、**体液调节**和**自身调节**。

(一)神经调节

神经调节是指在神经系统的直接参与下所实现的生理功能调节过程,是人体最重要的调节方式。神经调节的基本方式是**反射**。反射活动的结构基础是**反射弧**。反射弧由 5

个部分组成,即感受器、传入神经、神经中枢、传出神经和效应器。感受器可将各种刺激的能量转换成电信号(神经冲动)沿传入神经传至神经中枢,神经中枢包括脑和脊髓,中枢对传入信号进行分析处理并发出指令,传出神经将中枢的反应信息传到效应器,产生相应的生理反应(图1-4)。反射弧的任何一个部分受损,反射活动将无法进行。神经调节具有反应迅速、准确、作用时间短暂的特点。

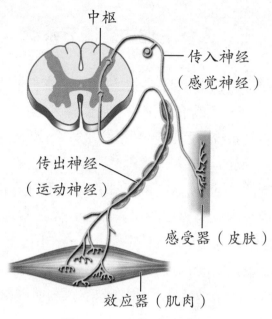

图 1-4　反射弧示意图

反射活动分为两种,一种是非条件反射,另一种是条件反射。**非条件反射**是人体先天就具有的维持生命的基本反射活动,其反射弧和反应都是固定的。**条件反射**是后天通过学习获得的,是个体在生活过程中逐渐建立起来的反射活动(表1-1)。

表 1-1　非条件反射和条件反射的比较

项目	非条件反射	条件反射
形成	与生俱来、遗传决定	后天获得
举例	吸吮反射、角膜反射等	望梅止渴、谈虎色变
反射弧	固定	易变
反射中枢	大脑皮质下的中枢可完成	大脑皮质参与下完成
意义	数量有限、适应性弱	数量无限、适应性强

(二)体液调节

体液调节是指体液中的化学物质通过体液途径,对机体功能进行调节的过程。例如,胰岛 B 细胞分泌的胰岛素,经血液循环运送到全身各处,促进组织细胞对葡萄糖的摄取和利用,以维持机体血糖浓度的相对恒定。体液调节的特点是反应比较缓慢、作用持续时间较长、作用范围较广泛。

（三）自身调节

自身调节是指组织、细胞在不依赖于外来神经或体液因素调节情况下，自身对周围环境变化刺激发生适应性反应的过程。自身调节的特点是影响范围小、调节幅度小、灵敏度低。

三、人体生理功能调节系统

人体各种功能调节系统主要以反馈控制系统为主。在控制系统中，控制部分不断接受受控部分的影响，即受控部分不断有反馈信息返回输入给控制部分，并改变它的活动，这种控制系统称为**反馈控制系统**。反馈控制系统是一个闭环系统，具有自动控制能力。反馈分为两种：负反馈和正反馈。在人体生理功能调节的自动控制系统中，如果受控部分的反馈信息能减弱控制部分活动，这样的反馈称为**负反馈**。负反馈是可逆的，在维持人体生理功能活动处于稳态中具有重要意义。如在人体正常体温、血压、心率和某些激素水平等指标的维持过程中，负反馈调节发挥着重要的作用。如果反馈信息能促进或加强控制部分活动，这种反馈称为**正反馈**。正反馈往往是不可逆的，是不断增强的控制过程，直到整个生理过程结束为止。如排尿反射、分娩过程、血液凝固等均属于正反馈调控过程。

第六节　学习解剖生理学基础的基本观点与方法

学习解剖生理学基础时，应坚持形态与功能相依存、理论与实际相结合、局部与整体相统一、进化与发展相一致、理解和记忆并重的观点、开展无语体师医学人文教育、现代教育技术与解剖生理学传统学习相结合、充分合理利用配套教材和数字资源以提高学习效率和知识的运用能力。

（黄嫦斌）

第二章 | 细胞

02章 数字内容

细胞是人体的结构与功能的基本单位。人体细胞由细胞之间的物质即细胞间质连结在一起,最终构成一个有机的整体。

第一节 细胞的形态和结构

一、细胞的形态

人体细胞大小不一,形态各异。大多数细胞直径只有几微米,最大的人卵细胞直径可达 100～140μm,肉眼可见。细胞的形态与其生理功能密切相关,如接受刺激、传导冲动的神经细胞具有很多长突起;流动的血细胞呈球形;紧密排列的上皮细胞呈立方形、长柱形、扁平形和多边形(图 2-1)。

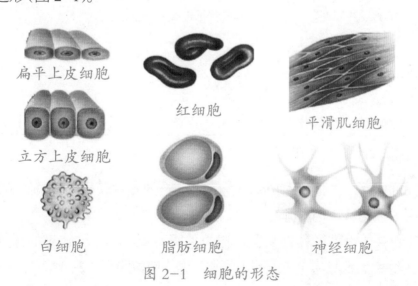

扁平上皮细胞　红细胞　平滑肌细胞

立方上皮细胞

白细胞　脂肪细胞　神经细胞

图 2-1　细胞的形态

二、细胞的结构

尽管人体细胞的形态千差万别,但基本结构是一致的,都包括细胞膜、细胞质和细胞核三部分(表 2-1、图 2-2)。随着电子显微镜的应用,人们进一步发现,细胞结构可分为膜相结构和非膜相结构两部分(表 2-2)。

表 2-1　细胞基本结构组成表

细胞结构	细胞膜	细胞质	细胞核
主要组分	脂质(磷脂等)、蛋白质、糖链	基质、细胞器(线粒体、核糖体等)、包含物	核膜、核仁、染色体(质)、核基质

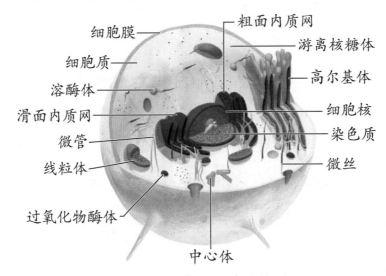

图 2-2　细胞的电镜结构图

表 2-2　细胞的膜相结构和非膜相结构分类

结构类别	膜相结构	非膜相结构
结构归类	细胞膜、线粒体、内质网、高尔基体、溶酶体、核膜	核糖体、中心体

(一)细胞膜

细胞外表面的膜称为**细胞外膜**(即细胞膜),细胞内各种膜相结构的膜称为**细胞内膜**。细胞外膜和细胞内膜统称为**生物膜**。

在电镜下,所有生物膜均具有两层较暗的脂质层和中间一层较亮的透明层,呈"暗-明-暗"三层式结构。凡具有这三层结构的膜,称为**单位膜**(图 2-3)。

细胞膜化学成分主要是脂质、蛋白质和糖类,以磷脂和蛋白质为主。细胞膜结构可用**"液态镶嵌模型学说"**解释,基本内容是细胞膜的分子结构以液态的脂质双分子层为基架,其中镶嵌有不同生理功能的蛋白质(图2-3)。此学说认为,细胞膜由膜质、膜蛋白及膜糖等组成。

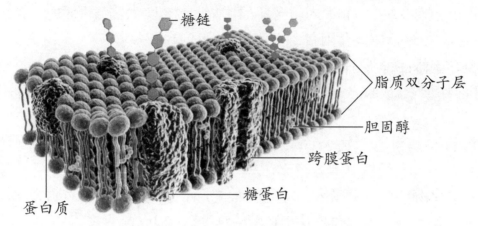

图2-3 单位膜三维结构模式图

1. **膜脂** 膜脂由磷脂、糖脂和胆固醇组成。磷脂为主,具有极性,其亲水端朝向膜的内、外表面,而疏水端则伸入膜的内部。细胞膜脂质双分子层呈液态,具有一定的横向流动性,这对膜进行正常生理功能十分必要。

2. **膜蛋白质** 根据与脂质双分子层的位置关系,细胞膜中的蛋白质依据位置关系可分为表面膜蛋白质和整合蛋白质两类。表面膜蛋白质与细胞的变形运动、吞噬和分裂功能有关。整合蛋白质的功能主要有:①转运膜内外物质的载体;②结合激素和药物的受体;③具有催化作用的酶;④具有特异性抗原。

3. **膜糖** 细胞膜上的糖类以多糖为主,与类脂及蛋白结合成糖脂和糖蛋白,以糖链形式突出于膜的外面。细胞膜上的糖类有多种功能,除了保护细胞膜外,还与细胞粘连、细胞识别和物质交换密切相关。

（二）细胞质

细胞质位于细胞核与细胞膜之间,包括基质、细胞器和包含物。

1. **基质** 基质为无定形的胶状物质,主要有水、蛋白质、多糖和无机盐离子等。基质与物质转运、能量传递、信息传递等有关,并且是细胞内代谢反应、生物合成反应等场所。

2. **细胞器** 细胞器是细胞质内具有特定形态结构、执行一定生理功能的微细结构,主要包括线粒体、核糖体、溶酶体、高尔基体、内质网、中心体、微体和细胞骨架等。

（1）**线粒体**:光镜下呈线状、杆状或颗粒状,电镜下则呈长椭圆形,由内外两层单位膜围合封闭构成。外膜表面光滑,内膜向内折叠形成板状或管状结构的线粒体嵴(图2-2)。其主要功能是通过氧化磷酸化作用产生能量供给细胞利用,故被喻为细胞的"动力工厂"。

（2）**核糖体**:呈颗粒状结构,主要由核糖核酸(RNA)和蛋白质组成。核糖体形式存在有游离核糖体、附着核糖体两种(图2-2)。

核糖体是细胞内合成蛋白质的基地。游离核糖体主要合成细胞的结构蛋白,附着核糖体主要合成分泌蛋白。

（3）**内质网**：呈膜性囊状或小管状结构，根据表面有无核糖体附着，可分为粗面内质网和滑面内质网（图2-2）。粗面内质网表面附着大量核糖体，与蛋白质的合成、加工和转运有关。滑面内质网无核糖体附着，主要与脂质合成有关。

（4）**高尔基体**：由多层扁平囊、小泡和大泡组成，向一侧弯曲呈弓形（图2-2）。高尔基体对粗面内质网合成的部分蛋白质进行加工及包装后释放到细胞外，因而被喻为细胞的"加工厂"。

（5）**溶酶体**：呈囊泡状，内含60多种酸性水解酶，具有极强的消化分解物质的能力，故称之为细胞内"消化器"，还具有清除有害异物、保护细胞的作用。

（6）**过氧化物酶体**：又称**微体**，是卵圆形或圆形小体，含有过氧化氢酶等，能破坏对细胞有毒性的过氧化氢，起保护细胞作用（图2-2）。

（7）**微丝、微管**：参与构成细胞骨架，还与细胞吞噬、细胞伪足伸缩、细胞内物质运输等有关（图2-2）。

（8）**中心体**：电镜下，中心粒是两个互相垂直的短筒状小体。中心体与细胞分裂期中纺锤体形成及染色体移动有关（图2-2）。

3. **包含物**　包含物是细胞质中具有一定形态的各种代谢产物和贮存物质的总称，包括脂肪滴、糖原、黑素颗粒等。

（三）细胞核

细胞核是细胞中最大的细胞器，是细胞遗传物质储存、复制和转录场所，是细胞代谢活动的控制中心，在细胞生命活动中起着决定性的作用。

细胞核由核膜、核仁、染色质（染色体）及核基质等四部分组成（图2-4）。

1. **核膜**　核膜是包围在核表面的膜，由两层单位膜构成。核膜上有小孔，称**核孔**。核孔是胞核与胞质间进行物质交换的通道。核膜包围染色体及核仁构成核内微环境，有利于细胞核的各项生理功能的完成。

2. **核仁**　核仁多呈圆球形，无质膜包裹。核仁的主要化学成分是RNA、DNA和蛋白质，是合成核糖体的场所。

3. **染色质与染色体**　染色质是指细胞核内分布不甚均匀、易被碱性染料着色的物质。细胞有丝分裂时，染色质细丝螺旋盘曲

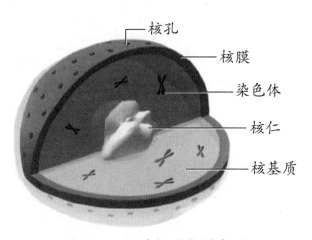

图2-4　细胞核结构模式图

缠绕成为具有特定形态结构的染色体，此时在光镜下清晰可见。分裂结束后，染色体解除螺旋化重新形成染色质。染色质与染色体是遗传物质的载体在细胞不同时期的存在形式。

染色体的数目是恒定的。人类体细胞的细胞核内有46条（23对）染色体，其中44条

为常染色体,2条为性染色体,男性体细胞核型为46,XY,女性是46,XX。男性生殖细胞核型为23,X或23,Y,女性生殖细胞核型为23,X。

4. 核基质　核基质是充满于细胞核内的无定形液态物质,主要成分为蛋白质。

细胞

人眼能够看到的最小物体极限只有0.1mm。17世纪初,显微镜的发明为人类看到更小的物体结构提供了可能。1665年,英国物理学家罗伯特·胡克切下一小块很薄的软木片,衬上黑木板背景,放到显微镜下观察,发现了很多小室,他称之为细胞,这个名称直至今天还在使用。

第二节　细胞膜的功能

细胞膜的功能与膜的分子结构关系密切,主要包括:①维持细胞形态;②构成细胞屏障;③进行细胞内外的物质交换;④与细胞识别、细胞粘连和细胞运动等有关;⑤细胞膜蛋白质的各种功能。

一、物质转运功能

细胞在新陈代谢过程中所需物质的摄入和代谢产物的排出,都通过细胞膜的转运功能来实现。转运主要有以下四种方式:

(一)单纯扩散

单纯扩散是指脂溶性小分子物质顺浓度差跨膜转运的过程,以O_2和CO_2最为常见。单纯扩散的速度和方向取决于被转运物质在细胞膜两侧的浓度差和膜对该物质的通透性(图2-5)。

(二)易化扩散

易化扩散是非脂溶性小分子物质、离子等,借助细胞膜上蛋白质的帮助,顺浓度差或电位差转运的过程(图2-6、图2-7)。

根据转运物质的蛋白质不同,易化扩散可分为载体转运和通道转运两种形式。

1. 载体转运　载体转运是指借助细胞膜上载体蛋白的帮助实现的跨膜物质转运方式。一些小分子亲水物质,如葡萄糖和氨基酸等,主要靠载体转运。载体转运有特异性、饱和性和竞争性抑制现象等特点。

2. 通道转运　通道转运指细胞跨膜物质转运借助于细胞膜上通道蛋白的帮助实现

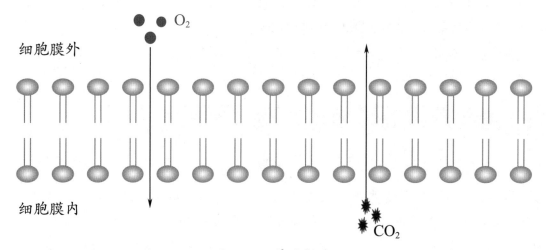

图 2-5 单纯扩散

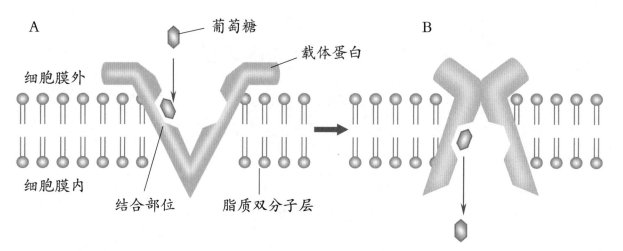

图 2-6 易化扩散示意图（载体转运）

A. 载体蛋白在膜的一侧与被转运物质结合；

B. 载体蛋白在膜的另一侧与被转运物质解离

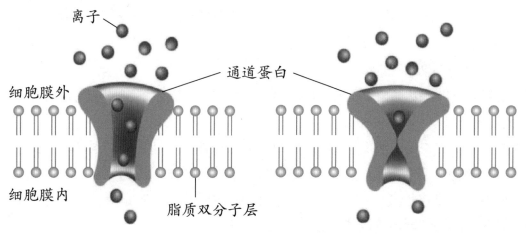

图 2-7 易化扩散示意图（通道转运）

的转运方式。通道的开闭受化学物质或电位变化和机械刺激的控制,分别称为**化学门控通道、电压门控通道**和**机械门控通道**。已知的通道有钠通道、钾通道和钙通道等。

单纯扩散和易化扩散具有以下共同特点:①被转运物质由高浓度一侧转运到低浓度一侧;②转运过程不耗能。故而单纯扩散和易化扩散均属于被动转运。

(三)主动转运

主动转运是指离子或小分子物质在膜蛋白的帮助下,逆浓度差或电位差跨膜转运的过程。主动转运的特点:①被转运物质由低浓度一侧转运到高浓度一侧;②需要消耗能量(图2-8)。

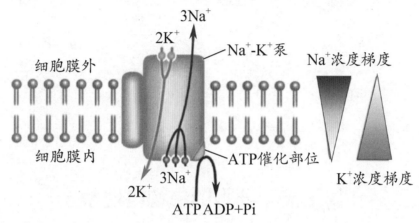

图 2-8 主动转运示意图

介导主动转运过程的膜蛋白称为**离子泵**,其化学本质为 ATP 酶。主动转运所耗能量即由有 ATP 酶活性的离子泵分解 ATP 提供。机体内有多种离子泵,如转运 Na^+ 和 K^+ 的称为**钠－钾泵**(也称为 Na^+-K^+ **依赖式 ATP 酶**),转运 Ca^{2+} 的称为**钙泵**等。钠－钾泵分解 ATP 释放的能量用于 Na^+ 和 K^+ 的主动转动,可将细胞内的 Na^+ 转运到细胞外,将细胞外的 K^+ 转运到细胞内,维持细胞膜内、外 Na^+ 和 K^+ 的浓度差。

(四)入胞与出胞

入胞是指细胞外大分子物质或细胞团块等以囊泡形式进入细胞的过程。根据入胞内容物的性质不同,入胞又可分为吞噬和吞饮两种。入胞的物质是固态称为**吞噬**;入胞的物质是液态则称为**吞饮**。**出胞**是将胞质内的大分子物质以分泌囊泡形式排出细胞的过程。许多分泌细胞都以这种方式排出其分泌物(图2-9)。

二、受体功能

受体是指在细胞中,能与某些化学物质(配体)特异性结合而产生特定生物效应的特殊蛋白质。分布于细胞膜上的受体称为**膜受体**。受体能识别配体并与之发生特异性结合,且能引起细胞内的生理效应。很多激素和药物就是通过与受体的特异性结合而发挥生理或药理效应的。受体有特异性、饱和性和可逆性的特点。

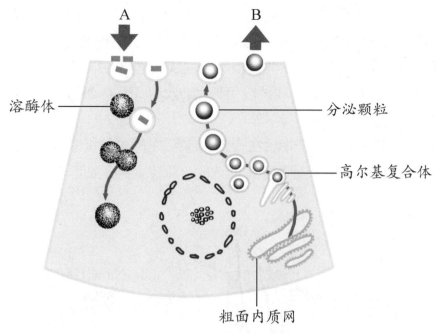

溶酶体

分泌颗粒

高尔基复合体

粗面内质网

图 2-9　入胞与出胞示意图

第三节　细胞的生物电现象

细胞在生命活动中伴随有电现象发生。临床上常用的一些辅助检查如心电图、脑电图，实际上就是将心肌细胞、脑细胞等的生物电引导至仪器中加以放大，并描记在记录纸上的结果。生物电在临床上已广泛用于协助诊断疾病，在康复医学技术领域，也常通过电疗法以改善细胞电生理促进机体康复。

细胞生物电是由一些带电离子，如 Na^+、K^+、Ca^{2+} 等跨膜流动而产生的，表现为一定的跨膜电位，简称**膜电位**。跨膜电位有两种表现形式，即静息电位和动作电位。

一、静息电位及其产生机制

（一）静息电位的概念

静息电位是指细胞在安静时，存在于细胞膜内外两侧的电位差。静息电位可用示波器进行观察测量（图 2-10）。将示波器的两个测量电极置于神经细胞外表面任意两点或

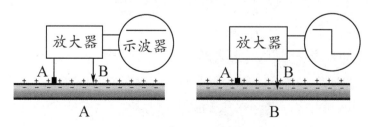

图 2-10　静息电位测量示意图

均插入细胞膜内侧时,两点间不存在电位差。若将其中一个电极置于细胞膜外表面,另一个电极插入到细胞膜内侧,则示波器显示存在稳定的电位差,且膜内电位较膜外低,此即**静息电位**。如设定膜外电位为零,膜内外间的电位差数值即为静息电位大小。不同细胞的静息电位数值不同,如在骨骼肌细胞约为 $-90mV$,神经细胞约为 $-70mV$。

人们通常把静息状态时,细胞膜外带正电而膜内带负电的稳定状态,称为**极化状态**,简称**极化**。静息电位负值扩大的过程或状态,称为**超极化**,如从 $-70mV$ 变化到 $-90mV$;静息电位负值缩小的过程或状态,称为**去极化**,如从 $-90mV$ 变化到 $-70mV$;去极化至零电位后,膜电位如进一步变为正值,即细胞膜外带负电而膜内带正电,称为**反极化**;膜电位高于零电位的部分,称为**超射**;细胞膜去极化后再向静息电位方向恢复的过程,称为**复极化**。静息电位与极化状态都是细胞处于安静状态的标志。

(二)静息电位产生机制

任何生物电的产生都有两个必要条件:①细胞膜内外两侧各种离子的分布不均衡;②不同状态下,细胞膜对离子的通透性不同。

细胞膜上钠 – 钾泵的活动使得膜两侧 Na^+ 和 K^+ 的分布明显不均衡,细胞外分布有大量的 Na^+,细胞内则存在大量的 K^+。细胞安静时,细胞膜对 K^+ 的通透性较大而对 Na^+ 和 Cl^- 通透性很小。K^+ 顺浓度差外流,使膜外正电荷逐渐增多,而膜内负电荷也随着相对增多,逐渐形成了外正内负的极化状态。当促使 K^+ 外流的动力(浓度差)与阻止 K^+ 外流的阻力(电位差)达到平衡时,细胞膜两侧就形成了一个相对稳定的、呈外正内负状态的静息电位。所以,静息电位主要是由 K^+ 外流引起的电 – 化学平衡电位。

二、动作电位及其产生机制

(一)动作电位的概念

动作电位是指可兴奋细胞受到有效刺激后,在静息电位的基础上发生一次可向远处传播的膜电位波动。动作电位是细胞产生兴奋的标志。以单一神经纤维为例:在安静状态下,当神经纤维受到刺激时,在示波器上可观察到一个动作电位,细胞膜内电位由静息状态时的 $-70mV$ 迅速上升到 $+30mV$ 左右,细胞内电位由负变正,构成动作电位上升支;随后电位又迅速下降到接近静息电位水平,构成动作电位下降支。两者共同形成尖峰状的电位变化,称为**锋电位**(图 2-11)。

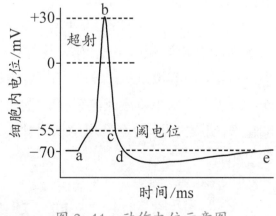

图 2-11 动作电位示意图

(二)动作电位产生机制

当细胞受到有效刺激时,首先是受刺激部位膜上少量的钠通道被激活开放,Na^+ 少量内流,静息电位逐渐减小,到一定数值即引起大量的钠通道开放,Na^+快速、大量内流,细胞内正电荷迅速增加,形成膜的去极化和反极化,即动作电位的上升支。随着Na^+内流的增加,促使Na^+内流和阻止Na^+内流的两种电位差拮抗力量达到平衡时,膜两侧电位差达到一个新的平衡数值。因此,动作电位上升支是由Na^+内流引起的。

Na^+通道开放后,很快又迅速关闭,Na^+内流停止,K^+通道随即开放,K^+大量快速外流,使膜电位出现迅速复极化,细胞膜内电位由正变负,直到恢复为原来的极化状态。因此,动作电位的下降支是由K^+外流引起的。

动作电位之后,去极化过程进入细胞内的Na^+和复极化流出细胞外的K^+并未恢复原位。这时通过细胞膜上钠－钾泵的转运,流入细胞内的Na^+与流出细胞外的K^+被重新"搬"回原处,以恢复到动作电位产生前的分布状态。

三、动作电位的引起和局部兴奋

(一)动作电位引起的条件

不是任何刺激落在细胞膜上都可以触发动作电位。只有当刺激引起细胞去极化达到某一临界值,细胞膜上的钠通道大量、迅速开放,才能触发动作电位。这个刚能触发动作电位的临界膜电位值,称为**阈电位**。引起阈电位的刺激称为**阈刺激**,强度大于阈刺激的刺激称为**阈上刺激**,强度小于阈刺激的刺激称为**阈下刺激**。细胞膜在受到刺激后能产生膜电位,膜电位去极化达到阈电位是产生动作电位的必要条件。在此基础上,细胞受到刺激达到阈电位时,即可触发动作电位。

(二)局部兴奋

单个阈下刺激不能触发动作电位,但可使受刺激的局部细胞膜少量Na^+通道开放,Na^+有少量内流而产生较小的去极化过程,但幅度达不到阈电位水平,电位变化范围局限而不能向远距离传播,这种局部电位波动称为**局部兴奋**,产生的电位称为**局部电位**。

局部电位的特点:①等级性电位,即其幅度与刺激强度相关,而不具有"全或无"特点;②呈衰减性传导,局部电位可向周围传导,但随着传导距离增加,其电位变化幅度逐渐减小,最后消失;③可以总和,多个阈下刺激的局部反应可叠加起来,称为**总和**。在同一部位连续给予多个阈下刺激或在邻近部位同时给予多个阈下刺激,它们产生的局部电位可叠加起来,使膜去极化达到阈电位从而触发动作电位。前者称为**时间性总和**,后者称为**空间性总和**。

四、动作电位的传导

动作电位一旦在细胞膜某一点产生,就会以该点为圆心,沿着各方向不衰减地扩布到整个细胞膜而产生一次动作电位。在神经纤维上的动作电位传导称为**神经冲动**。动作电位的传导用局部电流来解释（图2-12）。有髓神经纤维动作电位呈跳跃式传导，故其传导速度比无髓神经纤维或一般细胞要快得多。

动作电位的传导有如下特点：①双向传导，动作电位可在细胞膜上同时向两个相反方向传导；②不衰减性传导，动作电位的幅度不会因传导距离的增加而衰减；③"全或无"现象，动作电位可因刺激强度不够而不产生（无）；一旦产生，其变化幅度即达到最大，且不会因刺激强度增加而增大（全）。

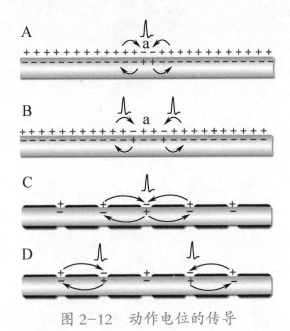

图2-12　动作电位的传导

 知识窗

干细胞

干细胞是一类具有自我更新、高度增殖和分化潜能的细胞群体，存在于人和动物个体各个发育阶段的组织器官中，是各种组织器官的起源细胞。一种组织类型的干细胞在适当条件下可分化为另一种组织类型的细胞，称为干细胞的转分化。

临床比较常用的促进疾病康复的手段是开展骨髓干细胞移植治疗造血功能障碍。

（吴炳锐）

第三章 ｜ 基本组织

03章

03章 数字内容

根据结构和功能特点,人体内组织可分为**上皮组织**、**结缔组织**、**肌组织**和**神经组织**四类。

第一节 上 皮 组 织

上皮组织简称上皮,含有较丰富的神经末梢。上皮组织按分布和功能的不同分**被覆上皮**、**腺上皮**和**感觉上皮**三种。后者将在感觉器中介绍。

一、被 覆 上 皮

(一)被覆上皮的结构特点

被覆上皮排列成薄膜状,覆盖在人体的内、外表面,结构特点是细胞多、排列紧密,细胞间质少;细胞分极性,朝向体表、管或腔的一面称**游离面**,与游离面相对、连接深层结缔组织的一面称**基底面**,上皮无血管。被覆上皮主要有保护、吸收、分泌和排泄等功能。

(二)被覆上皮的分类、分布和功能

根据细胞的排列层数和不同形态,可对被覆上皮进行分类。

1. **单层扁平上皮** 单层扁平上皮的细胞扁如鳞片,为不规则形或多边形,边缘呈锯齿状互相嵌合;核1个,扁圆形,居中(图3-1)。衬贴于心、血管和淋巴管内表面的,称**内皮**;分布于胸膜、腹膜及心包膜处的,称**间皮**。上皮有保护、吸收、减少摩擦等作用。

2. **单层立方上皮** 单层立方上皮的细胞呈矮棱柱状,表面观呈多边形,侧切面为立方形;核1个,圆形,位于中央(图3-2)。其分布于小叶间胆管、甲状腺滤泡及肾小管等处,有保护、吸收、分泌等作用。

3. **单层柱状上皮** 单层柱状上皮的细胞呈高棱柱状;核1个,椭圆形,多靠近基底部(图3-3)。此上皮分布于胃肠道、胆囊和子宫等处,有保护、吸收等作用。

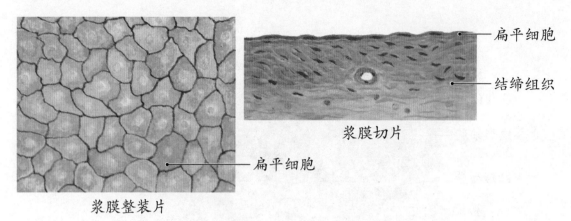

扁平细胞

结缔组织

浆膜切片

扁平细胞

浆膜整装片

图 3-1 单层扁平上皮

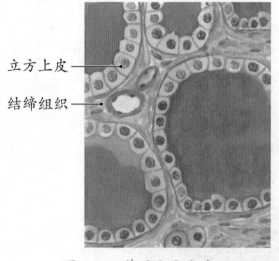

立方上皮

结缔组织

图 3-2 单层立方上皮

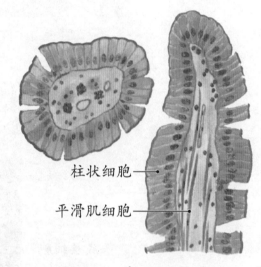

柱状细胞

平滑肌细胞

图 3-3 单层柱状上皮

4. 假复层纤毛柱状上皮 假复层纤毛柱状上皮由柱状、杯状、梭形和锥形等高矮不等的细胞构成,所有细胞基底面都附着于基膜。由于细胞高矮不等,核排列参差不齐,貌似复层,实为单层。柱状细胞游离面有纤毛,纤毛可摆动清除异物(图 3-4)。此上皮主要分布于呼吸道。

5. 复层扁平上皮 复层扁平上皮由多层细胞组成,浅层为扁平形细胞,中部为数层多边形细胞,底部为一层立方形或矮柱状细胞(图 3-5)。复层扁平上皮有较旺盛的分裂增生能力,主要分布于口腔、食管及体表等易受到摩擦及损伤的部位,具有很强的保护作用。

6. 变移上皮 变移上皮由多层细胞组成,且细胞的层数及形态可随所在器官的容积变化而改变,故称为**变移上皮**(图 3-6)。器官收缩时细胞层数增多,体积变大;器官舒张则变化相反。变移上皮主要分布于输尿管和膀胱等器官,有保护功能。

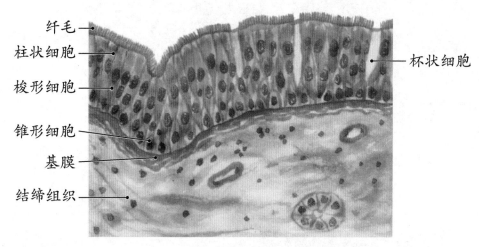

纤毛
柱状细胞
梭形细胞
锥形细胞
基膜
结缔组织

杯状细胞

图 3-4　假复层纤毛柱状上皮

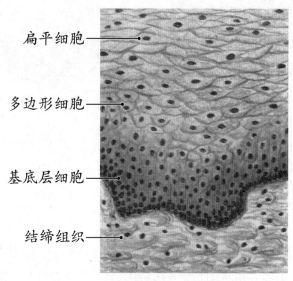

扁平细胞

多边形细胞

基底层细胞

结缔组织

图 3-5　复层扁平上皮

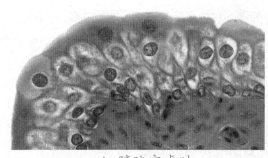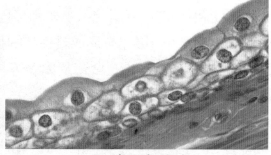

A. 膀胱空虚时　　　　　　　B. 膀胱充盈时

图 3-6　变移上皮

二、腺上皮和腺

腺上皮是指以分泌功能为主的上皮;以腺上皮为主要成分构成的器官,称**腺**或**腺体**(图3-7)。腺的分类:①**外分泌腺**,有导管,分泌物经导管排到器官的腔面或体表,如汗腺等;②**内分泌腺**,无导管,分泌物经血液运送到身体各部,作用于特定的部位,如甲状腺等。

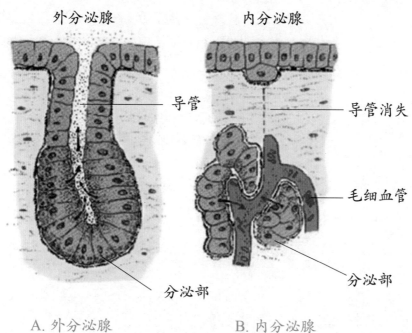

图 3-7　腺上皮及腺

三、上皮组织的特殊结构

（一）微绒毛

微绒毛是在上皮的游离面,由细胞膜与细胞质共同形成的微小指状突起,其内有许多微丝(图3-8)。微绒毛可显著地扩大细胞表面积,提高细胞吸收能力。

（二）纤毛

纤毛也存在于细胞游离面上,比微绒毛粗长。电镜下可见其内有规律排列的纵行微管,可使纤毛摆动,有利于上皮表面的分泌物及黏附物排出。

（三）基膜

基膜指存在于上皮基底面与深部组织之间的薄膜,有支持、连接及物质交换的作用。

（四）紧密连接、中间连接、桥粒和缝隙连接

紧密连接、**中间连接**、**桥粒**和**缝隙连接**都是上皮细胞侧面的连接结构。紧密连接靠近顶部,可使细胞间连接紧密,有密封作用,防止细胞外的细菌及其他大分子物质侵入细胞间隙;中间连接和桥粒位于侧面中部,有连接作用;缝隙连接在桥粒深面,参与物质交换及信息传递(图3-8)。

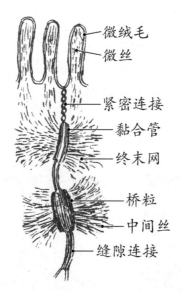

图 3-8　上皮细胞间的侧面连接

第二节　结缔组织

结缔组织是由少量细胞和大量的细胞间质构成,后者包括基质和纤维。结缔组织分布广泛,具有支持、连接、营养、保护和修复等功能。

广义的结缔组织包括固有结缔组织、软骨和骨、血液和淋巴。通常所说的结缔组织是指固有结缔组织,包括疏松结缔组织、致密结缔组织、脂肪组织及网状组织。

一、固有结缔组织

(一)疏松结缔组织

疏松结缔组织又称蜂窝组织,广泛存在于器官、组织、细胞之间,由细胞、纤维、基质三种成分构成,有支持、连接、营养、保护、防御和修复等功能(图3-9)。

1. **细胞**　数量少,种类多。

(1)**成纤维细胞**:是主要细胞成分。细胞扁平多突起,核卵圆形、染色淡,胞质呈弱嗜碱性,内有较多的粗面内质网和核糖体,可合成纤维和基质,参与创伤修复。

(2)**巨噬细胞**:形态不规则,常伸出短而钝的伪足。胞体为圆形或卵圆形,核较小且染色较深,胞质呈嗜酸性,内有许多溶酶体、吞噬体、吞饮小泡。其主要功能是吞噬异物和衰老、死亡的细胞,并参与免疫反应。

(3)**浆细胞**:呈卵圆形或圆形。核较小,常偏于细胞一侧,染色质粗大且呈辐射状排列,故核似车轮状;细胞质嗜碱性。浆细胞能合成和分泌免疫球蛋白(**抗体**),参与体液免疫。

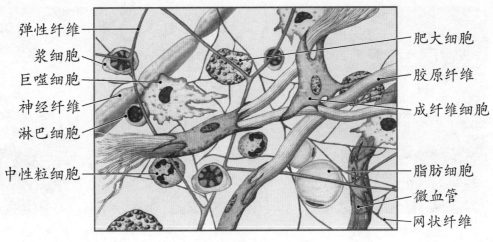

弹性纤维 —
浆细胞 —
巨噬细胞 —
神经纤维 —
淋巴细胞 —
中性粒细胞 —

— 肥大细胞
— 胶原纤维
— 成纤维细胞
— 脂肪细胞
— 微血管
— 网状纤维

图 3-9　疏松结缔组织

（4）**肥大细胞**：呈圆形或椭圆形。核小而圆,位于细胞中央;胞质内充满了大量粗大的特殊颗粒,颗粒内含有肝素、组胺和慢反应物质。肝素具有抗凝血作用,组胺和慢反应物质与过敏反应有关。

（5）**脂肪细胞**：呈卵圆形或圆形。细胞质内充满脂滴,细胞核常被挤向一侧,呈扁圆形。切片上,脂滴被溶解使细胞呈空泡状。脂肪细胞能合成和贮存脂肪。

2. **纤维**　呈细丝状,分为以下三种:

（1）**胶原纤维**：由胶原蛋白构成,新鲜时呈白色,HE 染色呈淡红色,常排列为波纹状,富有韧性,抗拉强。

（2）**弹性纤维**：主要由弹性蛋白组成,新鲜时呈淡黄色,HE 染色不易着色,比胶原纤维细,有分支交织成网状,富有弹性。

（3）**网状纤维**：很细,分支较多且连成网,用银染色法呈黑色,主要分布于结缔组织与其他组织的交界处。

3. **基质**　是一种有黏性的均质胶状物质,主要成分是黏多糖蛋白,内含透明质酸,可限制病菌和毒素扩散。基质中含有从毛细血管渗出的液体,称**组织液**。

（二）致密结缔组织

致密结缔组织细胞种类和基质少,胶原纤维多而粗大、排列致密,主要分布于皮肤、器官、肌腱、韧带、骨膜等处,具有连接、支持和保护等功能(图 3-10)。

（三）脂肪组织

脂肪组织由大量的脂肪细胞构成,并被少量疏松结缔组织分隔成许多脂肪小叶,主要分布于皮下、肾周围、网膜、肠系膜等处,具有贮存脂肪、缓冲机械性压力、维持体温和参与脂肪代谢等功能(图 3-11)。

（四）网状组织

网状组织由网状细胞和网状纤维构成,呈网状,分布于骨髓和淋巴组织等处,为血细胞发生发育提供适宜的微环境(图 3-12)。

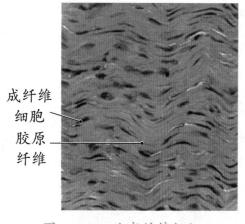
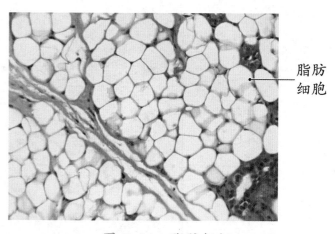

脂肪细胞

成纤维细胞
胶原纤维

图 3-10 致密结缔组织　　　　　　　　　　图 3-11 脂肪组织

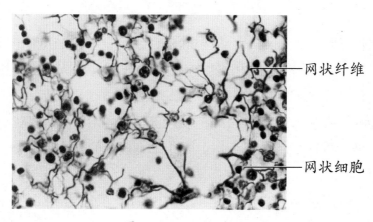

网状纤维

网状细胞

图 3-12 网状组织

 知识窗

结缔组织病

结缔组织病是一组与免疫反应有关的人体多器官多系统结缔组织的炎症性疾病,其主要病变为黏液性水肿、纤维蛋白样变性及坏死性血管炎。临床疾病包括红斑狼疮、皮肌炎、硬皮病、结节性多动脉炎及类风湿性关节炎、风湿热等,常见表现有发热、疼痛、皮肤黏膜症状、肌肉疼痛、肌无力、肌酶升高、多系统损害等。

二、软骨组织和软骨

(一)软骨组织的一般结构

软骨组织由软骨细胞和细胞间质构成。

1. **软骨细胞**　软骨细胞包埋在软骨基质内,细胞形态不一,靠近软骨表面的软骨细胞扁而小,较幼稚;深层的则大而圆,趋于成熟。

2. **细胞间质**　细胞间质包括基质和纤维,呈凝胶状。基质主要由水和黏蛋白构成,纤维主要有胶原纤维和弹性纤维。

（二）软骨的分类及其结构特点

根据软骨基质中所含纤维的不同,软骨可分为透明软骨、弹性软骨和纤维软骨三种。

1. 透明软骨 透明软骨含少量胶原原纤维(图3-13),新鲜时呈半透明状,分布于喉、气管、支气管及肋等处。

2. 弹性软骨 弹性软骨含大量弹性纤维并交织成网(图3-14),弹性较好,分布于耳郭和会厌等处。

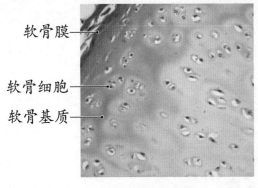

图3-13 透明软骨

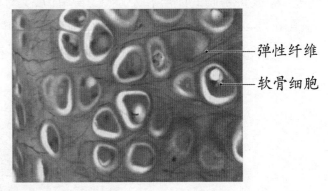

图3-14 弹性软骨

3. 纤维软骨 纤维软骨含大量胶原纤维束并平行或交错排列(图3-15);软骨细胞小而少,常成行排列在纤维束之间。纤维软骨主要分布于椎间盘、耻骨联合、关节盘等处。

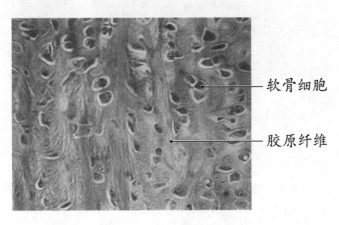

图3-15 纤维软骨

三、骨组织和骨

（一）骨组织的一般结构

骨组织由骨细胞和细胞间质构成。

1. 骨细胞 骨细胞是一种多突起的细胞,细胞之间借突起相连。骨细胞胞体在间质内占据的小腔隙称**骨陷窝**,骨细胞突起所在的小管腔称**骨小管**,相邻骨陷窝借骨小管相连通。

2. 细胞间质 细胞间质由有机质和无机质组成。有机质主要为胶原纤维,无机质主要是大量钙盐。细胞间质常形成薄板状,称为**骨板**。

(二)骨密质和骨松质的结构特点

骨组织形成骨密质和骨松质两种形式,两者的区别在于骨板排列方式不同,现以长骨为例介绍其结构特点:

1. 骨密质 骨密质结构致密,主要位于外层,骨板排列有三种形式:①**环骨板**,略呈环形,构成骨密质的内层和外层。②**骨单位**,又称**哈佛系统**,位于骨密质的中层,呈圆柱状。骨单位为多层呈同心圆排列的骨板,中轴有中央管。中央管与穿通管相通,内有神经、血管通过。③**间骨板**,是一些不规则的骨板,位于骨单位之间(图3-16)。

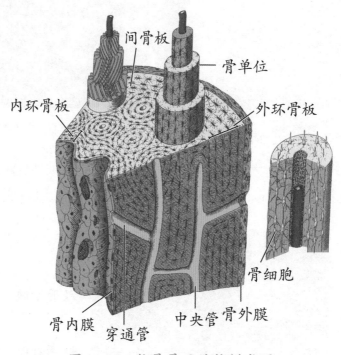

图 3-16 长骨骨干结构模式图

2. 骨松质 骨松质结构疏松,主要位于长骨两端,由骨小梁连接而成。骨小梁由平行排列的骨板构成,其间的腔隙充满红骨髓。

第三节 肌 组 织

肌组织主要由肌细胞构成,肌细胞之间有少量结缔组织、血管和神经等。肌细胞细而长呈纤维状,又称**肌纤维**,细胞膜称**肌膜**,细胞质称**肌质**。肌组织按其结构与功能特点可分为**骨骼肌、心肌**和**平滑肌**三种(图3-17)。

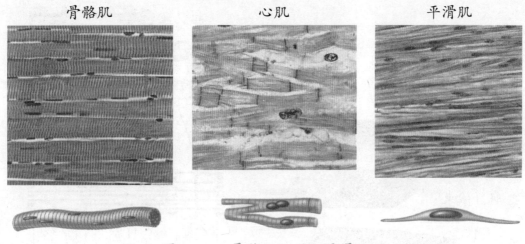

骨骼肌　　　　　　　心肌　　　　　　　平滑肌

图 3-17　骨骼肌、心肌、平滑肌

一、肌细胞的形态结构

（一）骨骼肌

骨骼肌由细长圆柱状的骨骼肌纤维组成（图 3-31），细胞核呈扁椭圆形，数量较多，靠近肌膜；肌质内有大量的肌原纤维。

1. 肌原纤维　肌原纤维直径 1～2μm，在肌质内纵向平行排列，显微镜下，可见肌原纤维有规则的明暗相间的横纹，即明带（I 带）和暗带（A 带）。在明带中央有一条暗线，称 Z 线；暗带中间有一条亮纹，称 H 带。H 带正中有一条深色线，称 M 线。相邻两条 Z 线之间的一段肌原纤维，称**肌节**，是骨骼肌纤维结构和功能的基本单位。电镜下观察，肌节由粗肌丝和细肌丝组成。

（1）粗肌丝：主要由肌球蛋白（肌凝蛋白）组成。肌球蛋白分子构型呈豆芽状，其杆状部平行排列成束，球状头部露出在粗肌丝表面形成横桥。横桥具有 ATP 酶的活性，与细肌丝结合后，能分解 ATP 供横桥扭动。

（2）细肌丝：由肌动蛋白（肌纤蛋白）、原肌球蛋白（原肌凝蛋白）和肌钙蛋白组成。肌动蛋白是球形大分子蛋白质，构成细肌丝的主干。**原肌球蛋白**缠绕在肌动蛋白上，静息时恰好在肌动蛋白与横桥之间；兴奋时，位置移动暴露出肌动蛋白与横桥结合的位点。**肌钙蛋白**结合在原肌球蛋白上，与 Ca^{2+} 有很强的亲和力（图 3-18）。

2. 肌管系统　肌管系统包括**横管**和**纵管**（肌质网）（图 3-19）。

（1）横管：是肌膜凹陷形成的管道。肌膜上的动作电位可沿横管迅速传进细胞内部。

（2）纵管：是与肌原纤维平行且相互吻合成网状的管道，也称**肌质网**。肌质网在靠近横管处膨大形成终池，内含大量 Ca^{2+}。每一横管与它两侧的终池合称为**三联体**。肌质网的膜有钙泵，能对终池内的 Ca^{2+} 进行贮存、释放和回收。

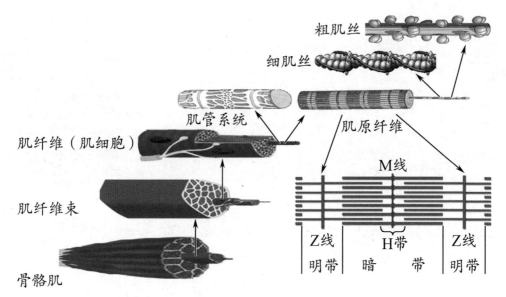

图 3-18　骨骼肌纤维逐级放大模式图

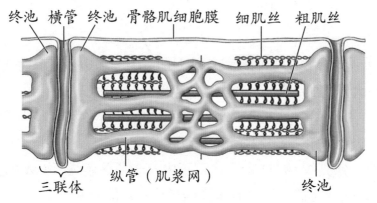

图 3-19　肌管系统模式图

（二）心肌

心肌纤维呈短柱状,可有分支与相邻的心肌纤维相连成网。细胞核 1~2 个,呈椭圆形,位于细胞中央。心肌纤维也有横纹,但不如骨骼肌明显。心肌纤维连接处,有一条染色较深的带状结构,称**闰盘**。电镜下观察,闰盘处有中间连接和缝隙连接。心肌的横小管较粗,肌质网却不如骨骼肌发达,常形成二联体。

（三）平滑肌

平滑肌纤维呈长梭形,细胞核只有 1 个,呈椭圆形,位于细胞中央。平滑肌纤维多成层排列。在同一层内,平滑肌纤维平行排列,互相嵌合,肌纤维之间有少量结缔组织。平滑肌纤维有较大的伸展性。

二、肌细胞的收缩功能

上述三种肌组织虽然结构和功能各异,但收缩的基本形式和原理相似,现以骨骼肌为例来说明。

（一）骨骼肌的收缩原理

目前用肌丝滑行理论来解释，即肌纤维中细肌丝向粗肌丝中央滑行，使肌节缩短，从而出现肌纤维收缩。

1. **肌丝滑行过程**　当肌纤维兴奋导致肌质内 Ca^{2+} 浓度增加时，Ca^{2+} 可与细肌丝上的肌钙蛋白结合，使其构型发生变化，从而牵拉原肌球蛋白移位，暴露肌动蛋白上被掩盖的结合点，横桥立即与肌动蛋白结合，并且横桥的 ATP 酶活性提高，分解 ATP 释放能量，使横桥发生扭动，牵拉细肌丝向粗肌丝中间（M线方向）滑行，相邻 Z 膜靠拢，肌节缩短，表现为肌肉收缩；当肌质内 Ca^{2+} 浓度下降时，肌钙蛋白与 Ca^{2+} 脱离并恢复静息构型，原肌球蛋白重新将肌动蛋白上的结合点掩盖，横桥与肌动蛋白脱离，细肌丝滑出，肌节恢复原长度，表现为肌肉舒张（图 3-20）。

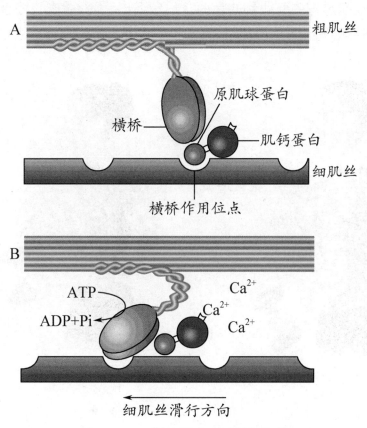

图 3-20　肌丝滑行机制模式图
A. 肌舒张；B. 肌收缩。

2. **兴奋 - 收缩耦联**　人体骨骼肌受躯体运动神经支配，动作电位通过神经 - 肌肉接头传递至骨骼肌，使骨骼肌纤维兴奋，引起骨骼肌收缩。把骨骼肌纤维的电兴奋和机械收缩衔接起来的中介过程，称为**兴奋 - 收缩耦联**。其基本过程如下：

肌膜兴奋，动作电位沿横管传至三联体，使终池膜上 Ca^{2+} 通道开放，终池内的 Ca^{2+} 释放入肌质中，浓度迅速升高的 Ca^{2+} 与肌钙蛋白结合，触发肌丝向 M 线滑行，引起肌肉收缩;肌质中 Ca^{2+} 浓度升高,激活终池膜上的 Ca^{2+} 泵将 Ca^{2+} 送回终池贮存,因此肌质中 Ca^{2+} 浓度降低,引起肌肉舒张。由此可见,**三联体**是兴奋 - 收缩耦联的结构基础,Ca^{2+} 是兴奋 - 收缩耦联的关键物质,也称为**兴奋 - 收缩耦联因子**。

(二) 骨骼肌的收缩形式

骨骼肌收缩是指肌肉张力增加和 / 或肌肉长度缩短的机械变化。其收缩形式有以下几种:

1. **等长收缩和等张收缩** 肌肉收缩时,长度不变而张力增加,称**等长收缩**。用手提重物时,上肢位置保持不变的肌肉收缩属于此形式。肌肉收缩时,张力不变而长度缩短,称**等张收缩**。例如提起一重物时,在提起过程中肌肉缩短,但对抗重量的张力并没有改变。肌肉收缩时所承受的负荷有前负荷和后负荷两种。**前负荷**指肌肉在收缩前所承受的负荷,它可增加肌肉收缩前的长度(初长度),在一定范围内,前负荷增大可增加肌肉的收缩力。**后负荷**指肌肉在收缩过程中所遇到的负荷。后负荷出现时,肌肉收缩首先表现为等长收缩;当张力增加到等于或大于后负荷时,肌肉收缩表现为等张收缩(图 3-21)。

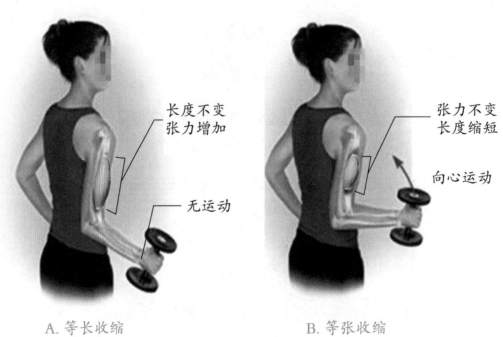

A. 等长收缩　　　　　　　　　　　B. 等张收缩

图 3-21　等长收缩和等张收缩模式图

2. **单收缩和强直收缩** 骨骼肌受到一次刺激,产生一次收缩和舒张,称为**单收缩**。骨骼肌受到连续刺激时,可出现持续的收缩状态,称为**强直收缩**。强直收缩可分为两种:①不完全强直收缩,连续刺激的频率较低,新刺激落在前一次收缩的舒张期内,骨骼肌会表现出舒张不完全。②完全强直收缩,连续刺激的频率较高,新刺激落在前一次收缩的收缩期内,骨骼肌会表现出持续的收缩。正常情况下,骨骼肌的收缩都属于完全强直收缩(图 3-22)。

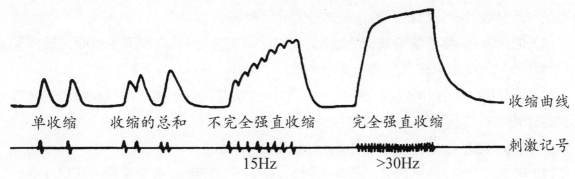

图 3-22　单收缩和强直收缩示意图

（收缩曲线、刺激记号、单收缩、收缩的总和、不完全强直收缩、完全强直收缩、15Hz、>30Hz 为图内标注）

第四节　神经组织

神经组织由神经细胞和神经胶质细胞组成。神经细胞又称为神经元,是神经组织的主要成分,具有接受刺激,产生、传导神经冲动的功能。神经胶质细胞简称为神经胶质,对神经元有支持、绝缘、保护和营养的功能。

一、神　经　元

（一）神经元的形态结构

神经元由胞体和突起两部分组成,突起又可分轴突和树突两种(图 3-23)。

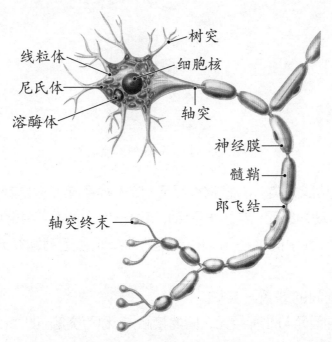

图 3-23　神经元模式图

（树突、线粒体、细胞核、尼氏体、溶酶体、轴突、神经膜、髓鞘、郎飞结、轴突终末 为图内标注）

1. **胞体**　神经元胞体大小、形态不一,有球形、锥体形、梨形和星形等。细胞核大而圆,位于胞体中央;核仁 1～2 个,大而明显;细胞质内除含有线粒体等一般细胞器外,还有丰富的尼氏体和神经原纤维。胞体是神经元的代谢和功能中心。

（1）**尼氏体：**又称为**嗜染质**，是颗粒状或块状嗜碱性物质，电镜下为粗面内质网和游离核糖体。尼氏体能合成蛋白质和神经递质。

（2）**神经原纤维：**呈细丝状交织成网，并伸入到突起的末梢部。神经原纤维对神经元起支持作用。

2. 突起　突起由神经元的细胞膜和细胞质突出形成。

（1）**树突：**每个神经元可有一至多个树突，分支多，较短小，可接受刺激并将冲动传向胞体。

（2）**轴突：**每个神经元只有一个轴突，分支少，较细长，长者可达 1m 以上。其主要功能是将神经冲动由胞体传向其他神经元或效应器。

（二）神经元的分类

1. 根据神经元突起的多少分类　①多极神经元，有一个轴突和多个树突。②双极神经元，有一个树突，一个轴突。③假单极神经元，由胞体伸出一个突起，离开胞体不远处分出**周围突（树突）**和**中枢突（轴突）**（图 3-24）。

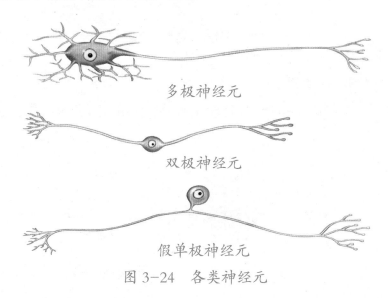

多极神经元

双极神经元

假单极神经元

图 3-24　各类神经元

2. 据神经元的功能分类　①**感觉神经元（传入神经元）**，感受刺激，形成冲动，并将冲动传入中枢；②**运动神经元（传出神经元）**，将中枢发出的神经冲动传到肌肉或腺体等效应器；③**联络神经元（中间神经元）**，位于感觉神经元和运动神经元之间，起联络作用（图 3-25）。

（三）神经元之间的联系－突触

神经元之间或神经元与非神经元之间的接触点，称为**突触**（图 3-26）。最常见的突触形式是轴－树突触和轴－体突触，即一个神经元的轴突末端与另一个神经元的树突或胞体相接触。电镜下，可见突触是由**突触前膜、突触后膜**和**突触间隙**三部分组成。神经冲动是由突触前膜经突触间隙向突触后膜传递。

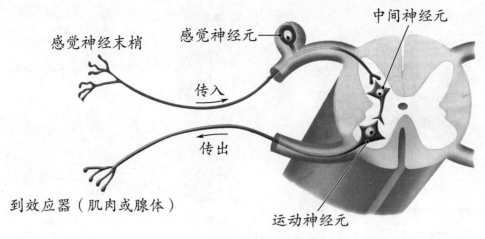

图 3-25　不同功能的神经元

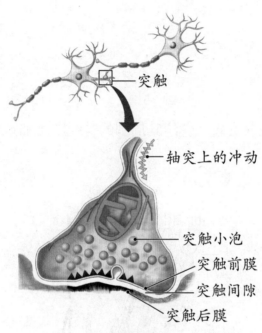

图 3-26　突触结构模式图

二、神经胶质细胞

神经胶质细胞分布于神经元胞体之间或包绕于神经元突起周围,不能接受刺激和传导冲动。种类较多,形态与功能各异。

中枢神经系统中的神经胶质细胞,有突起,但无树突和轴突之分,没有传导神经冲动的功能,主要有三种类型:①**星形胶质细胞**,突起较多,参与构成毛细血管周围的胶质膜,是物质交换的媒介,并参与血脑屏障组成。②**少突胶质细胞**,形成中枢神经纤维的髓鞘。③**小胶质细胞**,具有吞噬功能(图 3-27)。

周围神经系统中的胶质细胞主要是神经膜细胞,又称**施万细胞**,形成周围神经纤维的髓鞘和神经膜。

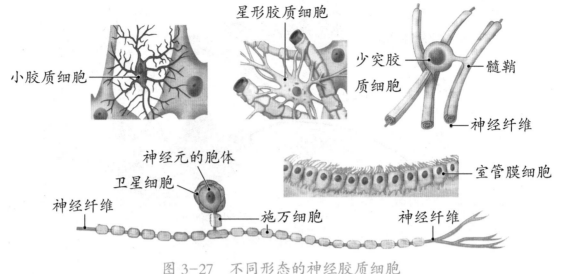

图 3-27　不同形态的神经胶质细胞

三、神经纤维

神经纤维由神经元的长突起及包绕其周围的神经胶质细胞构成,根据有无髓鞘分两种(图3-28)。

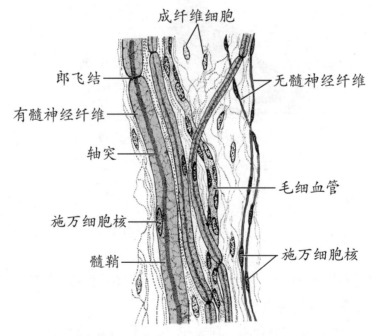

图 3-28　有髓神经纤维和无髓神经纤维

(一)有髓神经纤维

有髓神经纤维较粗,神经胶质细胞包绕在神经元长突起的周围,形成了髓鞘和神经膜。髓鞘和神经膜都有节段性,段与段之间的缩窄部称**郎飞结**;相邻两个神经纤维节之间的部分称为**结间体**。髓鞘有保护和绝缘作用。

（二）无髓神经纤维

无髓神经纤维较细，包绕于神经元长突起周围的神经胶质细胞只形成神经膜，无髓鞘。

（三）神经纤维兴奋的传导

神经纤维的基本功能是传导神经冲动，传导特征有：①**双向传导**，即刺激神经纤维的任何一点所产生的动作电位可同时向其两端传导；②**绝缘性**，是指沿一条神经纤维传导的冲动，不会波及到邻近的纤维；③**生理完整性**，神经纤维在传导兴奋时，需结构完整、功能正常；④**相对不疲劳性**，神经纤维传导兴奋可持续很长时间，而不易产生疲劳。

四、神 经 末 梢

周围神经纤维的终末部分，终止于其他组织形成的结构，称**神经末梢**。周围神经纤维按功能分两类。

（一）感觉神经末梢

感觉神经末梢是感觉神经元周围突的末端与周围其他组织共同形成的结构，又称**感受器**，能感受刺激，并转变为神经冲动（图3-29）。

1. **游离神经末梢**　游离神经末梢由感觉神经纤维的终末反复分支而成，结构简单，多分布于上皮组织和结缔组织中，有感受疼痛和冷热刺激的功能。

2. **触觉小体**　触觉小体为椭圆形小体，分布于真皮乳头内，有感受触觉的功能。

3. **环层小体**　环层小体呈圆形或椭圆形，多分布于皮下组织、韧带及关节囊等，能感受压觉和振动觉。

4. **肌梭**　肌梭呈梭形，分布于骨骼肌，可感受肌纤维伸展和收缩时牵张变化。

（二）运动神经末梢

运动神经末梢是运动神经纤维的终末部，终止于肌纤维或腺细胞表面形成的结构，又称为**效应器**。

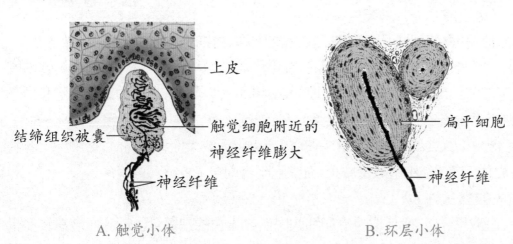

A. 触觉小体　　　　　　　　　　B. 环层小体

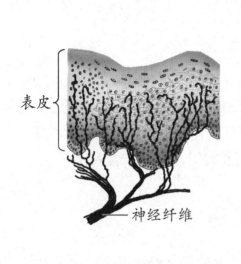

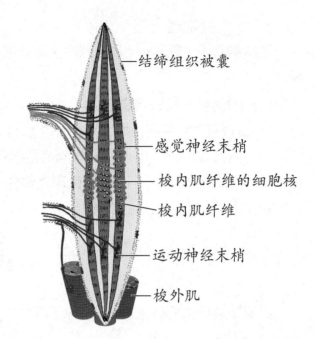

C. 游离神经末梢　　　　　　　D. 肌梭

图 3-29　不同种类感受器

1. 躯体运动神经末梢　躯体运动神经末梢呈爪样附于骨骼肌纤维的表面,形成椭圆形的板状隆起,称为**运动终板**。

2. 内脏运动神经末梢　内脏运动神经末梢为内脏运动神经节发出的无髓神经末梢,分布于平滑肌、心肌及腺上皮等处。

第五节　血　液

一、概　述

血液是流动于心血管系统内的一种红色液态结缔组织,具有运输、防御、调节等功能。

(一)血液的组成

血液由**血细胞**和**血浆**组成。血细胞又分为**红细胞、白细胞**和**血小板**三类。如抽取一定量的血液加入抗凝剂,在离心机中离心沉淀,可使血细胞与血浆分离:上部淡黄色透明液体是血浆,下部深红色不透明部分是红细胞层,中间一薄层呈灰白色的是白细胞和血小板。血细胞在全血中所占的容积百分比,称为**血细胞比容**,正常成年男性为 40%～50%,女性为 37%～48%,新生儿约为 55%(图 3-30)。严重腹泻或大面积烧伤时,血细胞比容将会升高;某些贫血患者的红细胞数量减少,血细胞比容则会降低。

(二)血液的理化性质

1. 颜色　血液呈红色,颜色取决于红细胞内血红蛋白的携氧量。动脉血携氧较多呈鲜红色,静脉血携氧较少呈暗红色。血浆因含微量胆色素,呈淡黄色。空腹血浆相对清澈

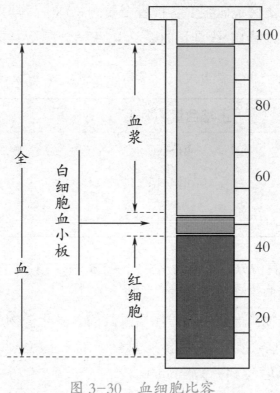

图 3-30　血细胞比容

透明,进食后血浆变混浊。

2. 比重　正常成年人全血的比重为 1.050~1.060,高低主要取决于红细胞数量。血浆的比重为 1.025~1.030,高低主要取决于血浆蛋白含量;红细胞比重为 1.090~1.092,与红细胞内血红蛋白的含量成正变。

3. 黏滞性　血液的黏滞性为水的 4~5 倍,大小主要取决于红细胞的数量及血浆蛋白的含量。

4. 酸碱度　血浆呈弱碱性,正常人血浆 pH 为 7.35~7.45,这对维持机体的正常代谢和功能活动十分重要。当血浆 pH 低于 7.35 时为**酸中毒**,高于 7.45 时为**碱中毒**。血浆 pH 低于 6.9 或高于 7.8 时将危及生命。

二、血　浆

<u>血浆</u>是血细胞的细胞外液,是机体内环境的重要组成部分。

(一)血浆的成分及其作用

血浆中,水占 91%~92%,溶质占 8%~9%。血浆中营养物质、代谢产物均溶解于水中被运输;血浆中的水还可以吸收大量的热量,调节体温。

1. 无机盐　血浆中的无机盐约占血浆总量的 0.9%,主要以离子状态存在。正离子以 Na^+ 为主,还有少量 K^+、Ca^{2+}、Mg^{2+} 等;负离子主要是 Cl^-,还有 HCO_3^-、HPO_4^{2-}、SO_4^{2-} 等。这些离子对形成血浆晶体渗透压,维持酸碱平衡和神经肌肉的兴奋性等具有重要作用。

2. 血浆蛋白 血浆蛋白是血浆中各种蛋白质的总称。正常人血浆蛋白含量为60～80g/L，主要分为白蛋白、球蛋白、纤维蛋白原三类，正常含量及主要生理作用见表3-1。

表3-1 正常成人血浆蛋白含量及主要生理作用

血浆蛋白种类	正常含量 /(g·L⁻¹)	主要生理作用
白蛋白（A）	40～50	形成血浆胶体渗透压
球蛋白（G）	20～30	参与免疫反应
纤维蛋白原	2～4	参与血液凝固

白蛋白与球蛋白比值（A/G）正常为1.5：1～2.5：1。白蛋白和球蛋白主要由肝脏产生，肝病时，常致A/G比值下降，甚至倒置。

3. 非蛋白含氮化合物 血浆中除蛋白质以外的含氮化合物总称为**非蛋白含氮化合物**，主要有尿素、尿酸、肌酸、肌酐、氨基酸、多肽等。临床上将这些物质中所含氮的总量，称为**非蛋白氮**，成人正常值为14～25mmol/L。

4. 其他 血浆中还含有葡萄糖、脂类、酮体、乳酸、酶、激素、维生素等有机化合物。此外，还有O_2和CO_2等气体分子。

（二）血浆渗透压

1. 血浆渗透压的形成及正常值 渗透压是指溶液中溶质颗粒吸引水分子透过半透膜的力量。血浆渗透压主要由两部分溶质形成：一部分是血浆中的无机盐（主要是Na^+、Cl^-）、葡萄糖、尿素等小分子晶体物质形成的血浆晶体渗透压；另一部分是血浆蛋白等大分子物质形成的血浆胶体渗透压。血浆渗透压的正常值为300mmol/L（770kPa），其中血浆晶体渗透压约为298.7mmol/L（766.7kPa），血浆胶体渗透压仅约1.3mmol/L（3.33kPa），白蛋白是形成血浆胶体渗透压的主要物质。

渗透压与血浆渗透压相等的溶液称为**等渗溶液**，临床常用的有0.9%NaCl溶液和5%葡萄糖溶液。渗透压低于血浆渗透压的溶液称**低渗溶液**，高于血浆渗透压的溶液称**高渗溶液**。

2. 血浆渗透压的生理作用 红细胞膜和毛细血管壁是具有不同通透性的半透膜，血浆晶体渗透压和血浆胶体渗透压对它们表现出不同的生理作用。

（1）血浆晶体渗透压的生理作用：红细胞膜允许水分子自由通过，但各种溶质则不易通过。正常情况下，红细胞内、外的渗透压保持平衡，细胞内、外的水相对稳定，细胞形态不变。若血浆晶体渗透压升高，红细胞内的水外移，导致红细胞发生皱缩；血浆晶体渗透压降低时，进入红细胞内的水增多，可使其膨胀，甚至破裂发生溶血。可见，血浆晶体渗透压具有影响细胞内、外水分布和保持红细胞正常形态的作用（图3-31）。

（2）血浆胶体渗透压的生理作用：正常情况下，血浆蛋白浓度高于组织液中的蛋白

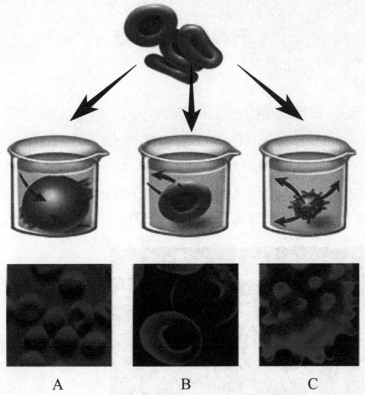

图 3-31　红细胞在不同渗透压环境中的形态变化

A. 低渗溶液中红细胞膨胀成球形、破裂溶血;B. 生理盐水中红细胞正常形态;

C. 高渗溶液中红细胞皱缩。

质浓度,故血浆胶体渗透压可吸引水进入血管内,起维持血容量相对稳定的重要作用(图 3-32)。肝、肾疾患等,机体血浆蛋白减少,导致血浆胶体渗透压降低,液体滞留于血管外,引起组织水肿和血浆容量降低。

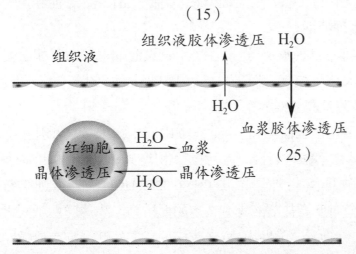

图 3-32　血浆晶体渗透压与血浆胶体渗透压作用示意图

三、血 细 胞

（一）红细胞

1. 红细胞的形态、数量和功能　正常成熟的红细胞呈双凹圆盘形,直径为 $7\sim8\mu m$,无核;细胞质内含有大量血红蛋白(图3-33)。正常成人红细胞数量,男性为 $(4.0\sim5.5)\times10^{12}/L$,女性为 $(3.5\sim5.0)\times10^{12}/L$,新生儿红细胞数可达 $6.0\times10^{12}/L$;血红蛋白含量,男性为 $120\sim160g/L$,女性为 $110\sim150g/L$,新生儿可达 $170\sim200g/L$。在末梢血液中,如果红细胞数量或血红蛋白含量低于正常最低值,称为**贫血**。

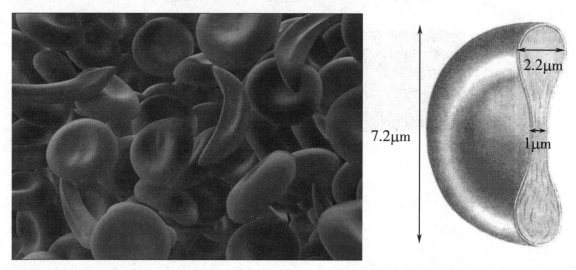

图 3-33　红细胞的正常形态

红细胞的主要功能是运输氧气和二氧化碳,其次是缓冲血液酸碱度,这些功能都是靠红细胞内的血红蛋白来完成。如果红细胞破裂、血红蛋白逸出,血红蛋白将丧失这些功能。

2. 红细胞的生理特性

（1）**可塑变形性**:红细胞在通过口径小于其直径的毛细血管和血窦孔隙时,红细胞会发生变形,通过后又恢复原状,此特性称为**可塑变形性**(图3-34)。衰老的红细胞和遗传性球形红细胞增多患者的红细胞变形能力降低。

（2）**渗透脆性**:是指红细胞在低渗盐溶液中发生膨胀、破裂的特性。如将红细胞置于 $0.6\%\sim0.8\%NaCl$ 低渗溶液中,红细胞膨胀,体积增大;若置于 $0.40\%\sim0.45\%NaCl$ 低渗溶液中,部分红细胞破裂溶血;若置于 $0.30\%\sim0.35\%NaCl$ 溶液中,则红细胞全部破裂溶血。由此可见,红细胞膜对低渗盐溶液具有一定的抵抗力。渗透脆性越大,越容易发生破裂溶血。一般新生的红细胞渗透脆性小,衰老或病理状态的红细胞渗透脆性大。

（3）**悬浮稳定性**:是指红细胞能相对稳定地悬浮在血浆中不易下沉的特性。临床上常用**红细胞沉降率**(简称**血沉**)来表示红细胞沉降速度,用魏氏法测定,正常成人男性血沉为 $0\sim15mm/h$,女性为 $0\sim20mm/h$。若血浆中带正电荷的蛋白质、胆固醇含量增多时,红细胞表面的负电荷被抵消而彼此以凹面相贴,此现象称为**红细胞叠连**(图3-35)。活动性肺结核、风湿热、肿瘤和贫血等会出现血沉加快。

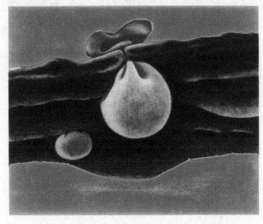

图3-34 红细胞的可塑变形性

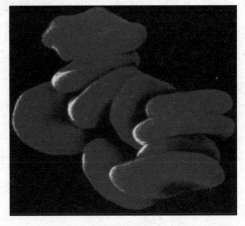

图3-35 红细胞叠连

3. 红细胞的生成与破坏

(1)红细胞的生成条件

1)生成部位:胚胎时期,红细胞在卵黄囊、肝、脾和骨髓生成;出生后,主要的造血器官是红骨髓。红细胞的发生,要经过原红细胞、早幼红细胞、中幼红细胞、晚幼红细胞和网织红细胞,最后成为成熟的红细胞。某些理化因素,如放射性物质、药物(如氯霉素、抗癌药)等能够抑制骨髓造血功能,导致再生障碍性贫血。

2)生成原料:铁和蛋白质是红细胞生成的主要原料。体内缺铁时,血红蛋白合成不足,引起的贫血称**缺铁性贫血**,因具有红细胞体积较小的特征,又称**小细胞低色素性贫血**。好发于儿童生长期、孕妇、妇女哺乳期、慢性失血等。

3)成熟因子:叶酸和维生素 B_{12} 是红细胞在分裂和成熟过程中不可缺少的成熟因子。维生素 B_{12} 的吸收需要胃壁细胞分泌的内因子的保护和促进,萎缩性胃炎或胃切除患者会使内因子缺乏,导致维生素 B_{12} 吸收障碍,引起巨幼细胞贫血。

(2)红细胞的生成调节

1)促红细胞生成素:主要在肾脏合成,肝细胞合成少量。其作用于红骨髓,促进红细胞成熟入血。当机体缺氧时,促红细胞生成素释放增加,使红细胞生成增多,以提高血液的运氧能力。如高原居民、长期从事强体力劳动和体育锻炼的人、肺心病患者,缺氧刺激肾合成促红细胞生成素增多,红细胞数量增多;严重肾疾病时,促红细胞生成素合成减少可导致贫血。

2)雄激素:主要刺激肾合成促红细胞生成素,也可直接刺激骨髓造血,促进红细胞的生成增多,故成年男性红细胞数量多于女性。临床上还可用雄激素治疗再生障碍性贫血。

(3)红细胞的破坏:红细胞的平均寿命约120d。衰老的红细胞易发生破裂或滞留在脾、肝等处,被巨噬细胞所吞噬。

（二）白细胞

1. **白细胞的分类和数量**　根据胞质内有无特殊颗粒，一般将其分为有粒白细胞和无粒白细胞两大类。有粒白细胞根据颗粒的嗜色性不同，又分为**中性粒细胞、嗜酸性粒细胞、嗜碱性粒细胞**；无粒白细胞分为淋巴细胞和单核细胞。正常成人血中白细胞总数为$(4.0 \sim 10.0) \times 10^9/L$，婴幼儿常高于成人；其中，中性粒细胞占50%～70%，嗜酸性粒细胞占0.5%～5%，嗜碱性粒细胞占0～1%，淋巴细胞占20%～40%，单核细胞占3%～8%。白细胞总数的生理变动范围较大，如饭后、剧烈运动后、妊娠末期等，白细胞总数均可增加。

2. **白细胞的形态及功能**　白细胞呈球形，有核，比红细胞稍大，有保护、防御等功能。

（1）**中性粒细胞**：直径10～12μm，细胞核呈杆状或分叶状，多数分2～5叶，叶间有细丝相连，胞质中充满细小、均匀的淡红色颗粒，颗粒中含有多种水解酶，有很强的吞噬和变形运动能力。细菌入侵时，中性粒细胞可从毛细血管渗出，聚集在病灶处，将其吞噬并消化分解，是急性炎症时的主要反应细胞。

（2）**嗜碱性粒细胞**：直径10～11μm，细胞核呈S形或不规则形，细胞质内含大小与分布不均的紫蓝色颗粒。颗粒中含有肝素、组胺、过敏性慢反应物质等。肝素具有抗凝血作用；组胺和过敏性慢反应物质可引起哮喘、荨麻疹等过敏症状。

（3）**嗜酸性粒细胞**：直径10～15μm，细胞核多分为2叶，细胞质内充满粗大、均匀的橘红色颗粒。颗粒中含过氧化物、组胺酶等，能减轻过敏反应、参与对蠕虫的免疫反应。

（4）**单核细胞**：单核细胞是血细胞中最大的细胞，直径14～20μm；细胞核呈肾形、蹄铁形或不规则形，染色较浅；细胞质较多，染成淡蓝色。单核细胞有活跃的变形运动能力，进入组织转化成巨噬细胞。单核细胞的主要功能：①吞噬作用；②参与免疫反应；③识别、杀伤肿瘤细胞。

（5）**淋巴细胞**：直径6～16μm，大小不一；细胞核较大，呈圆形或椭圆形，染成深蓝色；细胞质较少，呈天蓝色。分T细胞和B细胞两类，其中T细胞参与细胞免疫、B细胞参与体液免疫。

（三）血小板

血小板无核，呈双面微凸扁盘状，直径2～3μm，平均寿命为7～14d。成人血液中血小板正常值为$(100 \sim 300) \times 10^9/L$。

1. **维持血管内皮的完整性**　正常情况下，血小板能填补血管脱落的内皮细胞空隙，或与内皮细胞融合，故能保持血管内皮的完整性和对内皮细胞进行修复。当血小板减少至$50 \times 10^9/L$以下时，毛细血管壁的脆性增加，轻微的创伤或仅血压增高便可出现皮肤和黏膜下出血，甚至大块紫癜，称**血小板减少性紫癜**。

2. **参与生理性止血和血液凝固**　小血管破损后，血液从血管流出，数分钟后出血自行停止的现象，称为**生理性止血**。血小板具有黏附、聚集、释放、收缩等生理特性。当血管破损露出内皮下组织时，血小板可立即黏附于其上，且在内皮下组织刺激下，血小板互相黏着、聚集，形成血小板栓子堵塞伤口，并释放 ADP、5- 羟色胺和肾上腺素等物质，促进局部血管收缩和血小板的进一步聚集；此外，血小板还参与血液凝固形成血凝块，随后血小板收缩形成坚实的止血栓子。

血小板可释放血小板因子，极大地加速凝血酶原激活，并吸附多种凝血因子，促进凝血发生。可见血液凝固是生理性止血过程中的重要环节。

临床上将小血管破损，血液自行流出到自行停止所需时间，称为**出血时间**，正常为 1～4min 小板数量减少或功能缺陷时，出血时间延长，甚至出血不止。从血液流出血管至血液凝固为止所需时间，称为**凝血时间**，正常为 2～8min，凝血因子缺乏可延长。

四、血液凝固与纤维蛋白溶解

（一）血液凝固

血液由可流动的液体状态转变成不能流动的凝胶状态的过程称为**血液凝固**，简称**凝血**。它是一系列复杂的生物化学反应过程，最终使血浆中呈溶胶状态的纤维蛋白原转变为不溶的纤维蛋白（血纤维），最终形成血凝块。血液凝固后 1～2h 血凝块发生收缩，析出淡黄色的液体，称为**血清**。血清与血浆的主要区别是血清中不含**纤维蛋白原**。

1. 凝血因子　血浆与组织中直接参与凝血的物质，统称**凝血因子**。按国际命名法用罗马数字编号的有 12 种（表 3-2）。

表 3-2　国际命名编号的凝血因子

凝血因子	同义名	凝血因子	同义名
I	纤维蛋白原	VIII	抗血友病因子
II	凝血酶原	IX	血浆凝血激酶
III	组织因子	X	斯图亚特因子
IV	Ca^{2+}	XI	血浆凝血活酶前质
V	前加速素	XII	接触因子
VII	前转变素	XIII	纤维蛋白稳定因子

上述凝血因子，除因子 III 存在于血浆以外的组织，其他凝血因子均在血浆中；除 Ca^{2+} 外都属于蛋白质，且大都在肝脏合成，以无活性的形式存在；因子 II、VII、IX、X 的合成需要有维生素 K 参与，故肝病患者或体内维生素 K 不足，常伴有凝血功能障碍。此外，前激肽释放酶、血小板第 3 因子（PF_3）也参与凝血过程。

2. 血液凝固过程　血液凝固是凝血因子顺序激活的一系列酶促反应（激活的因子常在其后加"a"表示），包括三个基本步骤（图 3-36）。

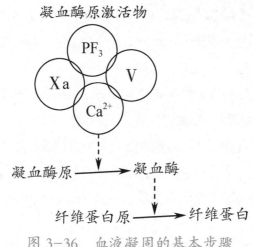

图 3-36　血液凝固的基本步骤

（1）**凝血酶原激活物的形成**：凝血酶原酶激活物是由因子 Xa、V、Ca^{2+} 和 PF_3 组成的复合物。按凝血因子 X 激活的起始点和参与的凝血因子不同，分为内源性激活和外源性激活两条途径。

1）**内源性激活途径**：完全依靠血浆内的凝血因子，从激活因子 XII 开始至激活因子 X 的过程，称为**内源性激活途径**。心血管内膜受损后暴露出来的胶原纤维可将因子 XII 激活成 $XIIa$，$XIIa$ 又能激活前激肽释放酶成为激肽释放酶，后者对因子 XII 的激活有正反馈作用。$XIIa$ 可激活因子 XI 形成 XIa，XIa 在 Ca^{2+} 参与下激活因子 IX 形成 IXa，IXa 与因子 VIII、PF_3、Ca^{2+} 组成因子 VIII 复合物，后者可激活因子 X 形成 Xa。因子 VIII 能使 IXa 激活因子 X 的作用加快几百倍。当因子 VIII 缺乏时，血液凝固将十分缓慢，微小创伤亦可引起出血不止，临床上称为**血友病**。

2）**外源性激活途径**：在血管外组织释放的因子 III 参与下，激活因子 X 的过程，称为**外源性激活途径**。当组织损伤血管破裂时，组织细胞释放因子 III 入血，与血浆中的 Ca^{2+} 和因子 VII 共同组成因子 VII 复合物，激活因子 X（图 3-37）。

经内源性或外源性途径激活形成的 Xa，与因子 V、PF_3 及 Ca^{2+} 形成凝血酶原激活物。

（2）**凝血酶的形成**：在凝血酶原激活物作用下，凝血酶原被激活成为凝血酶（IIa）。凝血酶本身也具有加速凝血酶原激活的正反馈作用。

（3）**纤维蛋白的形成**：血浆中可溶性纤维蛋白原在凝血酶的作用下转变为不溶性纤维蛋白单体。凝血酶还可在 Ca^{2+} 的参与下激活因子 XIII，$XIIIa$ 使纤维蛋白单体形成不溶的纤维蛋白多聚体即血纤维。血纤维交织成网，将血细胞网罗在内形成血凝块。

总之，凝血过程是正反馈作用，部分凝血因子还能加速凝血过程。因而凝血过程一经启动，其反应势如"瀑布"直到完成，这就是血液凝固的"瀑布学说"。

3. 抗凝和促凝　正常血液中虽含有各种凝血因子，但不会发生血管内广泛的凝血现象。原因包括：①正常血管内皮完整光滑，血液中无因子 III，故不会启动内源性或外源性凝血过程；②凝血过程的早期阶段较缓慢，而血液循环很快，可不断将少量被活化的凝血

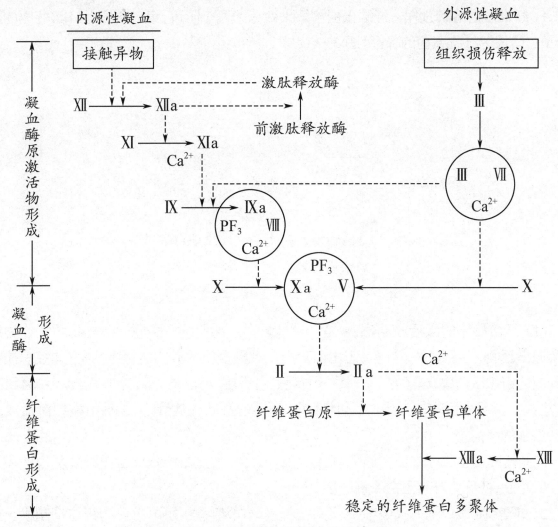

图 3-37　血液凝固过程示意图

因子稀释冲走,并被肝、脾等处的巨噬细胞吞噬破坏,使早期的凝血过程不能完成;③正常血浆中存在着抗凝系统和纤维蛋白溶解系统。

抗凝系统中最重要的抗凝物质是抗凝血酶Ⅲ和肝素。抗凝血酶Ⅲ能够使凝血酶以及因子Ⅶa、Ⅸa、Ⅹa、Ⅺa、Ⅻa失活。肝素与抗凝血酶Ⅲ结合后,可使后者与凝血酶的亲和力增加100倍,加速凝血酶的失活;肝素还能阻止血小板黏附、聚集和释放反应而抗凝。

Ca^{2+}是不可缺少的凝血因子。枸橼酸钠能与Ca^{2+}结合生成不易解离的可溶性络合物,草酸盐能和Ca^{2+}结合生成草酸钙沉淀,分别可作为输血时或化验室用的抗凝剂。

某些理化因素可促进血液凝固。粗糙表面易激活因子Ⅻ,加速血小板解体释放PF_3而促进凝血;适当提高温度可加快凝血过程。临床手术时常用温热生理盐水纱布压迫伤口止血,是利用加温和纱布粗糙表面促进凝血。

(二) 纤维蛋白溶解

纤维蛋白溶解指纤维蛋白被分解液化的过程,简称**纤溶**。纤溶使凝血块及时溶解,限制凝血发展,防止血栓形成,使堵塞的血管重新畅通,有利于损伤组织供血与修复。

1. **纤维蛋白溶解过程**　纤维蛋白溶解大致分为两个阶段,第一阶段是纤溶酶原的激活,第二阶段为纤维蛋白的降解(图3-38)。

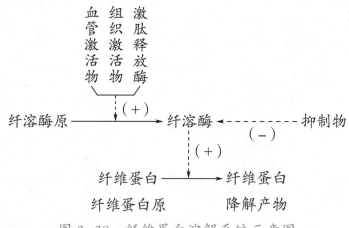

图3-38　纤维蛋白溶解系统示意图

（1）**纤溶酶原的激活**:纤溶酶原是一种球蛋白。能使纤溶酶原激活的物质统称为**纤溶酶原激活物**,主要有以下几类:①由血管内皮细胞合成释放的血管激活物;②组织损伤时释放的组织激活物,以子宫、前列腺、甲状腺、肾上腺、淋巴结、卵巢和肺等组织中含量最高,这些部位手术后伤口易渗血;③因子Ⅻa激活的激肽释放酶,可把纤溶酶原激活成为活性很强的纤溶酶。

（2）**纤维蛋白和纤维蛋白原降解**:纤溶酶可将纤维蛋白和纤维蛋白原分解为许多可溶性的小肽,总称为**纤维蛋白降解产物**。

2. **纤溶抑制物**　血浆中存在许多对抗纤维蛋白溶解的物质,统称为**纤溶抑制物**。主要有两类:一类是抗纤溶酶,能与纤溶酶结合成复合物并使其失活;另一类是抗活化素,能够抑制纤溶酶原的激活。

正常情况下,机体的凝血与纤溶处于动态平衡状态,既保证出血时能有效止血,又能适时疏通血管,维持血流的正常运行。

五、血型与输血

足够的血量是机体维持正常生命活动的重要因素。正常成人血量为体重的7%～8%,即每千克体重70～80ml。若一次失血不超过全血量的10%,可通过机体自身调节维持正常血压,故一次献血200～400ml,一般不会影响健康;若一次急性失血达到全血量的20%,将会出现血压下降等症状;若一次急性失血达到全血量的30%以上,将会危及生命,此时输血是最有效的措施之一。不是任何人的血液都可以互相输入,血型不合也会危及生命。

血型是指血细胞膜上特异性抗原的类型,一般指红细胞血型。目前已发现的红细胞血型有35个,与临床关系最密切的是ABO血型系统和Rh血型系统。

（一）ABO 血型系统

1. 抗原与抗体 ABO 血型系统中,红细胞膜上存在两种抗原(凝集原),分别称 **A 凝集原**和 **B 凝集原**。在血清中存在两种与抗原相对应的抗体(凝集素),分别称为**抗 A 凝集素**和**抗 B 凝集素**。这两种凝集素属于天然抗体,在婴儿出生半年后出现。当红细胞膜上的凝集原与其对应的凝集素相遇时,则发生抗原－抗体反应,红细胞被抗体凝集成一簇簇细胞团,此现象称为**红细胞凝集反应**。一旦发生凝集反应,凝集成簇的红细胞会堵塞毛细血管,在补体的参与下,红细胞破裂溶血,大量血红蛋白逸出,可出现血红蛋白尿,血红蛋白在肾小管内遇酸凝固,会堵塞、损坏肾小管引起急性肾衰竭,严重时可发生死亡。

2. 基本类型 根据红细胞膜上所含抗原的种类不同或有无,可将血型分为 A 型、B 型、AB 型和 O 型四个基本类型。红细胞膜上只含有 A 凝集原为 A 型,A 型血清中仅有抗 B 凝集素;膜上只含 B 凝集原为 B 型,B 型血清中仅有抗 A 凝集素;膜上 A、B 两种凝集原均有的为 AB 型,AB 型血清中两种凝集素均无;膜上两种凝集原均无的为 O 型,O 型血清中抗 A、抗 B 凝集素均有(表 3-3)。

表 3-3　ABO 血型系统的基本类型

血型	凝集原	凝集素
A 型	A	抗 B
B 型	B	抗 A
AB 型	A、B	无
O 型	无	抗 A、抗 B

（二）Rh 血型系统

1. Rh 分型与特点 Rh 血型系统红细胞膜上有五种抗原,其中以 D 抗原的抗原性最强。凡红细胞膜上含有 D 抗原者称为 Rh 阳性,无 D 抗原者称为 Rh 阴性。该血型系统的特点是血清中不存在天然抗体,但 Rh 阴性者经 D 抗原刺激后可产生抗 D 抗体,以 IgG 为主。

2. 临床意义 我国汉族和大部分少数民族人口中,Rh 阳性约占 99％,Rh 阴性仅占 1％左右;但在某些少数民族地区,Rh 阴性的人比例较高,如塔塔尔族为 15.8％,苗族为 12.3％,布依族和乌兹别克族为 8.7％。

（1）**输血反应**:Rh 阴性者第一次接受 Rh 阳性者的血液,不会发生凝集反应,但 Rh 阴性者会产生抗 D 抗体。若再次接受 Rh 阳性者的血液,就可发生红细胞凝集反应而溶血。

（2）**母婴血型不合**:若 Rh 阴性的母亲怀有 Rh 阳性的胎儿,在分娩时胎儿的红细胞或 D 抗原可以进入母体,母体经刺激后产生抗 D 抗体。若再次孕育 Rh 阳性胎儿,母体内的抗 D 抗体会通过胎盘与胎儿红细胞膜上的 D 抗原发生凝集反应,引起新生儿溶血甚至死胎。因此,对 Rh 阴性者的输血及多次妊娠的妇女应特别重视。

(三)输血原则

1. 输血原则 在临床输血过程中,为避免发生红细胞凝集反应,首选同型输血。只有在缺乏同型血的情况下,才可根据献血者的红细胞确实不被受血者的血清所凝集的原则,缓慢输入少量(一次不超过 300ml)异型血液,如果输血过多过快也可发生意外(图 3-39);输入的献血者凝集素,进入受血者的血液循环后很快被高度稀释,不足以与受血者的红细胞发生凝集反应,危险性大大降低。

2. 交叉配血试验 为了防止输血出现意外,无论同型输血或异型输血,均必须在输血前做交叉配血试验(图 3-40)。把献血者的红细胞与受血者的血清相混合,称为**直接配血(主侧)**;把受血者的红细胞与献血者的血清相混合,称为**间接配血(次侧)**。如果两侧配血均无凝集,则可输血;如果主侧凝集,绝对不能输血;如果仅次侧凝集,可谨慎地少量、缓慢输血,但应密切注意是否发生输血反应。

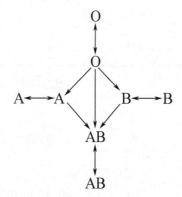

图 3-39　ABO 血型之间输血关系简图

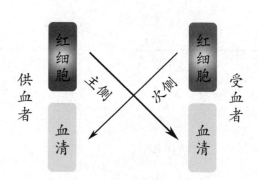

图 3-40　交叉配血试验示意图

（张红爱　郑　敏）

第四章 | 运动系统

04章 数字内容

运动系统由骨、骨连结和骨骼肌组成,具有支持、运动和保护等功能。骨与骨之间的连接装置,称**骨连结**,为运动枢纽;全身各骨借骨连结构成骨骼,为人体支架;附着于骨骼上的肌称**骨骼肌**,为运动的动力器官。

第一节 骨与骨连结

一、概 述

骨是一种器官,主要由骨组织构成,坚硬而有弹性,并有丰富的血管、淋巴管及神经。

(一)骨的分类

骨在成人一般有 206 块,按部位可分为颅骨、躯干骨和四肢骨三部分(图 4-1)。

根据形态,骨可分为长骨、短骨、扁骨和不规则骨四类。

(二)骨的构造

骨由骨质、骨膜和骨髓构成(图 4-2)。

1. **骨质** 骨质按结构分为**骨密质**和**骨松质**。骨密质分布于骨的表层;骨松质呈海绵状,由相互交织的骨小梁构成,分布于骨的内部。

2. **骨膜** 骨膜被覆于除关节面以外的骨表面,由结缔组织构成,含有丰富的神经、血管和淋巴管,对骨的营养、生长发育、再生修复有重要的作用。

3. **骨髓** 骨髓充填于骨髓腔和骨松质的间隙内,分红骨髓和黄骨髓。**红骨髓**有造血功能,5 岁以后,长骨骨干内的红骨髓逐渐被脂肪组织替代,呈黄色,称**黄骨髓**,失去造血功能。大量失血或重度贫血的情况下,黄骨髓能转化为红骨髓,恢复造血功能。在椎骨、髂骨、肋骨、胸骨及长骨的骺内,终生都是红骨髓。临床上常在髂骨和胸骨等处穿刺抽取骨髓,进行检查。

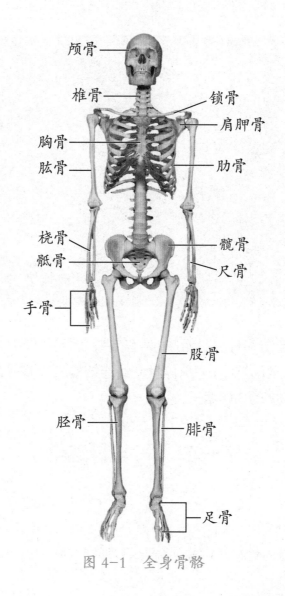

图 4-1 全身骨骼

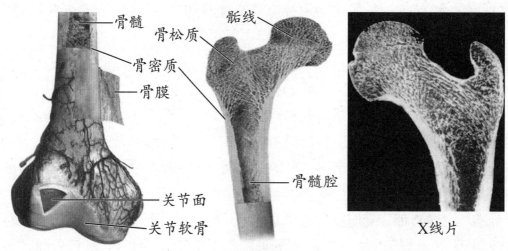

图 4-2 骨的构造

（三）骨连结

骨与骨之间借致密结缔组织、软骨或骨相连结，称**骨连结**。按连结形式的不同，分为直接连结和间接连结。

1. **直接连结**　直接连结可分为纤维连结、软骨连结和骨性结合。较牢固,活动范围极小或完全不能活动(图4-3)。

2. **间接连结**　间接连结指骨与骨之间借结缔组织囊相连,囊内有腔隙,含有滑液,活动度大,又称关节。

(1) **关节的基本结构**:包括关节面、关节囊和关节腔三部分。关节面上覆有关节软骨,能承受压力、吸收震荡并减少摩擦;关节囊是致密结缔组织构成的囊,由外层(纤维膜)和内层(滑膜)组成;关节腔内呈负压,有少量滑液,对维持关节的稳定有一定作用(图4-3)。

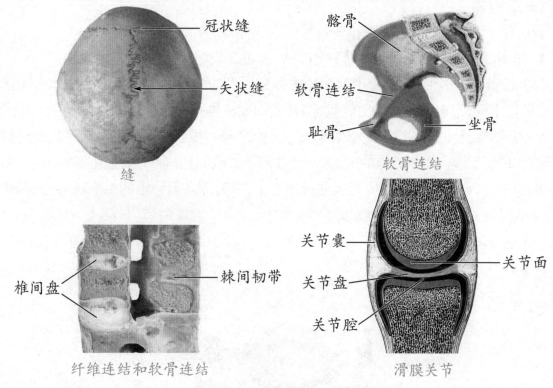

图 4-3　骨连结的分类与构造

(2) **关节的辅助结构**:关节除基本结构外,还有一些特殊结构以增加关节的灵活性、增强关节的稳固性,如韧带、关节盘、关节唇等。

(3) **关节的运动**:关节可围绕一定的轴而运动,不同关节的运动形式和范围不同。关节的运动形式有以下几种:

1) **屈和伸**:是关节沿冠状轴进行的运动。运动时,相关节的两骨之间的角度变小称为**屈**;反之,角度增大称为**伸**。在足部,足尖上抬,足背向小腿前面靠拢为踝关节的伸,习惯上称之为**背屈**,足尖下垂为踝关节的屈,习惯上称为**跖屈**。

2) **收和展**:是关节沿矢状轴进行的运动。运动时,骨向正中矢状面靠拢称为(内)**收**;反之,远离正中矢状面称为(外)**展**。

3) **旋转**:是关节沿垂直轴进行的运动。运动时,骨向前内侧旋转,称**旋内**;而向后外侧旋转,则称**旋外**。在前臂将手背转向前方的运动称**旋前**,将手掌恢复到向前而手背转向后方的运动称**旋后**。

4）**环转**:运动骨的上端在原位转动,下端则作圆周运动,运动时全骨描绘出一圆锥形的轨迹。环转运动实际上是屈、展、伸、收依次结合的连续运动。

二、躯干骨及其连结

躯干骨包括 26 块椎骨、1 块胸骨和 12 对肋,共 51 块,它们借骨连结构成脊柱和胸廓。

（一）脊柱

脊柱位于背部正中,由 26 块椎骨借椎间盘、韧带和关节连结而成。

1. **椎骨** 椎骨包括颈椎 7 块、胸椎 12 块、腰椎 5 块、骶骨 1 块和尾骨 1 块。

（1）椎骨的一般形态:椎骨由前面的椎体和后面的椎弓两部分组成。**椎体**呈短圆柱状,**椎弓**呈半环形,连于椎体的后外侧,两者共同围成**椎孔**。所有椎骨的椎孔相连构成**椎管**,管内容纳脊髓。椎弓连结椎体的部分较窄厚,称**椎弓根**。椎弓根的上、下缘,分别称**椎上切迹**和**椎下切迹**。相邻椎骨的上、下切迹共同围成**椎间孔**,有脊神经和血管通过。椎弓的后部较宽阔,称**椎弓板**。在椎弓板上发出 7 个突起,即向后伸出的 1 个棘突,向两侧伸出的 2 个横突,及向上、下方各伸出的 1 对上关节突和 1 对下关节突(图 4-4)。

（2）各部椎骨的主要特征:不同部位的椎骨,除上述结构特点外,还有各自的特点(图 4-4)。

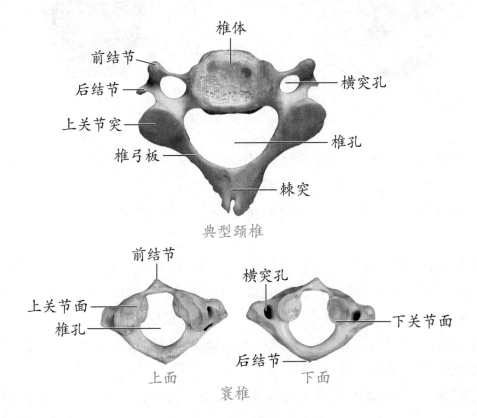

典型颈椎

寰椎

54

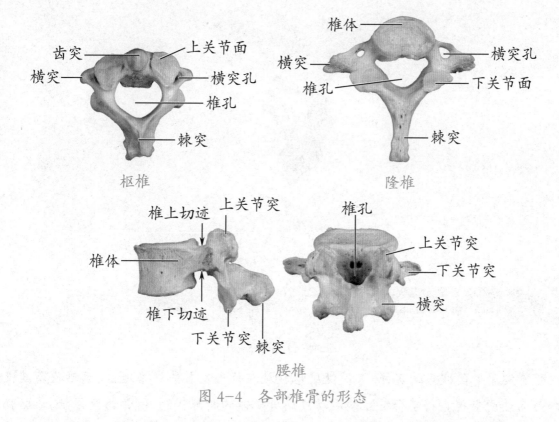

图 4-4　各部椎骨的形态

1）颈椎：椎体较小，棘突末端（第 2~6 颈椎）分叉，横突根部有横突孔，有椎动脉通过。除此以外，第 1 颈椎又称寰椎，呈环形，无椎体、棘突和关节突；第 2 颈椎又称枢椎，椎体上有一齿突；第 7 颈椎又称隆椎，棘突较长，末端无分叉，活体易触及，是计数椎骨的重要标志。

2）胸椎：棘突细长，斜向后下方，椎体两侧和横突末端有与肋关节相连的肋凹。

3）腰椎：椎体大，棘突呈板状，向后方呈矢状位水平伸出，各棘突的间隙较宽，临床常在此进行腰椎穿刺。

4）骶骨：由 5 块骶椎融合而成，呈三角形。底朝前上，与第 5 腰椎相接，尖向下，连尾骨。前面光滑微凹，有 4 对骶前孔；后面粗糙隆凸，有四对骶后孔。骶骨内有纵行的骶管，其下端呈三角形，称骶管裂孔。

5）尾骨：由 4 块退化的尾椎融合而成，上接骶骨，下端游离为尾骨尖（图 4-5）。

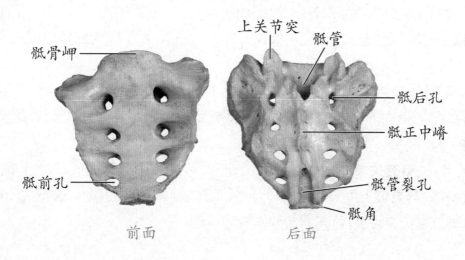

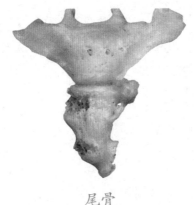

尾骨

图 4-5　骶骨和尾骨

知识窗

2. 椎骨的连结　椎骨的连结包括椎间盘、韧带和关节。

（1）**椎间盘**:为相邻两个椎体间的连结,由中央的髓核和周围的纤维环构成。**髓核**为柔软富有弹性的胶状物;**纤维环**由多层环形排列的纤维软骨构成,坚韧而有弹性。椎间盘既有连接椎体、承受压力,又有缓冲震荡的作用(图 4-6)。颈腰部的纤维环前厚后薄,破裂时,髓核易向后外侧突出,压迫脊髓和神经,临床上称**椎间盘突出症**。

（2）**韧带**:连结椎骨的韧带有长、短两类(图 4-7)。

长韧带共有 3 条,即前纵韧带、后纵韧带和棘上韧带。**前纵韧带**和**后纵韧带**分别位于椎体和椎间盘的前面和后面,对连结椎体和椎间盘具有重要作用,同时,还可限制脊柱过度伸、屈。**棘上韧带**为连结于各棘突尖的纵行韧带,到颈部后扩展为三角形板状的弹性膜,称**项韧带**。

短韧带包括黄韧带和棘间韧带。**黄韧带**为相邻两椎弓板间的连结,具有增强脊柱弹性和限制脊柱过度前屈的作用(图 4-8)。**棘间韧带**位于相邻各棘突之间,前接黄韧带,后方移行于棘上韧带。

（3）**关节**:**关节突关节**由相邻椎骨的上、下关节突的关节面构成,只能作轻微滑动。**寰枕关节**由枕髁与寰椎上关节凹构成,可使头部作俯仰和侧屈运动。**寰枢关节**由寰椎和枢椎构成,寰椎以齿突为轴,可连同头部作旋转运动(图 4-9)。

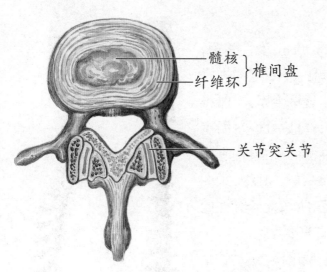

图 4-6　椎间盘

- 髓核
- 纤维环 } 椎间盘
- 关节突关节

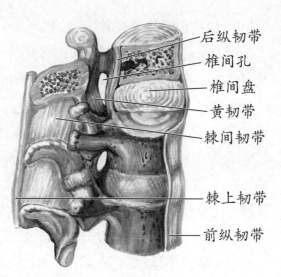

图 4-7　椎骨间的连结

- 后纵韧带
- 椎间孔
- 椎间盘
- 黄韧带
- 棘间韧带
- 棘上韧带
- 前纵韧带

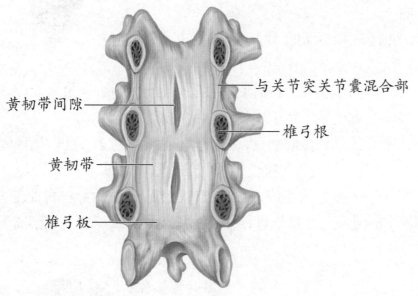

图 4-8　黄韧带

- 黄韧带间隙
- 黄韧带
- 椎弓板
- 与关节突关节囊混合部
- 椎弓根

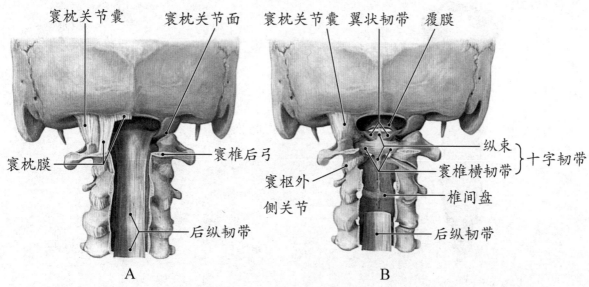

图 4-9　寰枕关节（A）、寰枢关节（B）

- 寰枕关节囊
- 寰枕关节面
- 寰枕膜
- 寰椎后弓
- 后纵韧带

A

- 寰枕关节囊
- 翼状韧带
- 覆膜
- 寰枢外侧关节
- 寰椎横韧带
- 椎间盘
- 后纵韧带
- 纵束 } 十字韧带

B

3. 脊柱的整体观及其运动

（1）**脊柱的整体观**：成年男性脊柱长约 70cm，女性略短，其长度可因姿势不同而略有差异。椎间盘的总厚度约占脊柱全长的 1/4。脊柱前面观：椎体自上而下逐渐变宽，至骶椎上端最宽，这与椎体的负重逐渐增加有关；脊柱后面观：所有棘突连贯成纵嵴，位于背部正中线上；脊柱侧面观：脊柱有颈曲、胸曲、腰曲、骶曲 4 个生理性弯曲（图 4-10）。其中，颈曲和腰曲凸向前，胸曲和骶曲凸向后，这些弯曲增大了脊柱的弹性，对维持人体的重心稳定和减轻震荡有重要意义。

（2）**脊柱的运动**：可作屈、伸、侧屈、旋转和环转运动。由于颈部和腰部运动灵活，故损伤也较多见。

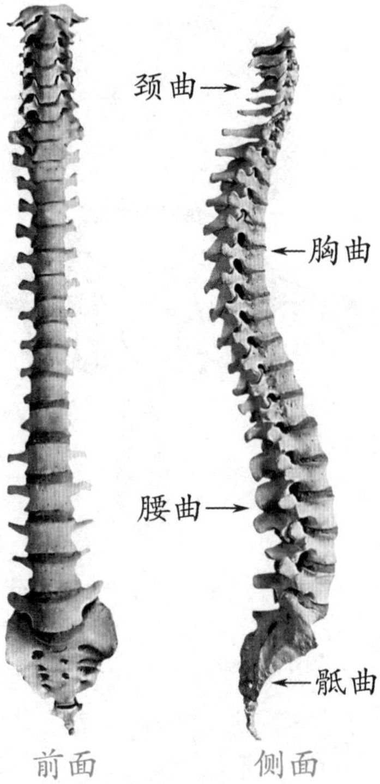

（二）胸廓

胸廓由 12 块胸椎、12 对肋、1 块胸骨和它们之间的连结构成。

1. 胸骨　胸骨位于胸前壁正中，前凸后凹，分胸骨柄、胸骨体和剑突三部分。胸骨柄上宽下窄，上缘中份为颈静脉切迹。胸骨柄与胸骨体连结处微向前突，称**胸骨角**，两侧平对第 2 肋。胸骨体呈长方形，外侧缘接第 2～7 肋软骨。剑突薄而狭长，下端游离（图 4-11）。

2. 肋　肋由肋骨和肋软骨组成，第 1～7 对肋前端借肋软骨与胸骨连结；第 8～10 对肋前端借肋软骨依次连于上位肋软骨，形成**肋弓**；第 11～12 对肋前端游离于腹壁肌层，称**浮肋**（图 4-12）。

图 4-10　脊柱的整体观

前面　　侧面

颈曲→　胸曲→　腰曲→　骶曲→

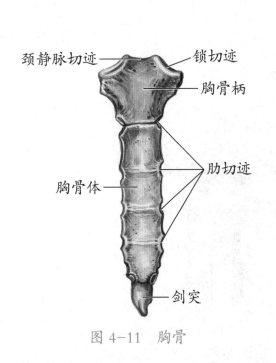

颈静脉切迹　锁切迹　胸骨柄　肋切迹　胸骨体　剑突

图 4-11　胸骨

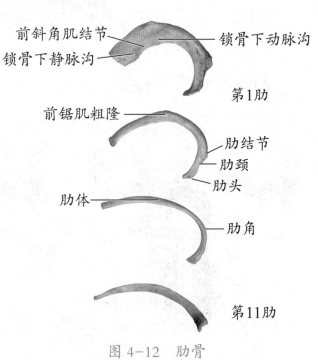

前斜角肌结节　锁骨下静脉沟　锁骨下动脉沟　第1肋　前锯肌粗隆　肋结节　肋颈　肋头　肋体　肋角　第11肋

图 4-12　肋骨

3. 胸廓的整体观及运动　成人胸廓近似圆锥形,前后扁平、上窄下宽,有上、下两口。上口小,由第1胸椎、第1对肋和胸骨柄上缘围成;下口较大,由第12胸椎、第12对肋前端、左右肋弓和剑突围成。两侧肋弓之间的夹角称**胸骨下角**。胸廓除保护、支持功能外,主要参与呼吸运动(图4-13)。

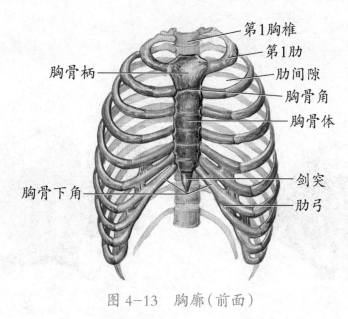

图 4-13　胸廓(前面)

三、颅骨及其连结

颅位于脊柱上方,由23块颅骨组成,分为脑颅和面颅,二者以眶上缘和外耳门上缘的连线为界(图4-14)。

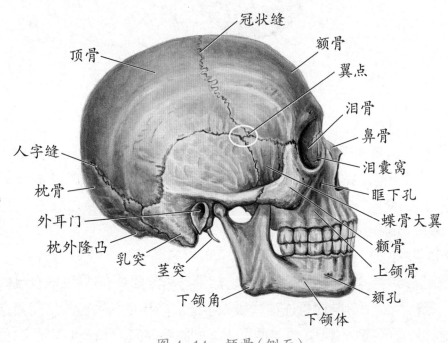

图 4-14　颅骨(侧面)

（一）脑颅

脑颅骨有8块,位于颅的后上部。其中不成对的有额骨、筛骨、蝶骨和枕骨,成对的有颞骨和顶骨。它们共同围成颅腔,容纳脑。颅腔的顶,称**颅盖**,由额骨、顶骨和枕骨构成。颅腔的底,称**颅底**,由额骨、筛骨、蝶骨和枕骨构成。

（二）面颅

面颅骨有15块,成对的有鼻骨、泪骨、颧骨、腭骨、下鼻甲及上颌骨,不成对的有犁骨、下颌骨和舌骨(图4-15)。

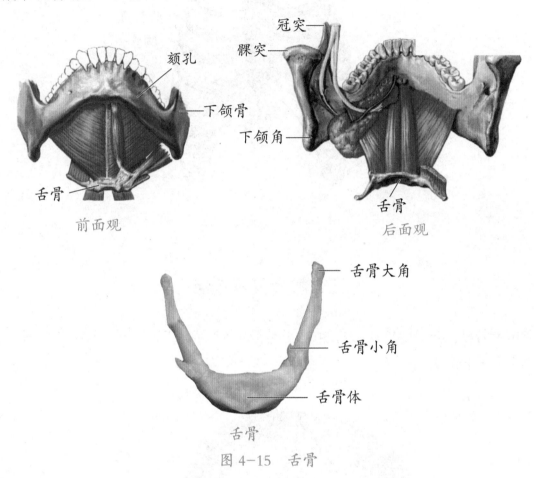

前面观

后面观

舌骨

图4-15 舌骨

下颌骨为面颅骨最大者,分一体两支,即中部的下颌体和两侧的下颌支。下颌体呈马蹄铁形,位于前部,上缘构成牙槽弓,有容纳下牙根的牙槽。下颌体前外侧面有一对颏孔。下颌支上端有两个突起,前方的称**冠突**,后方的称**髁突**,髁突上端的膨大称**下颌头**。下颌支后缘与下颌体相交处,称**下颌角**。下颌支内有下颌管,向前与颏孔相通,向后连通于下颌支内面中央的下颌孔(图4-16)。

（三）颅的整体观

1. **颅顶面观**　颅盖各骨借缝紧密连结。额骨与两侧顶骨连结构成**冠状缝**,两侧顶骨连结构成**矢状缝**,两侧顶骨与枕骨连结构成**人字缝**。在新生儿颅盖骨之间尚存留未完全骨化的结缔组织,称**颅囟**。位于额骨与两顶骨之间的为**前囟**,于1～2岁闭合;位于两顶骨与枕骨之间的为**后囟**,出生后不久闭合(图 4-17)。

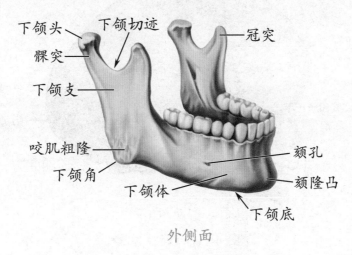

外侧面

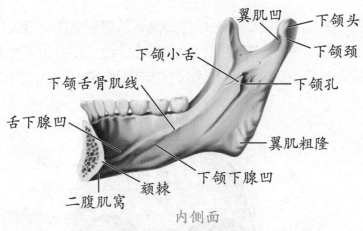

内侧面

图 4-16　下颌骨

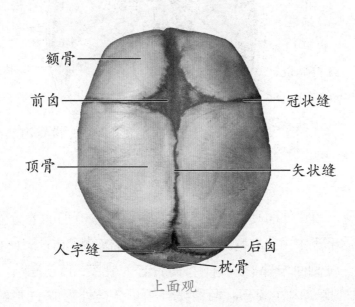

上面观

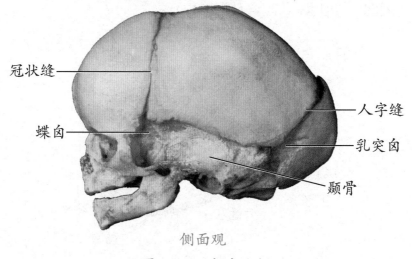

侧面观

图 4-17　新生儿颅

2. 颅底内面观　颅底内面高低不平,呈阶梯状,从前向后依次分为颅前窝、颅中窝和颅后窝。窝中有很多孔和裂,大多与颅底外面相通,为血管、神经穿过的通道。如筛孔、视神经管、眶上裂、破裂孔、圆孔、卵圆孔、棘孔、舌下神经管内口、枕骨大孔、颈静脉孔等(图 4-18)。

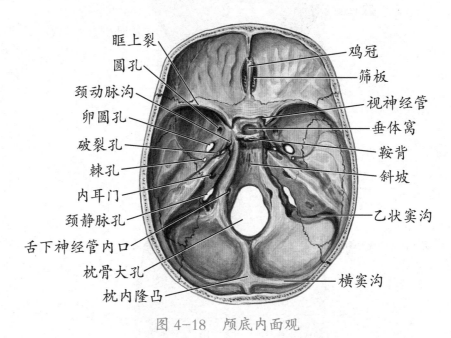

图 4-18　颅底内面观

3. 颅底外面观　颅底外面高低不平,分前、后两部分。前面为分隔口腔和鼻腔的水平骨板,称**骨腭**。后部正中可见枕骨大孔,其后上方有枕外隆凸(图 4-19)。

4. 颅侧面观　颅侧面中部有外耳门,其后方为乳突,前方是颧弓。颧弓内上方有一个浅窝,称**颞窝**。颞窝内在额、顶、颞和蝶骨四骨会合处形成 H 形缝,称**翼点**,此处骨质较薄弱,其内有脑膜中动脉前支通过,故外伤骨折时,易伤及该血管,引起硬膜外血肿(图 4-14)。

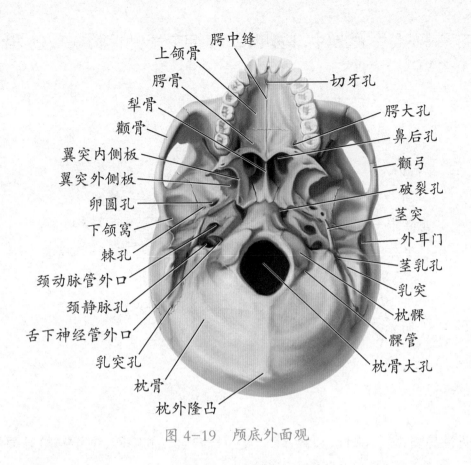

图 4-19　颅底外面观

5. 颅前面观　颅的前面主要包括额区、眶和骨性鼻腔（图 4-20）。

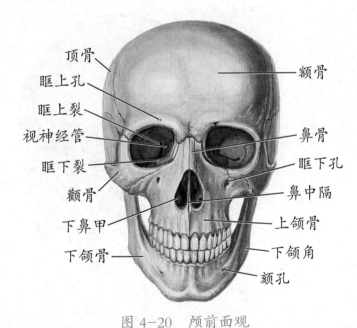

图 4-20　颅前面观

（1）**额区**：为眶以上的部分。两侧可见隆起的额结节，结节下方有与眶上缘平行的弓形隆起，称**眉弓**。左右眉弓间的平坦部，称**眉间**。

（2）**眶**：容纳眼球及其附属结构，呈四棱锥形，有 1 尖、1 底和 4 个壁。

（3）**骨性鼻腔**：位于面颅中央，借骨性鼻中隔将其分为左右两半。其外侧壁由上而下有3个向下弯曲的骨片,称上、中、下**鼻甲**,每个鼻甲下方为相应的鼻道,分别称上、中、下**鼻道**(图4-21)。

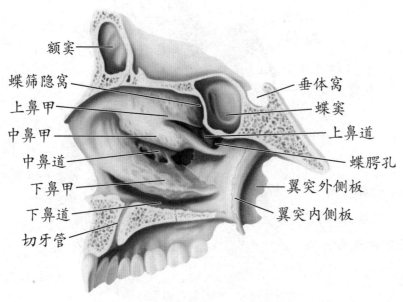

图 4-21　骨性鼻腔

(4)骨性鼻窦: 为上颌骨、额骨、蝶骨及筛骨内含气的空腔,位于鼻腔周围并开口鼻腔,即额窦、筛窦、蝶窦和上颌窦(图4-22)。

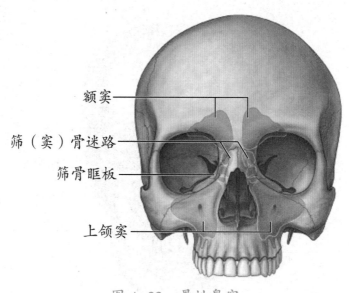

图 4-22　骨性鼻窦

(四)颅骨的连结

颞下颌关节由下颌骨的下颌头与颞骨的下颌窝及关节结节组成。关节囊的前部较薄弱,颞下颌关节易向前脱位(图4-23)。

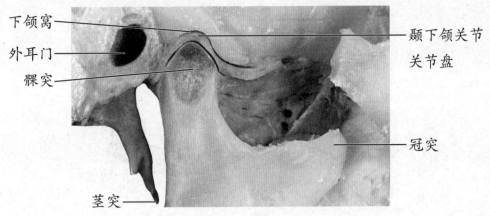

图 4-23　颞下颌关节

下颌窝

外耳门

髁突

茎突

颞下颌关节

关节盘

冠突

四、四肢骨及其连结

（一）上肢骨及其连结

1. 上肢骨

（1）锁骨：位于胸廓前上方两侧，呈"～"形，内侧2/3凸向前，外侧1/3凸向后，二者交界处较薄弱，易发生骨折。内侧端粗大，为胸骨端，有关节面与胸骨柄相连；外侧端扁平，为肩峰端（图4-24）。

（2）肩胛骨：为三角形扁骨，贴于胸廓后面两侧，介于第2～7肋骨之间。可分二面、三缘和三角（图4-24）。

二面：前面微凹，称**肩胛下窝**。后面有一横嵴，称**肩胛冈**，其上、下方的浅窝，分别称**冈上窝**和**冈下窝**。肩胛冈向外侧延伸的扁平突起，称**肩峰**，为肩部最高点。

三缘：为上缘、内侧缘和外侧缘。

三角：上角为上缘与脊柱缘会合处，平对第2肋。下角为脊柱缘与腋缘会合处，平对第7肋或第7肋间隙，为计数肋的标志。外侧角为腋缘与上缘会合处，朝向外侧方的梨形浅窝，称**关节盂**，与肱骨头相关节。

（3）肱骨：分为肱骨体及上、下两端。上端内上方是半球形的肱骨头，其外侧和前方分别有隆起的大结节和小结节，分别向下延伸形成大、小结节嵴。两结节间有一条纵沟，称**结节间沟**。肱骨上端与体交界处稍细，称**外科颈**，较易发生骨折。肱骨体中部外侧面有粗糙的三角肌粗隆。后面中部，有一自内上斜向外下的浅沟，称**桡神经沟**，桡神经沿此沟经过。下端较扁，外侧部前面有半球状的肱骨小头；内侧部有滑车状的肱骨滑车。肱骨小头外侧和滑车内侧各有一突起，分别称**外上髁**和**内上髁**。内上髁后方有**尺神经沟**，尺神经由此经过（图4-25）。

（4）桡骨：位于前臂外侧。上端膨大称**桡骨头**，头下方略细为**桡骨颈**，下端外侧向下突出，称**桡骨茎突**，其内侧的关节面，称**尺切迹**，与尺骨头相关节（图4-26）。

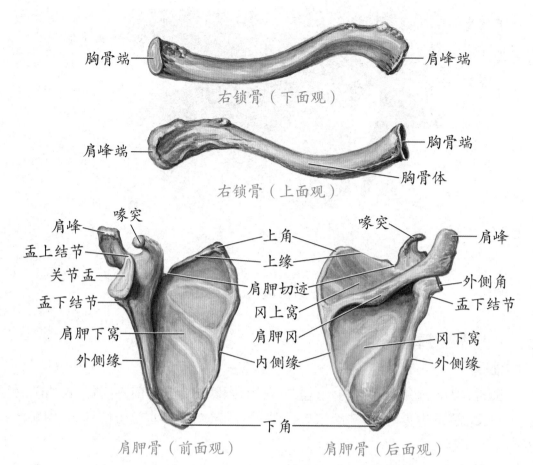

右锁骨（下面观）

胸骨端 — 肩峰端

肩峰端 — 胸骨端
胸骨体

右锁骨（上面观）

喙突 肩峰
盂上结节 上角
关节盂 上缘
盂下结节 肩胛切迹
肩胛下窝 冈上窝
外侧缘 肩胛冈
内侧缘

喙突 肩峰
外侧角
盂下结节
冈下窝
外侧缘

下角

肩胛骨（前面观）   肩胛骨（后面观）

图 4-24 锁骨和肩胛骨

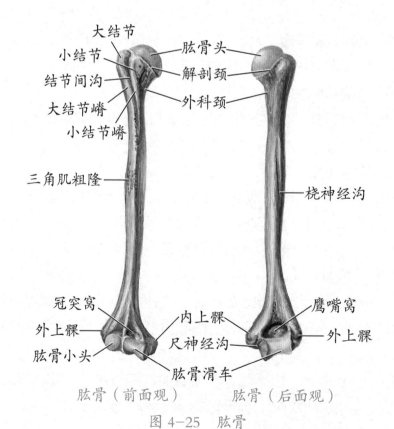

大结节 肱骨头
小结节 解剖颈
结节间沟 外科颈
大结节嵴
小结节嵴

三角肌粗隆 桡神经沟

冠突窝 内上髁 鹰嘴窝
外上髁 尺神经沟 外上髁
肱骨小头 肱骨滑车

肱骨（前面观）   肱骨（后面观）

图 4-25 肱骨

66

(5）尺骨：位于前臂内侧。上端粗大,前面有一个半环形深凹,称**滑车切迹**,与肱骨滑车相关节。切迹后上方的突起称**鹰嘴**。下端为尺骨头,头后内侧的锥状突起,称**尺骨茎突**(图4-26)。

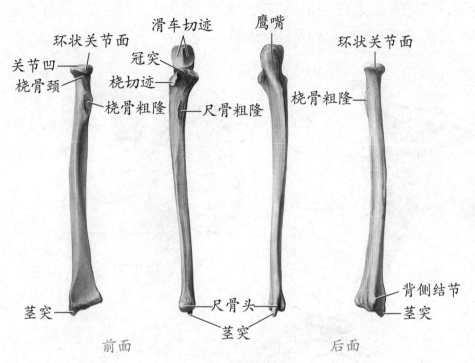

图 4-26　桡骨和尺骨

(6）手骨：共 27 块,包括 8 块腕骨、5 块掌骨和 14 块指骨(图4-27)。

腕骨：排成两列,近侧列由桡侧向尺侧依次为手舟骨、月骨、三角骨和豌豆骨,远侧列为大多角骨、小多角骨、头状骨和钩骨。

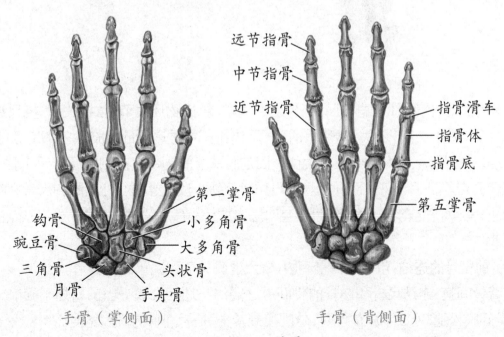

图 4-27　手骨

2. 上肢骨连结

（1）**肩关节**：由肱骨头与肩胛骨关节盂构成（图4-28）。肱骨头大而圆，关节盂浅而小，仅容纳关节头的 1/4～1/3，关节囊薄而松弛，运动灵活，关节囊的前、后和上方都有肌腱和韧带加强，其下方最为薄弱，故肩关节易发生前下方脱位。肩关节为全身最灵活的关节，能作屈、伸、内收、外展、旋内、旋外及环转运动。

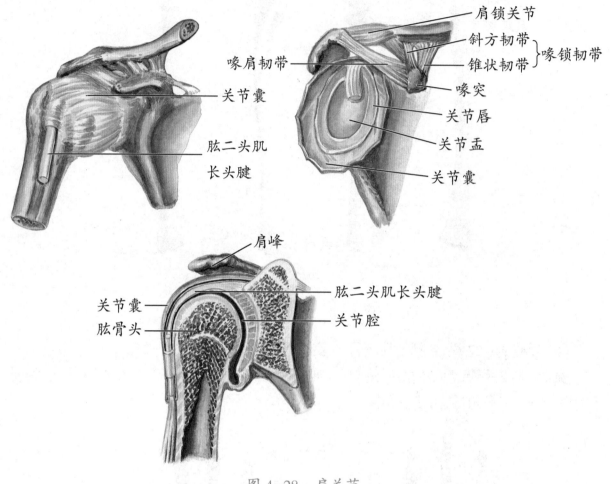

图 4-28　肩关节

（2）**肘关节**：由肱骨下端与尺、桡骨上端构成，包括**肱尺关节、肱桡关节、桡尺近侧关节** 3 个关节（图4-29）。肘关节囊前、后壁薄而松弛，两侧壁厚而紧张，并有韧带加强。后壁最薄弱，故常见桡、尺两骨向后方脱位。固定肘关节的韧带有桡侧副韧带、尺侧副韧带、桡骨环状韧带。肘关节可作屈、伸运动，当屈肘至 90° 时，肱骨内、外上髁和尺骨鹰嘴三点连线构成一尖朝下的等腰三角形，肘伸直时三点成一直线。当肘关节脱位时，三点位置关系发生改变。

（3）**前臂骨的连结**：包括前臂骨间膜、桡尺近侧关节和桡尺远侧关节。

前臂骨间膜：连结尺骨和桡骨的骨间缘之间的坚韧纤维膜。当前臂处于旋前或旋后位时，骨间膜松弛，处于半旋前位时，骨间膜最紧张，是骨间膜的最大宽度。

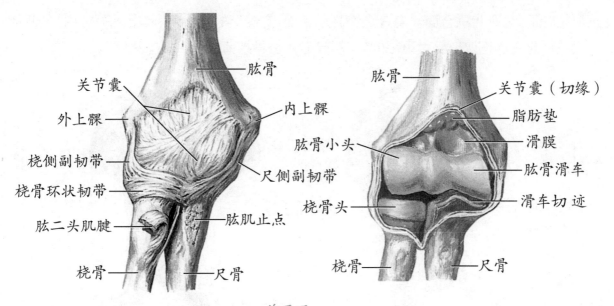

前面观

图 4-29 肘关节

（4）**手关节**：包括桡腕关节、腕骨间关节、腕掌关节、掌骨间关节、掌指关节和手指骨间关节（图 4-30）。

1）**桡腕关节**：又称**腕关节**，由桡骨的腕关节面和尺骨头下方的关节盘与手舟骨、月骨和三角骨构成。桡腕关节可作屈、伸、展、收及环转运动。

2）**腕掌关节**：由远侧列腕骨与 5 个掌骨底构成。除拇指和小指的腕掌关节外，其余各指的关节运动范围极小。拇指腕掌关节是由大多角骨与第 1 掌骨底构成的鞍状关节。

3）**掌指关节**：共 5 个，由掌骨头与近节指骨底构成。

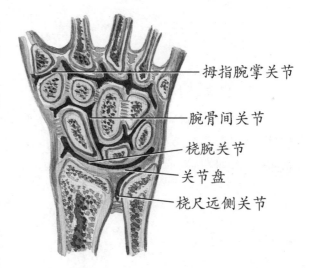

图 4-30 手关节（冠状切面）

4）**指骨间关节**：共 9 个，是由各指相邻两节指骨的底和滑车构成的滑车关节。

（二）下肢骨及其连结

1. 下肢骨

（1）髋骨：由髂骨、耻骨和坐骨构成，15 岁前三骨之间为软骨结合，之后骨化融合。三骨会合处外侧面的深窝为**髋臼**，其下部有**闭孔**。髂骨是髋骨的上部，其上缘肥厚形成**髂嵴**。髂嵴前端为**髂前上棘**，其后方 5～7cm 处，髂嵴向外突起，称**髂结节**。髂骨上内面的浅窝称**髂窝**，髂窝下界有圆钝骨嵴，称**弓状线**。耻骨是髋骨前下部，分为体和上、下两支，耻骨上支上缘的锐嵴称**耻骨梳**，向后移行于弓状线，向前终于**耻骨结节**，耻骨结节下方的长椭圆形粗糙面,为**耻骨联合面**。坐骨是髋骨后下部,有尖形的**坐骨棘**,其上、下方分别有**坐骨大切迹**和**坐骨小切迹**。坐骨下部的粗糙隆起,为**坐骨结节**(图 4-31)。

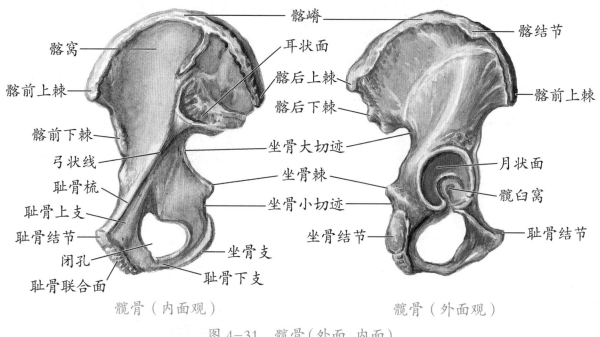

图 4-31　髋骨(外面、内面)

(2)**股骨**:是人体最长最结实的长骨,长度约为体高的 1/4。上端有朝向内上的**股骨头**,头下外侧的狭细部称**股骨颈**。颈与体连结处的上外侧和内下方有两个隆起,分别称**大转子**和**小转子**。股骨体上端后面有**臀肌粗隆**,下端有两个向后突出的膨大,为**内侧髁**和**外侧髁**。两髁之间的深窝称**髁间窝**,两髁侧面的突起,分别为**内上髁**和**外上髁**(图 4-32)。

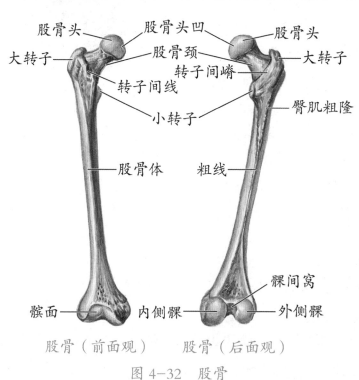

图 4-32　股骨

（3）**髌骨**：是人体最大的籽骨，位于膝关节的前面（图4-33）。

（4）**胫骨**：位于小腿内侧，上端膨大，向两侧突出，形成**内侧髁**和**外侧髁**。两髁之间为**髁间隆起**。胫骨体呈三棱柱形，较锐的前缘和内侧面直接位于皮下，上端前面的隆起称**胫骨粗隆**，下端内下有突起，称**内踝**（图4-33）。

（5）**腓骨**：位于胫骨外后方，上端稍膨大，称**腓骨头**，头下方缩窄，称**腓骨颈**。腓骨体内侧缘锐利，称**骨间缘**。下端膨大，称**外踝**（图4-33）。

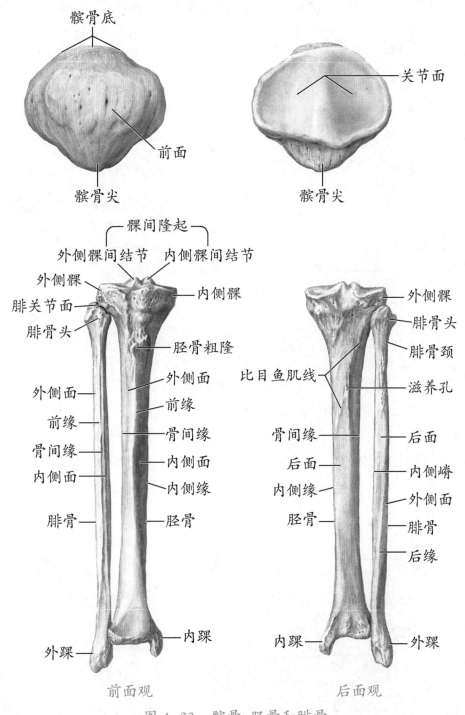

图 4-33 髌骨、胫骨和腓骨

（6）**足骨**：共26块,包括7块跗骨、5块跖骨和14块趾骨(图4-34)。

跗骨：几乎占全足的一半,与下肢支持和负重功能相适应,其后上方的距骨关节面,称**距骨滑车**,与内、外踝和胫骨的下关节面相关节。跟骨后端隆突,为**跟骨结节**。距骨前接足舟骨,其内下方的隆起称**舟骨粗隆**。

2. 下肢骨连结

（1）**耻骨联合**：由两侧耻骨联合面借纤维软骨构成的耻骨间盘连结构成(图4-35)。耻骨间盘中往往出现一处矢状位的裂隙,女性较男性的厚,裂隙也大,孕妇和经产妇尤为明显。

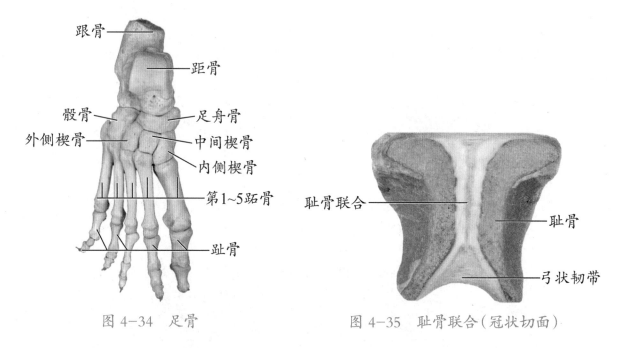

图4-34　足骨　　　　　　　　图4-35　耻骨联合(冠状切面)

（2）**骨盆**：由左、右髋骨和骶、尾骨连结而成。骨盆以界线为界,分为上方的大骨盆和下方的小骨盆。**界线**是由骶骨的岬、弓状线、耻骨梳、耻骨结节至耻骨联合上缘构成的环形线。小骨盆有上、下两口,上口即界线;下口由尾骨尖、骶结节韧带、坐骨结节、坐骨支、耻骨下支和耻骨联合下缘围成。小骨盆上、下口之间为**骨盆腔**,在女性是胎儿娩出的产道。两侧坐骨支与耻骨下支连成**耻骨弓**,它们之间的夹角为**耻骨下角**。从青春期开始,骨盆的形态出现性别差异(图4-36、表4-1)。

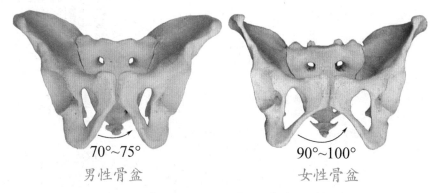

70°~75°　　　　　　90°~100°

男性骨盆　　　　　　女性骨盆

图4-36　男、女性骨盆

表 4-1　男、女性骨盆形态的差异

项目	男性	女性
骨盆形状	较窄长	较宽短
骨盆的上口	心形	椭圆形
骨盆的下口	较狭窄	较宽大
骨盆腔	漏斗状	圆桶状
耻骨下角	70°～75°	90°～100°

（3）**髋关节**：由髋臼与股骨头构成。髋臼深凹，股骨头几乎全部纳入髋臼内。关节囊坚韧致密，向上附着于髋臼周缘及横韧带，向下附着于股骨颈，前面达转子间线，后面包裹股骨颈的内侧 2/3，所以股骨颈骨折有囊内、囊外骨折之分。关节囊后下部较薄弱，故髋关节易向后下方脱位（图 4-37、图 4-38）。髋关节可作屈、伸、内收、外展、旋内、旋外和环转运动。

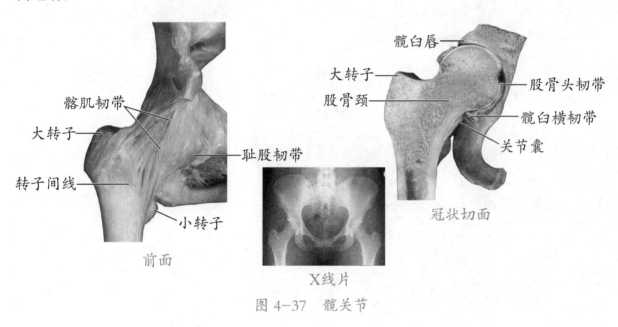

前面

X线片

髋臼唇
大转子
股骨颈
股骨头韧带
髋臼横韧带
关节囊

冠状切面

图 4-37　髋关节

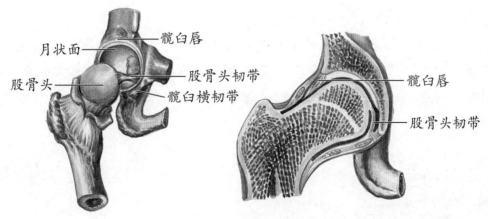

月状面
股骨头
髋臼唇
股骨头韧带
髋臼横韧带

髋臼唇
股骨头韧带

图 4-38　髋关节

（4）膝关节：是人体最大最复杂的关节,由股骨下端、胫骨上端和髌骨共同构成。膝关节的特点：①关节囊薄而松弛,前壁有髌韧带,外侧有圆束状的腓侧副韧带,内侧有三角形的胫侧副韧带,后侧有腘斜韧带,防止膝关节过伸;②囊内有前、后交叉韧带,可限制胫骨沿股骨向前、后移位;③囊内有内、外侧半月板,可防止胫骨前、后移位,缓冲压力,增强关节的稳定性(图4-39)。膝关节可作屈、伸运动,在半屈位时,小腿可作旋转运动。

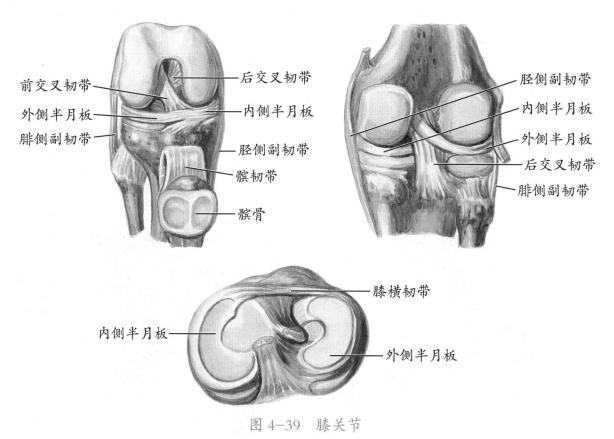

图4-39 膝关节

 知识窗

人工关节置换术

近年来,人工关节置换术优良的中长期效果不断得到证实,尤其是人工髋关节和人工膝关节置换术。无论从假体本身而言,还是从手术操作技术方面都已非常成熟,术后不仅能消除关节的疼痛,恢复关节的正常功能,患者还可正常行走和体育锻炼,使长期受关节疼痛折磨的人群获得新生。

（5）胫骨和腓骨的连结：胫骨、腓骨两骨之间连结紧密,包括上端的胫腓关节、小腿骨间膜和下端的韧带连结。

（6）足关节：包括距小腿关节、跗骨间关节、跗跖关节、跖骨间关节、跖趾关节和趾骨间关节(图 4-40)。

距小腿关节：亦称**踝关节**，由胫骨、腓骨的下端与距骨构成，关节囊附着于各关节面的周围，其前、后壁薄而松弛，两侧有韧带加强，比较稳固。踝关节能作背屈(伸)和跖屈(屈)运动。跖屈时，可作轻微的侧方运动。

(7) **足弓**：跗骨和跖骨借其连结形成凸向上的弓，称**足弓**(图 4-41)。足弓增加了足的弹性，以保证直立时足底支撑的稳固性，适于跳跃并能缓冲震荡，还有保持足底的血管和神经免受压迫等作用。足弓主要借骨连结、韧带及肌腱来维持，当这些结构先天发育不良或损伤时，足弓有可能塌陷，形成扁平足。

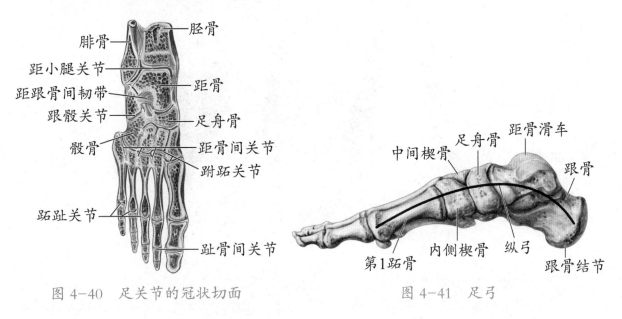

图 4-40 足关节的冠状切面　　　　图 4-41 足弓

第二节 骨 骼 肌

一、概 述

运动系统的肌均属骨骼肌。每块肌都具有一定的形态、结构、位置和辅助装置，每块肌都是一个器官，并接受人的意识支配，又称**随意肌**。

（一）肌的构造和分类

骨骼肌由肌腹和肌腱构成。**肌腹**由肌纤维组成，具有收缩和舒张的功能；**肌腱**由胶原纤维构成，坚韧、无收缩功能，位于肌腹的两端，附着于骨骼，扁肌的腱性部分称**腱膜**。

按外形，肌可分为长肌、短肌、扁肌和轮匝肌四种(图 4-42)。**长肌**多见于四肢，有些长肌的起端有两个以上的头，称为二头肌、三头肌或四头肌；**短肌**短小，主要见于躯干的深面；**扁肌**薄而宽阔，多见于躯干的浅部；**轮匝肌**呈环形，分布于孔和裂的周围。

根据肌的位置，可分为头肌、颈肌、躯干肌、四肢肌等。

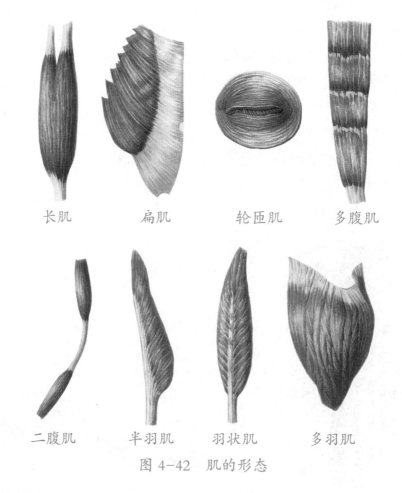

| 长肌 | 扁肌 | 轮匝肌 | 多腹肌 |

| 二腹肌 | 半羽肌 | 羽状肌 | 多羽肌 |

图 4-42 肌的形态

（二）肌的起止和配布

肌通常分布在关节周围，两端附着于不同的骨，中间跨过关节。肌在固定骨上的附着点称**起点（定点）**；移动骨上的附着点称**止点（动点）**（图 4-43）。定点和动点在一定条件下可以相互转换。

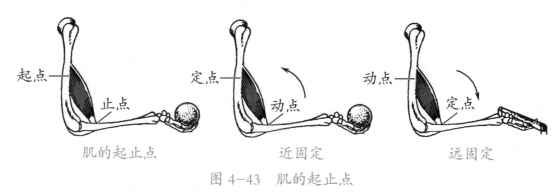

| 肌的起止点 | 近固定 | 远固定 |

图 4-43 肌的起止点

在完成一个动作时，作用上相反的两群肌互称**拮抗肌**，作用相同的肌称为**协同肌**。

（三）肌的辅助结构

在肌的周围有筋膜、滑膜囊和腱鞘等辅助装置，具有保持肌的位置、减少运动时的摩擦和保护等功能。

1. **筋膜** 筋膜分浅筋膜和深筋膜两种（图 4-44）。①**浅筋膜**：又称为**皮下筋膜**，位于真皮之下,包被全身各部,由疏松结缔组织构成,内含浅动脉、皮下静脉、皮神经、淋巴管及脂肪等;②深筋膜:又称为**固有筋膜**,由致密结缔组织构成,位于浅筋膜的深面,它包被体壁和四肢的肌、血管及神经等。

2. 滑膜囊 滑膜囊为封闭的结缔组织小囊,壁薄,内有滑液,多位于肌腱与骨面相接触处,以减少两者之间的摩擦。

3. 腱鞘 腱鞘是包围在肌腱外面的结缔组织鞘管,它分外层的腱纤维鞘和内层的腱滑膜鞘两部分(图4-45)。腱滑膜鞘为双层圆筒形的鞘,两层之间形成滑膜腔,含有少量滑液,有润滑的作用。

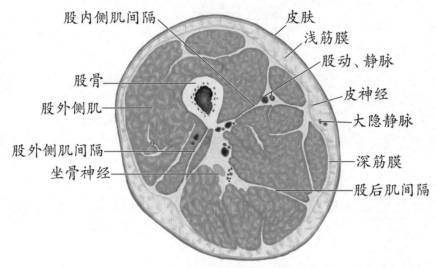

图4-44 大腿中部水平切面(示筋膜)

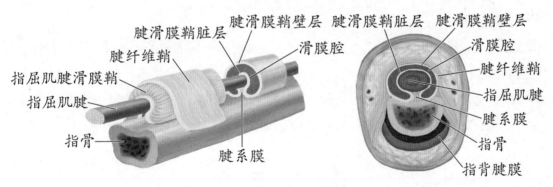

图4-45 腱鞘示意图

二、头 肌

头肌分面肌和咀嚼肌两部分(图4-46)。

(一)面肌

面肌为扁薄的皮肌,位置表浅,大多起自颅骨,止于面部皮肤,收缩时可改变面部皮肤的外形,产生各种表情,故称**表情肌**。主要有枕额肌、眼轮匝肌及口轮匝肌等。

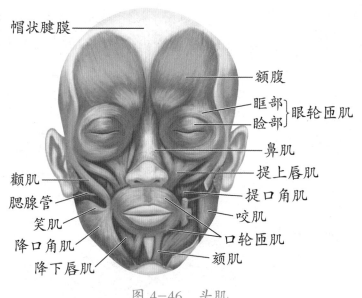

图 4-46 头肌

（二）咀嚼肌

咀嚼肌包括咬肌、颞肌、翼外肌和翼内肌，它们均配布于颞下颌关节周围，参与咀嚼运动。

三、颈　　肌

颈肌按位置可分为颈浅肌与颈外侧肌、颈前肌、颈深肌三群，包括颈阔肌、胸锁乳突肌和舌骨上、下肌群等。

（一）颈阔肌

颈阔肌位于颈部浅筋膜中，是一块薄而宽阔的扁肌，有紧张颈部皮肤和下拉口角的作用。

（二）胸锁乳突肌

胸锁乳突肌位于颈阔肌的深面，起自胸骨柄前面和锁骨的胸骨端，止于颞骨乳突。胸锁乳突肌一侧收缩使头向同侧倾斜，脸转向对侧；两侧收缩可使头后仰（图 4-47）。

四、躯　干　肌

躯干肌可分为背肌、胸肌、膈、腹肌和会阴肌。

（一）背肌

背肌位于躯干的后面，可分为浅、深两群（图 4-48）。

1. 浅层　浅层都是扁肌，主要有斜方肌和背阔肌。

（1）斜方肌：位于项部和背上部的浅层，呈三角形，左右两侧合在一起呈斜方形。斜方肌收缩时使肩胛骨向脊柱靠拢，上部肌束可上提肩胛骨，下部肌束使肩胛骨下降。

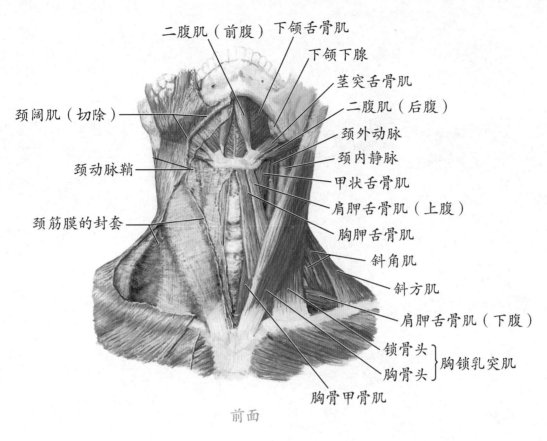

二腹肌（前腹） 下颌舌骨肌

下颌下腺

茎突舌骨肌

二腹肌（后腹）

颈外动脉

颈内静脉

甲状舌骨肌

肩胛舌骨肌（上腹）

胸胛舌骨肌

斜角肌

斜方肌

肩胛舌骨肌（下腹）

锁骨头 ⎫
　　　 ⎬ 胸锁乳突肌
胸骨头 ⎭

颈阔肌（切除）

颈动脉鞘

颈筋膜的封套

胸骨甲骨肌

前面

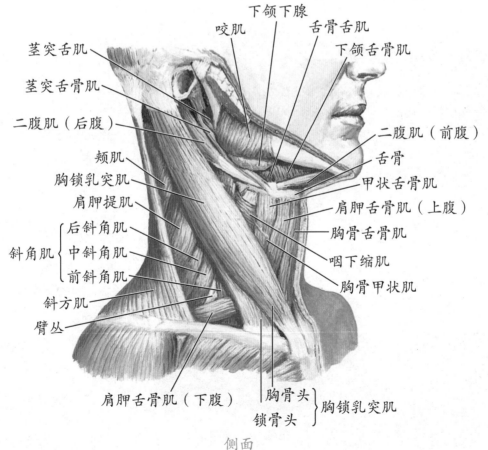

下颌下腺

咬肌 舌骨舌肌

下颌舌骨肌

茎突舌肌

茎突舌骨肌

二腹肌（后腹）

二腹肌（前腹）

舌骨

甲状舌骨肌

肩胛舌骨肌（上腹）

胸骨舌骨肌

咽下缩肌

胸骨甲状肌

颊肌

胸锁乳突肌

肩胛提肌

后斜角肌 ⎫
　　　　 ｜
中斜角肌 ⎬ 斜角肌
　　　　 ｜
前斜角肌 ⎭

斜方肌

臂丛

肩胛舌骨肌（下腹）

胸骨头 ⎫
　　　 ⎬ 胸锁乳突肌
锁骨头 ⎭

侧面

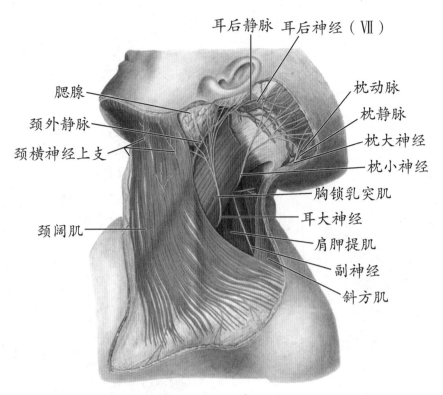

耳后静脉　耳后神经（Ⅶ）

腮腺

颈外静脉

颈横神经上支

颈阔肌

枕动脉

枕静脉

枕大神经

枕小神经

胸锁乳突肌

耳大神经

肩胛提肌

副神经

斜方肌

图 4-47　颈部肌肉

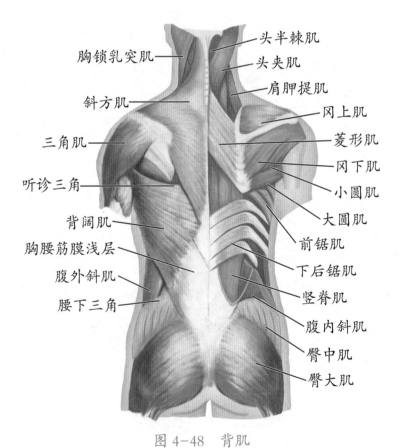

胸锁乳突肌

斜方肌

三角肌

听诊三角

背阔肌

胸腰筋膜浅层

腹外斜肌

腰下三角

头半棘肌

头夹肌

肩胛提肌

冈上肌

菱形肌

冈下肌

小圆肌

大圆肌

前锯肌

下后锯肌

竖脊肌

腹内斜肌

臀中肌

臀大肌

图 4-48　背肌

（2）**背阔肌**：为全身最大的扁肌,呈三角形,位于背的下半部及胸的后外侧。背阔肌收缩时使肱骨内收、旋内和后伸。

2. 深层　深层的肌肉数目较多,位于脊柱两侧。深层为短肌,浅层为长肌,其中以竖脊肌最重要。**竖脊肌**起自骶骨背面和髂嵴的后部,止于椎骨、肋骨和颞骨乳突。收缩时使脊柱后伸和仰头,一侧收缩使脊柱同侧屈。

（二）胸肌

胸肌可分为胸上肢肌和胸固有肌两群（图 4-49）。

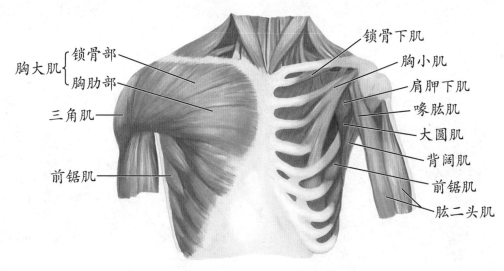

图 4-49　胸肌

1. 胸上肢肌　胸大肌位置表浅,宽而厚,呈扇形,覆盖胸廓前壁的大部,起自锁骨的内侧半、胸骨和第 1~6 肋软骨等处,各部肌束聚合向外,以扁腱止于肱骨大结节嵴。该肌可使肩关节内收、旋内和前屈。如上肢固定,可上提躯干,也可提肋助吸气。

2. 胸固有肌　胸固有肌包括肋间外肌和肋间内肌。肋间外肌可提肋助吸气,肋间内肌可降肋助呼气。

（三）膈

膈位于胸、腹腔之间,为向上膨隆呈穹隆形的扁肌,起自于胸廓下口的周缘和腰椎前面。膈上有 3 个裂孔:①**主动脉裂孔**,在第 12 胸椎前方,有主动脉和胸导管通过;②**食管裂孔**,在主动脉裂孔的左前上方,约在第 10 胸椎水平,有食管和迷走神经通过;③**腔静脉孔**,在食管裂孔的右前上方的中心腱内,约在第 8 胸椎水平,有下腔静脉通过（图 4-50）。膈为主要的呼吸肌。

（四）腹肌

腹肌位于胸廓与骨盆之间,主要组成腹壁,分为前外侧群和后群。

1. 前外侧群　腹肌前外侧群形成腹腔的前外侧壁,包括腹外斜肌、腹内斜肌、腹横肌和腹直肌（图 4-51）。

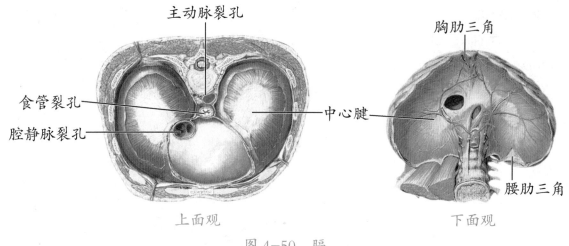

图 4-50 膈

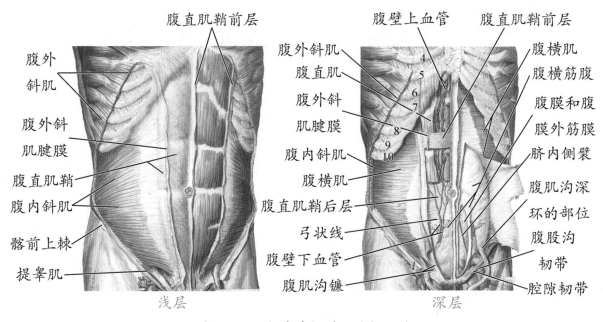

图 4-51 腹前外侧壁肌(浅、深)

(1) **腹外斜肌**:为宽阔的扁肌,位于腹前外侧部的浅层,以8个肌齿起自下8个肋骨的外面,肌纤维斜向前下,后部向下止于髂嵴前部,其余向内移行于腱膜,参与腹直肌鞘前层,止于白线。腱膜的下缘卷曲增厚连于髂前上棘与耻骨结节之间,为**腹股沟韧带**。在耻骨结节外上方,腱膜形成三角形的裂孔,为**腹股沟管浅(皮下)环**。

(2) **腹内斜肌**:在腹外斜肌深面。起自胸腰筋膜、髂嵴和腹股沟韧带外侧半,呈扇形展开,移行为腹内斜肌腱膜,参与形成腹直肌鞘前、后层,止于白线。该肌最下部发出一些细散的肌束,参与包绕精索和睾丸,称为**提睾肌**。

(3) **腹横肌**:在腹内斜肌深面,肌束横行向前内侧移行为腱膜,参与形成腹直肌鞘后层,止于白线。

(4) **腹直肌**:位于腹前壁正中线的两旁,腹直肌鞘中,上宽下窄,起自耻骨联合和耻骨嵴,肌束向上止于胸骨剑突和第5～7肋软骨的前面。肌的全长被3～4条横行的腱划分成几个肌腹。

腹前外侧群肌具有保护腹腔脏器及维持腹内压的作用。还可协助排便、分娩、呕吐和咳嗽等活动,使脊柱前屈、侧屈与旋转,降肋骨协助呼气。

2. 后群 腹肌后群包括腰大肌和腰方肌,腰大肌在下肢肌中叙述。

腰方肌位于腹后壁,在脊柱两侧,其内侧有腰大肌,后方有竖脊肌。后群肌可下降和固定第12肋,使脊柱侧屈。

3. 腹肌形成的特殊结构

(1)**腹直肌鞘**:由腹外侧壁三块扁肌的腱膜构成,分前、后两层包绕腹直肌。前层由腹外斜肌与腹内斜肌腱膜的前层形成;后层由腹内斜肌腱膜的后层与腹横肌腱膜形成。

(2)**白线**:位于腹前壁正中线上,介于左右腹直肌鞘之间,由两侧的腹直肌鞘纤维交织而成,上方起自剑突,下方止于耻骨联合。

(3)**腹股沟管**:为腹股沟韧带内侧半上方的一条斜行肌腱裂隙,内有男性精索或女性子宫圆韧带通过,长约4.5cm。管的内口称**腹股沟管深(腹)环**,管的外口即**腹股沟管浅(皮下)环**。

(4)**腹股沟(海氏)三角**:位于腹前壁下部,是由腹直肌外侧缘、腹股沟韧带和腹壁下动脉围成的三角区。

(五)会阴肌

会阴肌指封闭小骨盆下口的肌,主要有会阴深横肌、尿道括约肌和肛提肌、尾骨肌。

五、四 肢 肌

(一)上肢肌

上肢肌分为上肢带肌、臂肌、前臂肌和手肌。

1. 上肢带肌 上肢带肌配布于肩关节周围,均起自上肢带骨,止于肱骨,能运动肩关节并增强关节的稳固性(图4-52、图4-53)。

三角肌位于肩部,呈三角形。起自斜方肌的止点,肌束向外下方止于肱骨体外侧的三角肌粗隆。肱骨上段由于三角肌的覆盖,使肩部圆隆(图4-52)。三角肌收缩可使肩关节外展,前部肌束使肩关节屈和旋内,后部肌束使肩关节伸和旋外。

2. 臂肌 臂肌覆盖肱骨,分前、后两群,前群为屈肌,后群为伸肌。

(1)**前群**:包括浅层的肱二头肌,深层的肱肌和喙肱肌(图4-52)。

肱二头肌呈梭形,有两个头,长头起自肩胛骨盂上结节,经结节间沟下降;短头起自肩胛骨喙突,两头在臂的下部会合向下移行为肌腱,止于桡骨粗隆。收缩可屈肘关节,并协助屈肩关节。

(2)**后群**:肱三头肌有三个头,长头起自肩胛骨盂下结节,下行经大、小圆肌之间;外侧头与内侧头分别起自桡神经沟的外上方和内下方,三个头向下止于尺骨鹰嘴

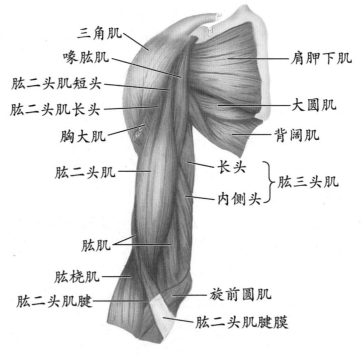

图 4-52　上肢带肌与臂肌前群

（图 4-53）。肱三头肌收缩可伸肘关节及肩关节。

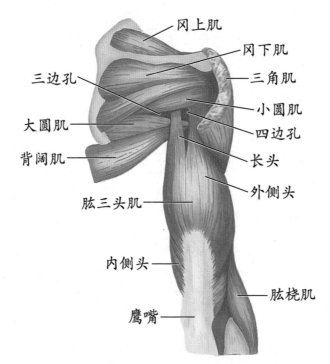

图 4-53　上肢带肌与臂肌后群

3. 前臂肌　前臂肌位于尺骨、桡骨的周围，分前（屈肌）、后（伸肌）两群，主要运动腕关节、指骨间关节。除了屈、伸肌外，还配布有旋肌，这对于手的灵活运动有重要意义。

（1）前群：共 9 块肌，分 4 层排列（图 4-54）。第一层自桡侧向尺侧依次为肱桡肌、旋前圆肌、桡侧腕屈肌、掌长肌、尺侧腕屈肌。第二层为指浅屈肌。第三层为拇长屈肌和指深屈肌。第四层为旋前方肌。

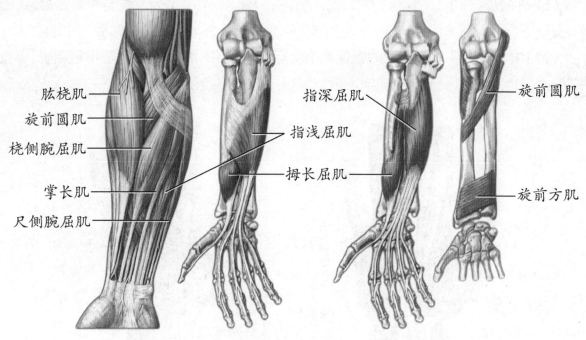

图 4-54　前臂肌前群(浅、深层)

（2）**后群**：共 10 块肌，分浅、深两层（图 4-55）。

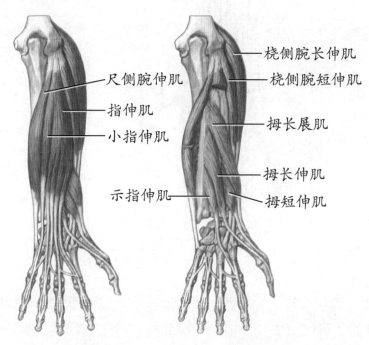

图 4-55　前臂肌后群(浅、深层)

1）浅层：自桡侧向尺侧依次为桡侧腕长伸肌、桡侧腕短伸肌、指伸肌、小指伸肌和尺侧腕伸肌。

2）**深层**：从上外向下内依次为旋后肌、拇长展肌、拇短伸肌、拇长伸肌和示指伸肌。

4. **手肌**　手肌位于手掌侧，全是短肌，分为外侧、中间和内侧三群（图4-56）。

（1）**外侧群**：在手掌拇指侧的隆起，称**鱼际**，分浅、深两层排列。浅层为拇短展肌、拇短屈肌；深层为拇对掌肌、拇收肌。外侧群肌可使拇指作外展、前屈、对掌和内收动作。

（2）**内侧群**：在手掌小指侧的隆起称**小鱼际**，分浅、深两层。浅层为小指短屈肌、小指展肌，深层为小指对掌肌。内侧群肌可使小指作前屈、外展和对掌动作。

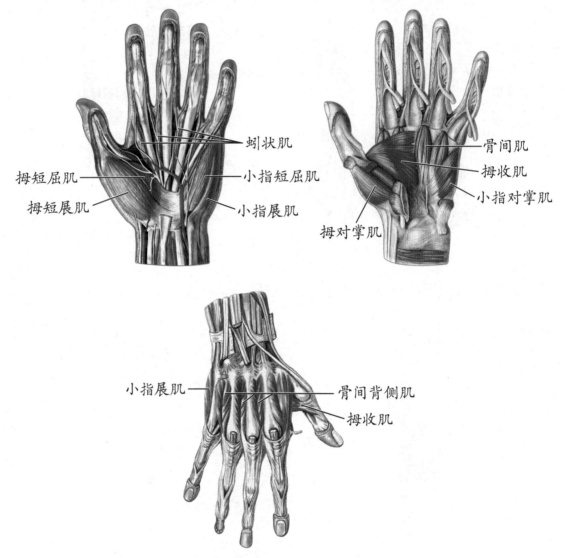

图 4-56　手肌（前面）

（3）**中间群**：位于掌心，包括蚓状肌和骨间肌。蚓状肌可屈第2～5指掌指关节、伸指骨间关节；骨间掌侧肌可使第2、4、5指向中指靠拢（内收）；骨间背侧肌可固定第3指，使第2、4指远离中指（外展）。

5. **上肢的局部结构**

（1）**腋窝**：为位于臂上部内侧和胸外侧壁之间的锥形空隙，有顶、底和前、后、内侧及外侧四个壁。

（2）**三边孔和四边孔**：为位于肩胛下肌、大圆肌、肱三头肌长头和肱骨上端之间的间隙。肱三头肌长头内侧的间隙为**三边孔**，有旋肩胛动脉通过；外侧的称**四边孔**，有旋肱后动脉及腋神经通过。

（3）**肘窝**：位于肘关节前面，为三角形凹窝。

（4）**腕管**：位于腕掌侧，由腕横韧带和腕骨沟围成。

（二）下肢肌

下肢肌分为髋肌、大腿肌、小腿肌和足肌。

1. **髋肌**　髋肌起自骨盆的内面和外面，跨过髋关节，止于股骨上部，主要运动髋关节，可分为前、后两群。

（1）**前群**：主要有髂腰肌，由腰大肌和髂肌组成。**腰大肌**起自腰椎体侧面和横突。**髂肌**呈扇形，位于腰大肌的外侧，起自髂窝。两肌向下会合，止于股骨小转子（图4-57）。前群肌的作用是使髋关节屈和旋外。

（2）**后群**：主要是臀肌。**臀大肌**位于臀部浅层，大而肥厚，形成特有的臀部隆起，覆盖臀中肌下半部及其他小肌，起自髂骨翼外面和骶骨背面，止于髂胫束和股骨的臀肌粗隆（图4-58）。后群肌的作用是使髋关节伸和旋外。

2. **大腿肌**　大腿肌分前群、后群和内侧群。

（1）**前群**

1）**缝匠肌**：是全身最长的肌，呈扁带状，起于髂前上棘，经大腿的前面，斜向下内，止于胫骨上端的内侧面（图4-57）。缝匠肌可屈髋和屈膝关节，并使已屈的膝关节旋内。

2）**股四头肌**：是全身最大的肌，有4个头，即股直肌、股内侧肌、股外侧肌和股中间肌。股直肌起自髂前下棘；股内侧肌和股外侧肌分别起自股骨粗线内、外侧唇；股中间肌位于深面，在股内、外侧肌之间，起自股骨体的前面。四个头向下形成股四头肌腱，包绕髌骨的前面和两侧，向下续为髌韧带，止于胫骨粗隆（图4-57）。股四头肌可以伸膝关节，还可屈髋关节。

（2）**内侧群**：分浅、深两层。浅层自外向内依次为耻骨肌、长收肌和股薄肌，深层自上向下依次为短收肌和大收肌。除股薄肌止于胫骨上端的内侧外，其他各肌都止于股骨粗线（图4-57）。内侧群肌主要使髋关节内收。

（3）**后群**：主要有股二头肌、半腱肌和半膜肌（图4-58）。

股二头肌位于股后部的外侧，有长、短两个头，长头起自坐骨结节，短头起自股骨粗线，两头会合后，止于腓骨头。股二头肌可屈膝关节、伸髋关节。

3. **小腿肌**　小腿肌分前群、外侧群和后群（图4-59）。

（1）**前群**：由内向外依次为胫骨前肌、踇长伸肌和趾长伸肌。均可使足背屈，胫骨前肌还可使足内翻，踇长伸肌和趾长伸肌分别伸踇趾和第2～5趾。

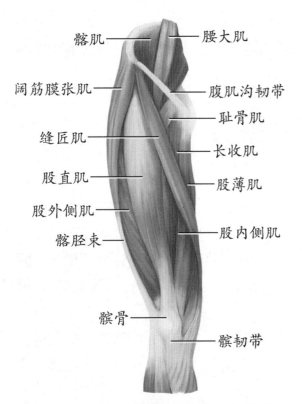

图 4-57 髋肌、大腿肌前群及内侧群
（浅、深层）

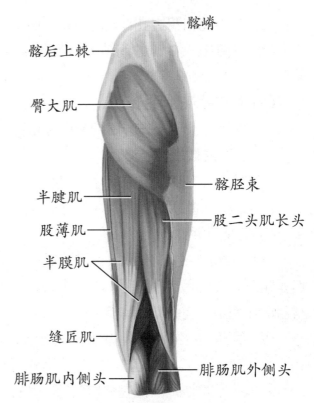

图 4-58 髋肌、大腿肌后群（浅、深层）

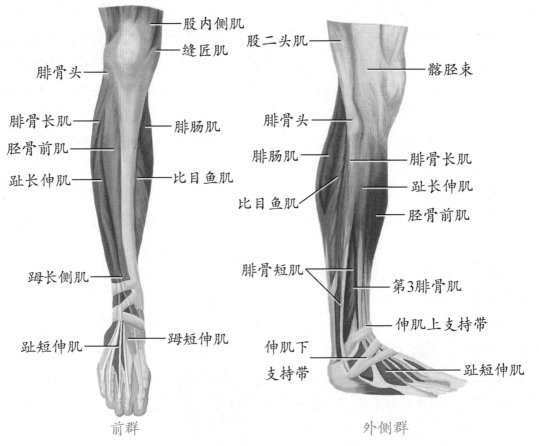

前群

外侧群

图 4-59 小腿肌前、外侧群

（2）**外侧群:**包括腓骨长肌和腓骨短肌,可使足外翻和屈踝关节(跖屈)。

（3）**后群:**位于小腿后方,分浅、深两层(图4-60)。

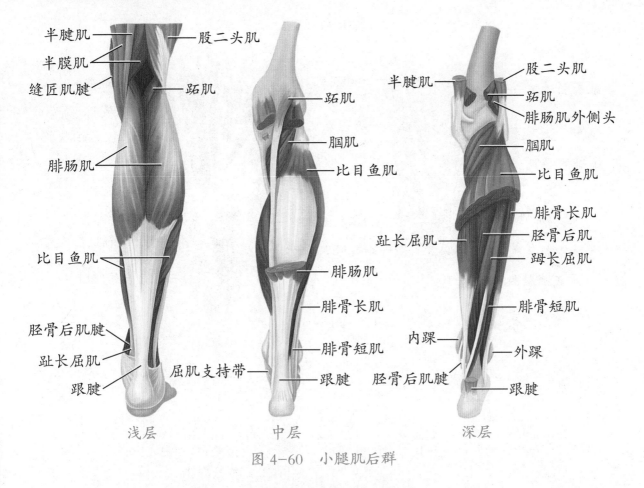

图 4-60　小腿肌后群

1）**浅层:**有强大的小腿三头肌,浅表的两个头称**腓肠肌,**起自股骨内、外侧髁的后面,约在小腿中点移行为腱性结构;深层一个头是**比目鱼肌,**起自腓骨后面的上部和胫骨的比目鱼肌线,向下移行为肌腱,和腓肠肌的腱合成粗大的**跟腱,**止于跟骨结节。可屈踝关节和屈膝关节。

2）**深层:**腘肌在上方,下方由内向外依次为趾长屈肌、胫骨后肌和踇长屈肌。

4. **足肌**　足肌可分为足背肌和足底肌(图4-61)。

5. **下肢的局部结构**

（1）**股管:**为一处长约 1.2cm 的小间隙,上口称**股环,**其前界为腹股沟韧带,后界为耻骨梳韧带,内侧为腔隙韧带即陷窝韧带,外侧为股静脉的血管鞘。

（2）**股三角:**位于大腿前面的上部,上界为腹股沟韧带,内侧界为长收肌内侧缘,外侧界为缝匠肌的内侧缘。

（3）**腘窝:**位于膝关节的后方,呈菱形,内有腘血管、胫神经、腓总神经和淋巴结等。

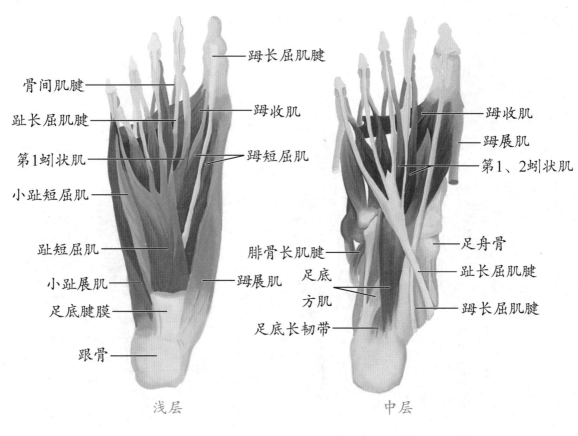

骨间肌腱 —
趾长屈肌腱 —
第1蚓状肌 —
小趾短屈肌 —

趾短屈肌 —
小趾展肌 —
足底腱膜 —
跟骨 —

— 蹰长屈肌腱
— 蹰收肌
— 蹰短屈肌

— 蹰展肌

浅层

— 蹰收肌
— 蹰展肌
— 第1、2蚓状肌

腓骨长肌腱 —
足底
方肌
足底长韧带 —

— 足舟骨
— 趾长屈肌腱

— 蹰长屈肌腱

中层

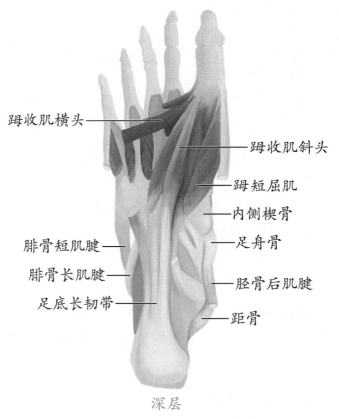

蹰收肌横头 —

— 蹰收肌斜头

— 蹰短屈肌
— 内侧楔骨
— 足舟骨

腓骨短肌腱 —
腓骨长肌腱 —
足底长韧带 —

— 胫骨后肌腱
— 距骨

深层

图 4-61　足底肌

第三节　全身重要骨性标志和肌性标志

在人体表面,常有骨或肌的某些部分形成隆起或凹陷,可观察或触摸到,称**体表标志**。临床上这些标志常作为确定器官的位置,判断血管和神经走向的依据。

一、全身重要的骨性标志

（一）颅骨的骨性标志

1. 眶上缘、眉弓　眶上缘稍上方的弧形隆起称眉弓,其深面内侧半有额窦,并正对大脑额叶下缘。

2. 眶上切迹（眶上孔）　眶上切迹一般位于眶上缘中、内 1/3 交界处,内有眶上神经和血管通过,压迫有明显痛感。

3. 颧弓　颅侧面中部有外耳门,前方是颧弓,上缘后端可触及颞浅动脉的搏动。

4. 颞骨乳突　颞骨乳突位于耳垂后方的骨突起,其后部颅底内面有乙状窦;其根部前缘的前内方有茎乳孔,面神经由此出颅。

5. 枕外隆凸　枕鳞中央最突出部称枕外隆凸,其深面为窦汇。

6. 下颌支　下颌支是下颌体后方上耸的方形骨板。

7. 下颌角　下颌支后缘与下颌底相交处称下颌角,此处骨质薄弱,容易骨折。

8. 下颌底　下颌骨下缘圆钝,称下颌底。

9. 舌骨　舌骨在颈前部正中,甲状软骨的上方。

10. 髁突　髁突位于颧弓下方、耳屏的前方。下颌开闭时,可触到髁突前后滑动。

11. 翼点　翼点在颧弓上方 3～4cm 处,是颅骨的薄弱部位,内有脑膜中动脉的前支通过。

（二）躯干骨的骨性标志（图 4-62、图 4-63）

1. 颈静脉切迹　颈静脉切迹在胸骨柄的上缘,与第 2 胸椎平齐,其上 2 横指为甲状腺手术的切口区。

2. 胸骨角　胸骨体与胸骨柄连接处的前突称胸骨角,可在体表扪及,两侧平对第 2 肋骨,是计数肋的重要标志;向后平对第 4 胸椎体下缘平面。

3. 剑突　胸骨下方的突出称剑突,位于两侧肋弓之间,可作为肝脏测量的标志,剑突与左侧肋弓的交点处是心包穿刺的常用部位。

4. 肋间隙　两肋之间,沿胸骨左侧第 4 肋间隙可行心内注射;第 8 肋间隙与腋后线相交处,常用于胸腔穿刺和胸腔闭式引流。

5. 肋弓　第 8～10 对肋前端借肋软骨与上位肋软骨连接形成,是触摸肝、脾的标志。

6. 骶角、骶管裂孔　骶管上通椎管,下端为骶管裂孔,孔两侧有向下突出的骶角,骶管麻醉常以骶角作为标志。

7. 第7颈椎棘突 头前俯时,第7颈椎棘突在项下部正中最突出处,常作为计数椎骨的标志。

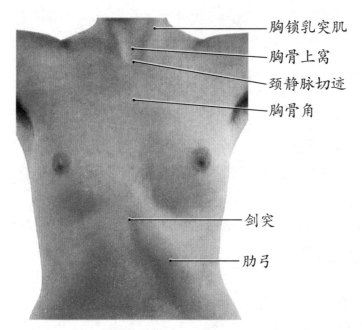

图 4-62　躯干前面的体表标志

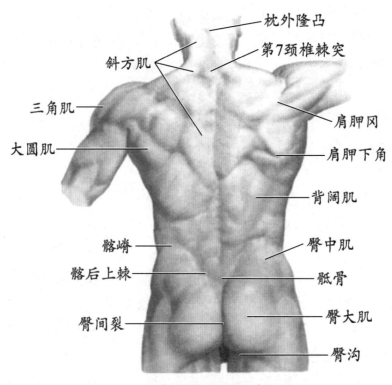

图 4-63　躯干背面的体表标志

8. 腰椎棘突 在后正中线上可以摸到腰椎棘突,棘突呈板状,各棘突间的间隙较宽,水平伸向后方。

92

9. 颈动脉结节 颈动脉结节即第 6 颈椎横突前结节,位于胸锁乳突肌前缘深处,正对环状软骨平面。

(三)上肢骨的骨性标志(图 4-64)

1. 锁骨 锁骨呈"～"形弯曲,位于颈根部水平处,靠近皮下,可在体表扪及。

2. 肩胛冈 肩胛冈是肩胛骨背侧面的横嵴,两侧肩胛冈内侧端的连线,通过第 3 胸椎棘突。

3. 肩峰 肩峰是肩胛冈向外侧延伸的扁平突起,与锁骨外侧端相关节,是测量上肢长度的定点。

4. 肩胛骨下角 肩胛骨下角是脊柱缘与腋缘会合处,平对第 7 肋或第 7 肋间隙,为计数肋的标志。

5. 肱骨大结节 肱骨大结节是肱骨头外侧的隆起,是肩部最外侧的骨性突起。

6. 肱骨内上髁 肱骨内上髁是肱骨小头外侧的突起。

7. 肱骨外上髁 肱骨外上髁是肱骨滑车内侧的突起。

8. 尺骨鹰嘴 尺骨鹰嘴是尺骨切迹后上方的突起,常用于骨折牵引。

9. 尺骨茎突 尺骨茎突是尺骨头后内侧的锥状突起。

10. 桡骨茎突 桡骨下端前凸后凹,桡骨茎突是外侧向下的突出。

11. 手舟骨 手舟骨是是近排腕骨中最长最大的一块,近桡侧。

12. 豌豆骨 豌豆骨位于小鱼际的根部,腕部远侧皮纹内侧的突起。

13. 掌骨 由桡侧向尺侧,为第 1～5 掌骨。

14. 指骨 指骨属于长骨,分近节指骨、中节指骨和远节指骨。

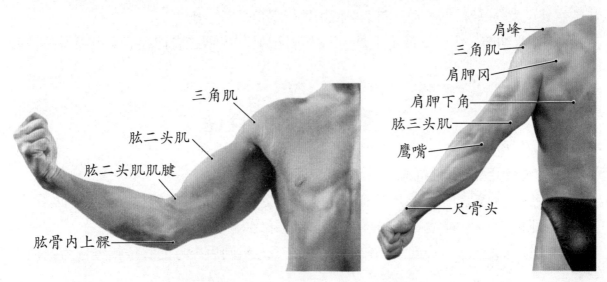

图 4-64　上肢前面、后面的体表标志

(四)下肢骨的骨性标志(图 4-65)

1. 髂嵴 髂骨上缘肥厚,形成弓形的髂嵴,两侧髂嵴最高点连线经过第 4 腰椎棘突,腰椎穿刺和椎管内麻醉据此定位。

2. **髂前上棘、髂后上棘** 髂嵴前端为髂前上棘,后端为髂后上棘。

3. **髂结节** 髂结节位于髂前上棘后方5～7cm处,髂嵴向外的突起。

4. **耻骨结节** 耻骨结节位于腹股沟内侧端。

5. **耻骨联合** 耻骨联合是位于两侧腹股沟内侧端之间的骨性横嵴。

6. **坐骨结节** 坐骨结节在臀大肌下缘的内侧,屈大腿时在臀部易摸到。

7. **股骨大转子** 股骨大转子是股骨颈与股骨体连接处外侧的方形隆起。

8. **胫骨粗隆** 胫骨粗隆是胫骨上端前面的隆起,位于髌骨下缘四横指处,股四头肌腱止点,有韧带附着。

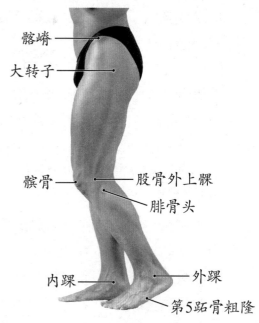

图4-65 下肢的体表标志

（图中标注）髂嵴、大转子、髌骨、股骨外上髁、腓骨头、内踝、外踝、第5跖骨粗隆

9. **髌骨** 髌骨位于膝关节前面,居于皮下,韧带上接续髌骨,向下止于胫骨粗隆。

10. **股骨内、外侧髁和胫骨内、外侧髁** 股骨内、外侧髁和胫骨内、外侧髁是膝部上方、下方两侧的隆起。股骨内侧髁、外侧髁最突出的部分为股骨内上、外上髁。

11. **腓骨头** 腓骨头是腓骨上端的膨大,在下方的腓骨颈处,腓总神经在此分为腓浅神经和腓深神经。

12. **内踝、外踝** 内踝、外踝是踝部两侧的明显骨隆起,外踝高于内踝。内踝前1横指左右处是大隐静脉,外踝垂直向下2横指处行跟骨牵引钻孔。

13. **跟骨结节** 跟骨结节是跟骨后端的隆凸,其与内踝二者连线的中点深方是胫后血管。

二、全身重要的肌性标志

（一）头颈部的肌性标志

1. **咬肌** 牙咬紧时,下颌角的前上方、颧弓下方可摸到的坚硬条状隆起为咬肌。

2. **颞肌** 牙咬紧时,颧弓上方摸到的坚硬隆起为颞肌。

3. **胸锁乳突肌** 当头向一侧转动时,从前下方斜向后上方的长条状隆起为胸锁乳突肌。

【附】皮肤标志

1. **人中沟** 人中沟是上唇外面中线上的纵行浅沟,中、上1/3交界处称为人中。

2. **鼻唇沟** 颊和上唇分界处的斜行浅沟称鼻唇沟。

（二）躯干部的肌性标志（图 4-63）

1. **斜方肌**　在项部和背上部，可见斜方肌外上缘的轮廓。

2. **背阔肌**　背下部可见背阔肌的轮廓，外下缘参与形成腋后壁。

3. **竖脊肌**　竖脊肌是脊柱两旁的纵行肌性隆起。

4. **胸大肌**　胸大肌是胸前壁较膨隆的肌性隆起。

5. **前锯肌**　前锯肌位于胸部外侧壁，发达者可见其肌齿。

6. **腹直肌**　腹直肌是腹前正中线两侧的纵行隆起，肌肉发达者可见脐以上有 3 条横沟，即腱划。

7. **腹外斜肌**　腹外斜肌位于腹外侧，以肌齿起于下部数肋，其轮廓较清楚。

8. **腹股沟韧带**　腹股沟韧带连于髂前上棘与耻骨结节之间。

9. **腹股沟**　腹股沟是腹部与股前部分界的沟。

【附】皮肤标志

1. **脐**　脐位于腹部正中。此处易发生脐疝。

2. **乳头**　男性的乳头位于锁骨中线的第 4 肋间隙或第 5 肋上。未育女性的乳头多位于第 5 肋骨，中年妇女的乳头多位于第 6 肋骨。

（三）上肢的肌性标志（图 4-64、图 4-66）

1. **三角肌**　三角肌在肩部形成圆隆的外形，止于臂外侧中部的小凹。

2. **肱二头肌**　当屈肘握拳旋后时，在臂前面可见肱二头肌膨隆的肌腹。在肘窝中央，亦可摸到此肌的肌腱。

3. **肱三头肌**　在臂的后面，三角肌后缘的下方可见到肱三头肌长头。

4. **肱桡肌**　当握拳用力屈肘时，在肘部可见肱桡肌膨隆的肌腹。

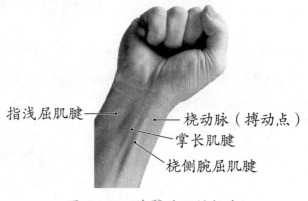

指浅屈肌腱————　————桡动脉（搏动点）
　　　　　　　　————掌长肌腱
　　　　　　　　————桡侧腕屈肌腱

图 4-66　前臂的肌性标志

5. **掌长肌**　当手用力半握拳屈腕时，在腕前面的中份、腕横纹的上方明显可见掌长肌的肌腱。

6. **桡侧腕屈肌**　握拳时，在掌长肌腱的桡侧，可见桡侧腕屈肌的肌腱。

7. **尺侧腕屈肌**　用力外展手指半屈腕时，在腕的尺侧，可见尺侧腕屈肌的肌腱。

8. **鼻烟窝**　鼻烟窝是位于手背外侧部的浅凹，拇指充分伸直外展时明显。

9. **指伸肌腱**　伸直手指，手背可见 2～5 指的指伸肌腱。

【附】皮肤标志

1. **腋前、后襞**　腋前、后襞是肘窝前、后面的皮肤皱襞。

2. **肘窝横纹**　肘窝横纹是屈肘时肘窝处的横纹。

3. **腕掌侧横纹**　腕掌侧横纹是屈腕时腕掌侧的 2～3 条横行皮肤皱纹。

（四）下肢的肌性标志

1. 股四头肌 大腿屈和内收时，股直肌在缝匠肌和阔筋膜张肌之间，股内、外侧肌在大腿前下部，分别位于股直肌的内、外侧。

2. 股二头肌 在腘窝的外上界可摸到股二头肌肌腱止于腓骨头。

3. 半腱肌、半膜肌 在腘窝的内上界可摸到其肌腱止于胫骨，其中半腱肌肌腱位置浅表且略靠外，而半膜肌肌腱位于深面的内侧。

4. 蹈长伸肌 用力伸蹈趾时，在踝关节前方和足背可摸到此肌的肌腱。

5. 胫骨前肌 在踝关节的前方，蹈长伸肌腱的内侧可摸到此肌的肌腱。

6. 趾长伸肌 背屈时，在踝关节前方，蹈长伸肌腱的外侧可摸到此肌的肌腱。伸趾时，足背可见至各趾的肌腱。

7. 小腿三头肌（腓肠肌和比目鱼肌） 在小腿后面可见膨隆的肌腹及跟腱。

8. 跟腱 跟腱位于距小腿关节后方，呈粗索状，向下止于跟骨结节。

【附】皮肤标志

1. 臀股沟 臀股沟是界于臀部与大腿后面的横行沟。

2. 腘窝横纹 腘窝横纹是腘窝处呈横行的皱纹。

第四节 骨骼的功能

骨主要由坚硬的骨组织构成，有一定的形态，外被骨膜，内有骨髓，含有丰富的血管、淋巴管和神经，能不断进行新陈代谢和生长发育，具有支撑、修复、再生和重塑以及造血、储备钙和磷等功能。

一、骨的发生和生长

（一）骨的发生

骨来源于胚胎时期的间充质。骨的发生分膜内成骨和软骨内成骨两种。

1. 膜内成骨 膜内成骨指从胚胎性结缔组织膜内直接骨化形成骨。体内少数骨骼以此方式成骨，如顶骨、额骨、枕骨。

2. 软骨内成骨 软骨内成骨指先由间充质形成软骨雏形，再逐步发育为骨。大多数骨骼，如躯干骨、四肢骨及部分颅底骨都是由此方式形成的。

（二）骨的生长

骨的生长是在膜内成骨和软骨内成骨的基础上进行的，使骨由小变大。以长骨为例，长骨的雏形软骨逐渐由骨组织替代，从骨干中心和骨的两端开始，最终在骨干和两端之间只留下一层薄薄的软骨板，称**骺软骨**或**生长板**。骺软骨不断形成新的软骨，软骨随后骨化，使骨体不断增长，骺软骨完全骨化后，骨即停止生长。

（三）骨龄

骨龄是骨骼年龄的简称,虽然每个儿童的骨生长速度不同,但一般骨龄与年龄是相对应的。人类骨骼发育的变化基本相似,发育过程具有连续性和阶段性,不同阶段的骨具有不同的形态特点。因此,骨龄评估能较准确地反映个体的生长发育水平和成熟程度,它不仅可确定儿童的年龄,了解儿童的生长发育潜力及性成熟的趋势,预测儿童的成年身高,对一些儿科内分泌疾病的诊断亦很有帮助。通过拍摄左手手腕部的 X 线片,观察左手掌指骨、腕骨及桡、尺骨下端骨化中心的发育程度,来确定骨龄。

 知识窗

骨的生长发育

骨的生长发育受遗传因素调控,也受环境因素的影响,如神经、内分泌、营养、疾病及其他物理、化学因素等。此外,机械因素对骨的生长发育也起重要作用,加强锻炼可使骨正常发育。长期对骨的不正常压迫,如童工负重、儿童的不正确姿势及肿瘤的压迫,可引起骨的变形。

二、骨的化学成分和物理特性

骨不仅坚硬且有一定弹性,抗压力约为 $15kg/mm^2$,并有同等的抗张力。这些物理特性是由它的化学成分决定的。骨组织的细胞间质由有机质和无机质构成,有机质约占骨重的1/3,绝大部分是胶原纤维,赋予骨韧性和弹性。无机质主要是钙盐,约占骨重的2/3,主要成分为碱性磷酸钙、碳酸钙和氯化钙,沿胶原纤维的长轴排列,赋予骨硬度和脆性。

有机质与无机质的比例随年龄而变化,幼儿骨的有机质较多,柔韧性和弹性大,不易完全折断,常发生青枝骨折。老年期骨的有机质渐减,且因激素水平下降,影响钙盐的吸收和沉积,骨质变脆,易发生骨折。

三、骨 的 功 能

（一）支持功能
骨和骨之间由骨连结构成人体骨架,对体重起支持作用。

（二）保护功能
骨构成体腔的外壁,保护内部的重要器官。

（三）运动功能
骨为骨骼肌提供附着面,肌肉收缩牵动骨以关节为中心作各种运动。

（四）造血功能

有些骨髓腔内含有红骨髓,具有造血功能。

（五）储存钙、磷的功能

体内大量的钙、磷储存在骨中,并随体内钙、磷代谢状况储存或释放。

四、运动对骨的影响

（一）适宜运动对骨的影响

长期进行适宜的训练,可促进骨骼的生长发育;骨密质变厚,骨变粗,骨面肌肉附着处突起更加明显;骨小梁的排列根据张力和压力的方向更加整齐有规律;骨抗压、抗弯、抗扭性能加强。

（二）不适宜运动对骨的影响

运动对骨骼产生载荷,载荷过大或重复次数过多均可引起骨折。超过骨骼强度的载荷引起的骨损伤称为**骨折**;重复骨骼强度内的载荷引起的骨损伤称为**疲劳骨折**。

（三）运动与骨的重塑

重塑是骨骼通过改变大小、形状和结构以适应力学需要的功能。随着施加外力的变化,骨进行不断的重塑。

运动对骨组织产生一种机械应力,而机械应力与骨组织之间存在着一种生理平衡。当应力增大时,引起骨质增生,承载面增加,使应力减小,达到新的平衡。如运动减少,应力下降,骨组织疏松,承载面减小,使应力增加,达到新的平衡。

（丁祥云　郑　敏）

第五章 ｜ 消化系统

05章 数字内容

第一节 概　述

一、消化系统的组成

消化系统由消化管和消化腺两部分组成（图5-1）。

（一）消化管

消化管是从口腔到肛门的一段粗细不等的迂曲管道，包括口腔、咽、食管、胃、小肠（十二指肠、空肠、回肠）和大肠（盲肠、阑尾、结肠、直肠、肛管）。临床上通常将口腔至十二指肠的一段称为**上消化道**，将空肠及以下部分称为**下消化道**。

（二）消化腺

消化腺分为大消化腺和小消化腺两种，大消化腺包括唾液腺、肝和胰；小消化腺是指分布在消化管壁的小腺体，如唇腺、胃腺和肠腺等，其分泌的消化液流入消化道，参与食物的化学性消化。

消化系统的主要功能是消化食物，吸收营养物质和排出食物残渣。

二、消化管壁的一般结构

除口腔外，消化管壁由内向外分为黏膜、黏膜下层、肌层和外膜4层（图5-2）。

（一）黏膜

黏膜位于消化管壁最内层，由上皮、固有层和黏膜肌层构成，具有保护、吸收、分泌等功能。

1. **上皮**　口腔、咽、食管和肛管的下部是复层扁平上皮，耐摩擦，具有保护作用；其余部分为单层柱状上皮，以消化和吸收功能为主。

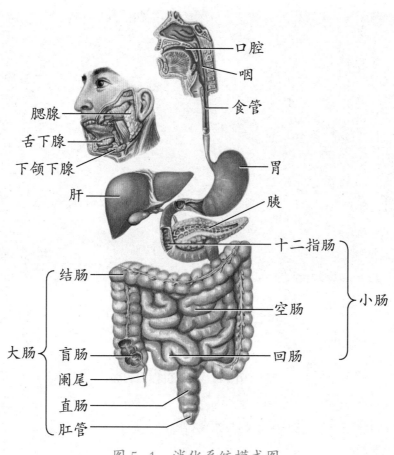

图 5-1　消化系统模式图

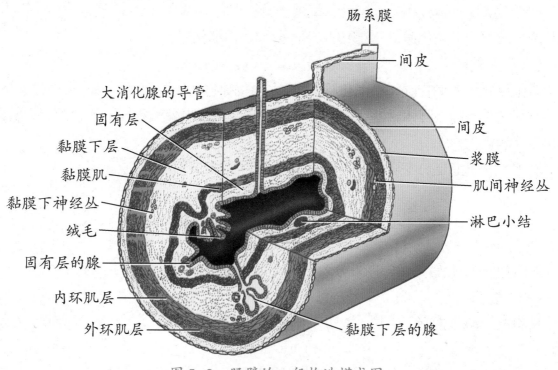

图 5-2　肠壁的一般构造模式图

2. 固有层　固有层为疏松结缔组织,内含血管、淋巴管和淋巴组织。

3. 黏膜肌层　黏膜肌层收缩与舒张可改变黏膜形态,促进分泌物的排出和血液、淋巴的运行,有助于食物的消化和吸收。

（二）黏膜下层

黏膜下层由疏松结缔组织构成,内含丰富的血管、神经、淋巴管、淋巴组织和腺。

（三）肌层

口腔、咽、食管上段和肛门外括约肌是骨骼肌,其余部分都是平滑肌,其收缩与舒张产生消化管的蠕动。

（四）外膜

在咽、食管和直肠下部的外膜由薄层结缔组织构成,称**纤维膜**;其他部位外膜由结缔组织和间皮共同构成,称**浆膜**。

三、胸部标志线和腹部分区

消化器官大部分位于胸、腹腔内,为了准确地描述各器官的位置和体表投影,通常在胸、腹部体表确定一些标志线,并对腹部进行分区(图 5-3)。

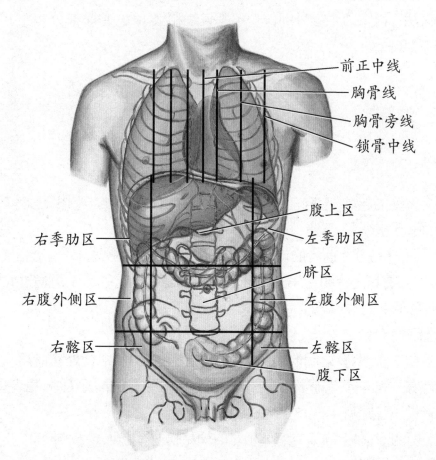

图 5-3　胸部标志线和腹部分区

（一）胸部标志线

1. **前正中线**　前正中线是沿人体前面正中所作的垂线。

2. **胸骨线**　胸骨线是沿胸骨最宽处外侧缘所作的垂线。

3. **锁骨中线**　锁骨中线是通过锁骨中点所作的垂线。

4. **胸骨旁线**　胸骨旁线是通过胸骨线与锁骨中线之间连线的中点所作的垂线。

5. **腋前线**　腋前线是沿腋前襞向下所作的垂线。

6. **腋后线**　腋后线是沿腋后襞向下所作的垂线。

7. **腋中线**　腋中线是通过腋前、后线连线中点所作的垂线。

8. **肩胛线**　肩胛线是通过肩胛下角所作的垂线。

9. **后正中线**　后正中线是沿人体后面正中所作的垂线。

（二）腹部分区

1. **九分区法**　在腹部作两条横线和两条纵线,将腹部分为九个区。两条横线分别是两肋弓最低点的连线及两髂结节的连线,两条纵线分别是通过左、右腹股沟韧带中点的垂直线。九个区分别是:左、右季肋区和腹上区,左、右腹外侧区(腰区)和脐区,左、右髂区(腹股沟区)和腹下区(耻区)。

2. **四分区法**　以脐为中心分别作一条垂直线和水平线,将腹部分为左上腹、右上腹、左下腹、右下腹四个区。

第二节　消　化　管

一、口　腔

口腔是消化管的起始部,向前经口裂通外界,向后借咽峡与咽相通,其前壁为上、下唇,两侧壁为颊,上壁为腭,下壁为口底的软组织(图5-4)。

口腔借上、下牙弓分为前方的口腔前庭和后方的固有口腔两部分。当上、下牙列咬合时,口腔前庭和固有口腔仅可经第三磨牙后方的间隙相通。临床上可通过此间隙对牙关紧闭的患者灌注营养物质或急救用药。

（一）唇和颊

唇分上唇和下唇,两唇之间的裂隙称**口裂**,上、下唇两侧结合处称**口角**。从鼻翼两旁至口角两侧各有一浅沟,称**鼻唇沟**。上唇前面正中有一纵行浅沟称**人中**,患者昏迷急救时,可在此处进行指压或针刺。

颊为口腔两侧壁,在上颌第二磨牙相对的颊黏膜处有腮腺导管的开口。

（二）腭

腭构成口腔的顶,分隔口腔和鼻腔。腭的前2/3为**硬腭**,以骨腭为基础表面覆以黏膜;后1/3为软腭,由肌、肌腱和黏膜构成。软腭后缘游离,中央有一处向下的突起,称**腭垂**(悬雍垂）。腭垂两侧各有一对弓形黏膜皱襞,前方的一对称**腭舌弓**,后方的一对向下连于咽侧壁,称**腭咽弓**,两者之间的凹陷称**扁桃体窝**,容纳腭扁桃体。腭垂、左、右腭舌弓和舌根共同围成**咽峡**,是口腔和咽的分界线。

（三）牙

牙是人体最坚硬的器官,嵌于上、下颌骨的牙槽内,分别排列成**上牙弓**和**下牙弓**,具有咀嚼食物和辅助发音的功能。

1. **牙的形态和构造** 牙分三部分,露于口腔的部分称**牙冠**,嵌于牙槽窝内的称**牙根**,牙冠与牙根交界的部分称**牙颈**(图5-5)。牙的中央有牙腔,位于牙冠内较大的称**牙冠腔**,位于牙根内的称**牙根管**,其尖端有小孔与牙槽相通。

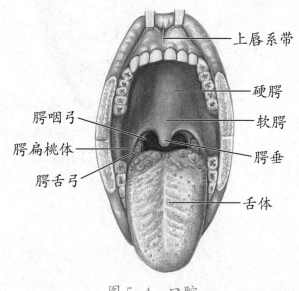

图5-4 口腔

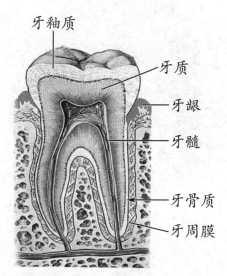

图5-5 牙的构造模式图

牙由牙质、牙釉质、牙骨质和牙髓构成。牙质构成牙的主体。牙釉质覆盖于牙冠部牙质表面。牙骨质包在牙颈和牙根的表面。牙髓位于牙腔内,由神经、血管和结缔组织等构成。

2. **牙周组织** 由牙周膜、牙槽骨和牙龈三部分构成。对牙起保护、支持和固定作用。

3. **牙的分类、萌出和排列** 人的一生中先后长有两组牙,即乳牙和恒牙。乳牙一般在出生后6~7个月开始萌出,3岁前出齐,共计20颗,分为乳切牙、乳尖牙和乳磨牙三类(图5-6)。6~7岁时,乳牙开始脱落,恒牙相继萌出,共计28~32颗,分为切牙、尖牙、前磨牙和磨牙四

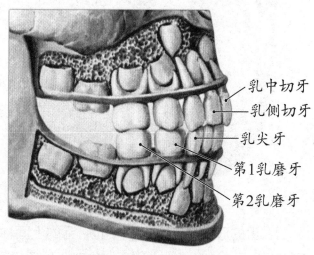

图5-6 乳牙的名称及符号

类（图5-7），13～14岁基本出齐，第3磨牙萌出较晚，故又称**迟牙**或**智齿**，有的甚至终生不萌出。

临床上为了记录牙的位置，以"+"记号划分四区，表示上、下颌左、右侧的牙位，以罗马数字Ⅰ～Ⅴ表示乳牙，以阿拉伯数字1～8表示恒牙。

（四）舌

舌位于口腔底，具有协助咀嚼、吞咽食物、感受味觉和辅助发音等功能（图5-8）。

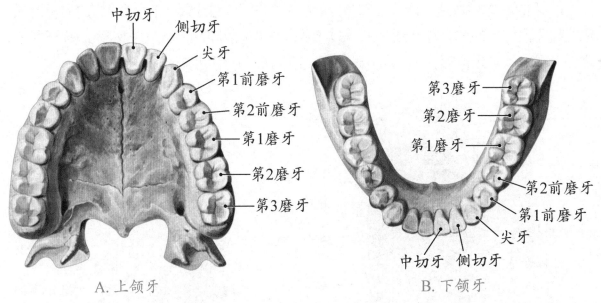

A. 上颌牙　　　　　　　　B. 下颌牙

图 5-7　恒牙的名称及符号

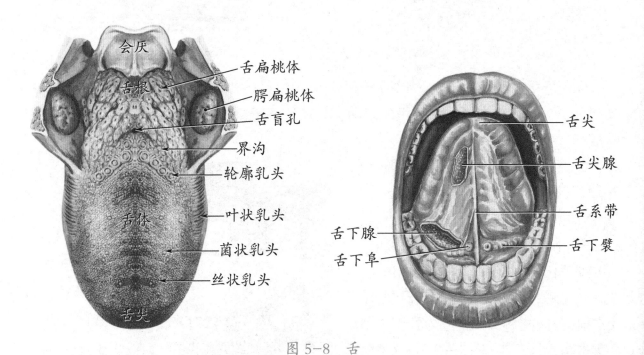

图 5-8　舌

1. 舌的形态　舌有上、下两面，舌的上面称**舌背**，分为前2/3的舌体和后1/3的舌根。舌下面中线处有纵行皱襞连于口腔底，称**舌系带**。舌系带根部的两侧各有一圆形隆起，称

舌下阜,其上有下颌下腺管和舌下腺大管的开口。舌下阜向后外侧延伸成**舌下襞**,舌下腺小管开口于此。

2. 舌的构造 舌由表面的舌黏膜和深部的舌肌构成。

（1）**舌黏膜**:呈淡红色,舌背黏膜上有许多小突起,称**舌乳头**,包括丝状乳头、叶状乳头、菌状乳头和轮廓乳头四种,能感受触觉、味觉。

（2）**舌肌**:为骨骼肌,分为**舌内肌**和**舌外肌**（图5-9）。舌内肌收缩时可改变舌的形态。舌外肌收缩时可改变舌的位置,其中颏舌肌较为重要。两侧颏舌肌同时收缩使舌前伸,一侧收缩使舌尖伸向对侧。若一侧颏舌肌瘫痪,则伸舌时舌尖偏向患侧。

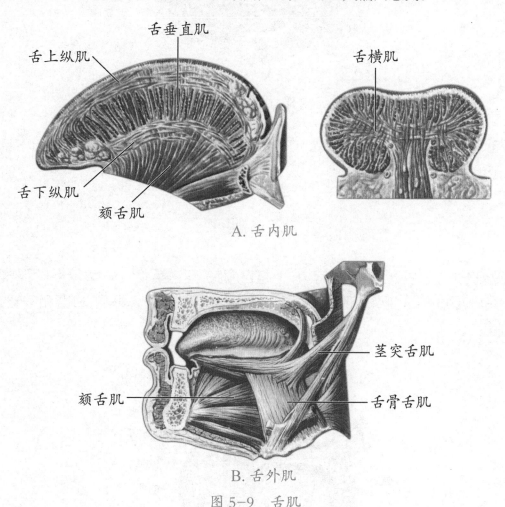

A. 舌内肌

B. 舌外肌

图 5-9　舌肌

（五）口腔腺

口腔腺又称为**唾液腺**,有大小之分,具有分泌唾液、清洁口腔和消化食物等功能。大唾液腺包括腮腺、下颌下腺和舌下腺（图5-10）。

1. 腮腺 腮腺最大,呈不规则的三角形,位于耳郭的前下方。腮腺管从腮腺前缘穿出,在颧弓下方一横指处越过咬肌表面穿颊肌,开口于平对上颌第2磨牙相对处的颊黏膜上。

2. 下颌下腺 下颌下腺呈扁椭圆形,位于下颌体的深面,其导管开口于舌下阜。

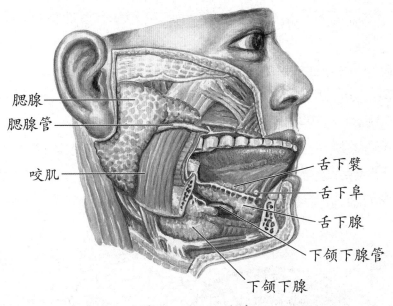

图 5-10　口腔腺

3. 舌下腺　舌下腺位于口腔底舌下襞深面,略扁而长,其大导管开口于舌下阜,小导管开口于舌下襞。

二、咽

咽是前后略扁的肌性漏斗形管道,上起自颅底,下达第 6 颈椎体下缘平面与食管相续,成人全长约 12cm。咽是呼吸道和消化道的共同通道,分为鼻咽、口咽和喉咽 3 部分(图 5-11)。

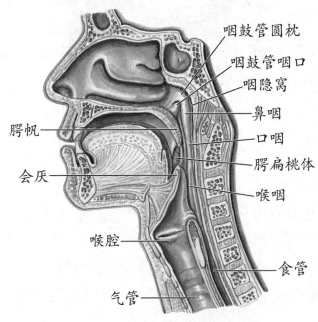

图 5-11　头颈部正中矢状切面

（一）鼻咽

鼻咽位于颅底与软腭之间,向前借鼻后孔与鼻腔相通。鼻咽侧壁,正对下鼻甲后方有**咽鼓管咽口**,通中耳鼓室。咽鼓管咽口平时是关闭的,当吞咽或用力张口时打开,空气通过咽鼓管进入鼓室,以维持鼓膜两侧的气压平衡。咽鼓管咽口前、上、后方的弧形隆起,称为**咽鼓管圆枕**,其后上方与咽后壁之间有一凹陷,称**咽隐窝**,是鼻咽癌的好发部位。鼻咽部上壁后部的黏膜内有丰富的淋巴组织称**咽扁桃体**,幼儿时期较为发达。

（二）口咽

口咽位于腭帆游离缘与会厌上缘平面之间,向前经咽峡与口腔相通,上续鼻咽部,下通喉咽部。

咽扁桃体、腭扁桃体和舌扁桃体等,在呼吸道和消化管的上端,共同围成**咽淋巴环**,具有重要的防御功能。

（三）喉咽

喉咽在会厌上缘平面以下,至第 6 颈椎体下缘与食管相续,向前经喉口通喉腔。在喉咽两侧各有一凹陷,称**梨状隐窝**,是异物容易滞留的部位。

三、食　　管

（一）食管的形态、位置和分部

食管为前后略扁的肌性管道,上端在第 6 颈椎体下缘与咽相续,向下沿脊柱前方下降,经胸廓上口入胸腔,穿膈的食管裂孔,至第 11 胸椎左侧续于胃的贲门,全长约 25cm。食管按行程可分为颈部、胸部和腹部。

（二）食管的狭窄

食管全长有三个**生理性狭窄**,第一个狭窄位于食管的起始处,距中切牙约 15cm;第二个狭窄位于食管与左主支气管交叉处,距中切牙约 25cm;第三个狭窄位于食管穿膈处,距中切牙约 40cm。这些狭窄是食管异物容易滞留和食管癌的好发部位(图 5-12)。

四、胃

胃是消化管中最膨大的部分,上接食管,下续十二指肠,成人胃的容量约 1 500ml,具有容纳食物、分泌胃液和初步消化食物的功能。

（一）胃的形态和分部

1. 胃的形态　胃有两壁、两弯、两口。胃前壁朝向前上方,后壁朝向后下方。**胃小弯**凹向右上方,其最低处形成一处切迹称**角切迹**。**胃大弯**凸向左下方。胃的入口称**贲门**,连接食管。出口称**幽门**,与十二指肠相连。

2. 胃的分部　胃可分为 4 部分:①**贲门部**,在贲门附近,与其他部无明显分界;②**胃底**,

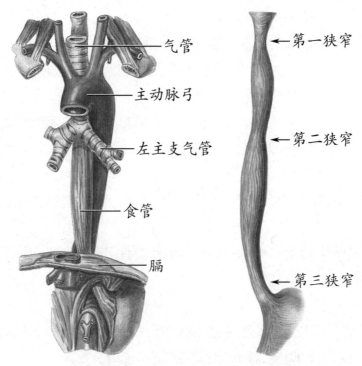

图 5-12　食管位置及三个狭窄

气管

主动脉弓

左主支气管

食管

膈

第一狭窄

第二狭窄

第三狭窄

是贲门平面向左上方凸出的部分；③**胃体**，胃的中间部分；④**幽门部**，自角切迹向右至幽门之间。幽门部的大弯侧有一条不明显的浅沟称**中间沟**，把幽门部分为左侧的**幽门窦**和右侧的**幽门管**。临床上，幽门部又称**胃窦**，胃溃疡和胃癌好发于胃的幽门窦近胃小弯处（图 5-13）。

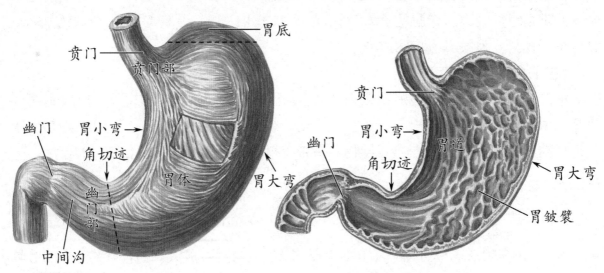

图 5-13　胃的形态与分部

胃底

贲门

贲门部

幽门

胃小弯

角切迹

胃体

胃大弯

幽门部

中间沟

贲门

胃小弯

角切迹

幽门

胃道

胃大弯

胃皱襞

（二）胃的位置和毗邻

胃的位置常因体型、体位和充盈程度不同而有较大变化。胃在中等充盈状态下，大部分位于左季肋区，小部分位于腹上区。贲门位于第 11 胸椎体左侧，幽门约在第 1 腰椎体右侧。胃前壁右侧与肝左叶和方叶相邻，左侧与膈相邻，被左肋弓遮掩。左右肋弓之间的部分直接与腹前壁相贴,是胃的触诊部位(图5-14)。

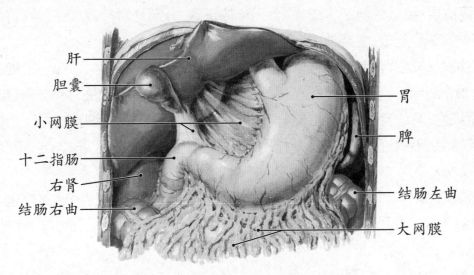

图5-14　胃的毗邻关系图

肝

胆囊

小网膜

十二指肠

右肾

结肠右曲

胃

脾

结肠左曲

大网膜

（三）胃的微细结构

胃壁具有消化管典型的4层结构,由内向外分别为黏膜、黏膜下层、肌层和外膜(图5-15)。

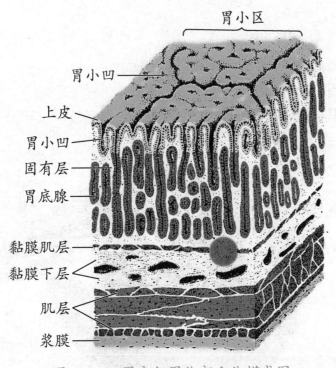

图5-15　胃底与胃体部立体模式图

胃小区

胃小凹

上皮

胃小凹

固有层

胃底腺

黏膜肌层

黏膜下层

肌层

浆膜

1. 黏膜　胃黏膜柔软,呈淡红色。胃空虚时形成许多皱襞,充盈时皱襞减少或展平。黏膜表面有许多针尖状小窝,称**胃小凹**,凹底有胃腺开口。胃黏膜可分为3层。

（1）上皮:为单层柱状上皮,排列整齐,能分泌黏液覆盖于胃黏膜的表面,防止胃酸和胃蛋白酶对胃黏膜的损害。

（2）固有层：由结缔组织构成，内含大量的胃腺，分别是贲门腺、幽门腺、胃底腺。胃底腺由多种腺细胞组成，主要是**主细胞**和**壁细胞**。

1）主细胞：又称**胃酶细胞**，数量较多，主要分布于胃底腺的中、下部。主细胞的功能是分泌胃蛋白酶原。胃蛋白酶原经盐酸激活成为有活性的胃蛋白酶，参与分解蛋白质。

2）壁细胞：又称**盐酸细胞**，主要分布于胃底腺的上半部。壁细胞的主要功能是分泌盐酸，具有激活胃蛋白酶原和杀菌等作用；同时壁细胞分泌的内因子，能促进回肠对维生素 B_{12} 的吸收。

（3）黏膜肌层：为薄层平滑肌，排列成内环外纵两层，有利于胃腺分泌物的排出。

2. 黏膜下层　黏膜下层由疏松结缔组织构成，含有淋巴细胞、肥大细胞及神经丛、血管和淋巴管。

3. 肌层　肌层胃的肌层发达，由内斜、中环和外纵 3 层平滑肌构成。其中，中层环形平滑肌在幽门处增厚，形成幽门括约肌，具有节制胃内容物排出的作用。

4. 外膜　外膜为一层浆膜，由间皮和少量的结缔组织构成。

五、小　肠

小肠是消化管中最长的一段，上起自幽门，下续盲肠，成人全长 5～7m，分为十二指肠、空肠和回肠 3 部分，是食物消化和吸收的主要场所。

（一）十二指肠

十二指肠为小肠起始段，成人长约 25cm，呈 C 形包绕胰头，可分为上部、降部、水平部和升部（图 5-16）。

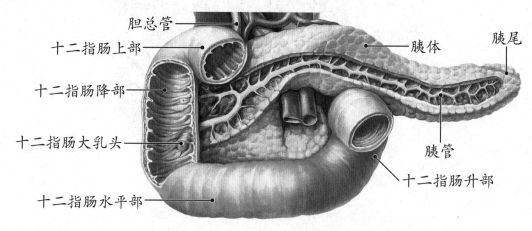

图 5-16　胆道、十二指肠和胰（前面）

1. 上部　上部在第 1 腰椎右侧起于幽门，行向右后方至肝门下方急转向下移行为降部。起始处管壁较薄，黏膜光滑，无环状襞，呈球状，故称**十二指肠球**，是十二指肠溃疡的好发部位。

2. 降部 降部沿第 1～3 腰椎右侧下降,至第 3 腰椎椎体下缘水平弯向左侧延续为水平部。降部的黏膜后内侧壁上有**十二指肠纵襞**,纵襞下端的突起称**十二指肠大乳头**,是胆总管和胰管的共同开口处。

3. 水平部 水平部又称**下部**,横行向左至第 3 腰椎左侧,跨过下腔静脉至腹主动脉前方续于升部。

4. 升部 升部斜向左上方至第 2 腰椎左侧,急转向前下方,移行为空肠,形成**十二指肠空肠曲**。十二指肠空肠曲被**十二指肠悬肌**(又称 Treitz 韧带)固定于腹后壁,是手术中确认空肠起始端的重要标志。

(二)空肠与回肠

空肠起于十二指肠空肠曲,回肠下端连接盲肠。空肠和回肠相互延续呈袢状称**肠袢**。两者无明显界限,通常将空回肠近端 2/5 称**空肠**,主要位于左上腹,管径较大,管壁较厚,血管较多,颜色较红;将空回肠远端 3/5 称**回肠**,主要位于右下腹,管径较小,管壁薄,颜色较淡(图 5-17)。

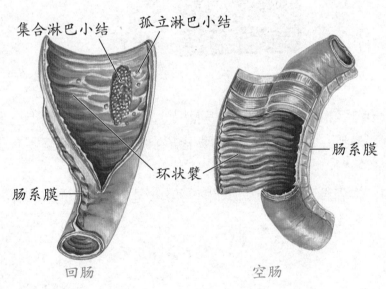

图 5-17 空肠与回肠

(三)小肠的微细结构

小肠壁的管壁腔面有丰富的环形皱襞和肠绒毛,固有层内有肠腺和淋巴组织(图 5-18)。

1. 环形皱襞 环形皱襞由黏膜和黏膜下层共同向肠腔突出形成,在距幽门 5cm 处开始出现皱襞,在十二指肠末端和空肠头段最发达,以下逐渐减少且变小,近回肠的中部则消失。

2. 肠绒毛 肠绒毛由上皮和固有层共同向肠腔突出形成,为小肠黏膜特有的结构。

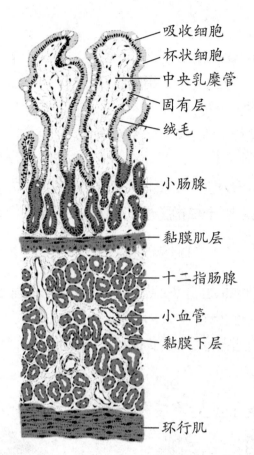

图 5-18　十二指肠（横切面）仿真图

　　环形皱襞、肠绒毛和微绒毛使小肠内表面积扩大约 600 倍，有利于小肠的吸收功能。

　　3. 小肠腺　小肠腺又称**肠隐窝**，是小肠上皮在绒毛根部下陷至固有层而形成的管状腺，在相邻绒毛间开口。

　　4. 淋巴组织　在固有层中，有丰富的淋巴组织，是小肠重要的防御结构。

六、大　肠

　　大肠全长约 1.5m，包绕于空、回肠的周围，分为盲肠、阑尾、结肠、直肠和肛管 5 个部分。大肠的主要功能为吸收水分、无机盐，分泌黏液，使食物残渣形成粪便并排出体外。

　　盲肠和结肠的表面具有**结肠带、结肠袋**和**肠脂垂**三个特征性结构（图 5-19），是肉眼区别大肠和小肠的重要依据。结肠带有 3 条，由肠壁的纵行平滑肌增厚形成，沿肠管纵轴平行排列，3 条结肠带汇集于阑尾根部。结肠袋是由横沟隔开向外膨出的囊状突起，是因结肠带短于肠管的长度使肠管皱缩形成的。肠脂垂是沿结肠带两侧分布的许多小突起，由浆膜下脂肪聚集而成。

　　（一）盲肠

　　盲肠长 6～8cm，为大肠的起始部，位于右髂窝内，上与升结肠相续，左接回肠，开口处有上、下两片唇状皱襞，称**回盲瓣**。盲肠末端后内侧壁有阑尾的开口（图 5-20）。回盲瓣

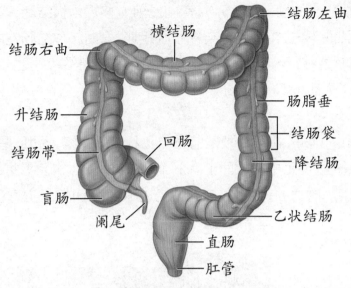

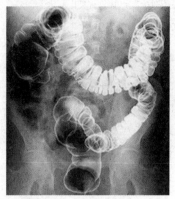

X射线片

图 5-19　大肠

既可控制小肠内容物进入盲肠的速度,使食物在小肠内充分消化吸收,又可防止大肠内容物逆流到回肠。

(二)阑尾

阑尾为一蚓状盲管,长 5～7cm,根部连于盲肠后内侧壁。阑尾末端的位置变化很大,以回肠下位和盲肠后位为多见(图 5-20)。阑尾根部的体表投影,位于脐与右髂前上棘连线的中、外 1/3 交点处,称**麦氏点**。

急性阑尾炎时麦氏点附近常有明显压痛和反跳痛。由于 3 条结肠带汇集于阑尾根部,临床在阑尾手术时,可据此寻找阑尾。

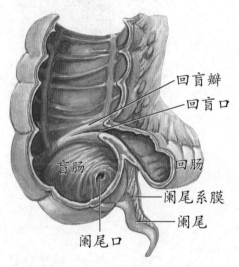

图 5-20　盲肠和阑尾

知识窗

阑尾炎的常见原因:①阑尾系膜比阑尾短,使阑尾曲折扭转,管腔引流不畅;②阑尾血供较差,易引起缺血坏死;③阑尾的黏膜下层淋巴组织增生,细菌易滞留在阑尾腔内生长繁殖;④肠石、结石、寄生虫易进入阑尾腔,造成管腔狭窄、梗阻,血液循环受阻,进而组织坏死、感染;⑤机体抵抗力下降。

(三)结肠

结肠位于盲肠与直肠之间,包绕于空、回肠周围,分为升结肠、横结肠、降结肠和乙状结肠。

升结肠始于盲肠,沿右腹外侧区上升至肝右叶下方,弯向左前方移行为横结肠,弯曲部称**结肠右曲**。**横结肠**向左行至脾的下方,转折向下与降结肠相连,弯曲部称**结肠左曲**。**降结肠**沿左腹外侧区下降,至左髂嵴处移行为乙状结肠。**乙状结肠**在左髂区内,呈乙字形弯曲,活动度较大,向下至第3骶椎平面,移行于直肠。

(四)直肠

直肠位于小骨盆腔后部,长10~14cm,在第3骶椎前方与乙状结肠相续,沿骶、尾骨前面下行,穿过盆膈移行为肛管。直肠在正中矢状面上有两个弯曲,即骶曲和会阴曲:**骶曲**是直肠在骶骨前面下降形成凸向后的弯曲;**会阴曲**是直肠绕过尾骨尖形成凸向前的弯曲(图5-21)。

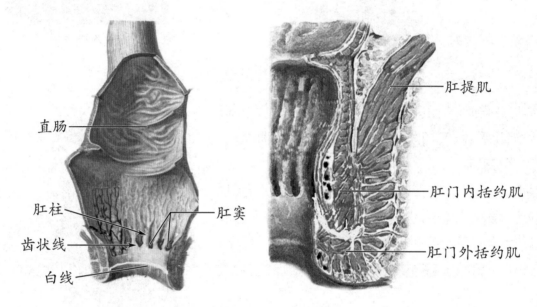

图5-21 直肠与肛管

直肠下段肠腔膨大,称**直肠壶腹**,此处腔内有2~3个由黏膜和环形肌构成的直肠横襞,其中最大且恒定的直肠横襞位于直肠右前壁,距肛门约7cm。直肠横襞常作为直肠镜检查的定位标志,进行直肠镜或乙状结肠镜检查时,必须注意直肠的弯曲和横襞,避免损伤肠壁。

(五)肛管

肛管是盆膈以下的消化管,上端连于直肠,末端终于肛门,长约4cm。肛管内有6~10条纵行的黏膜皱襞,称**肛柱**。肛柱下端之间的半月状黏膜皱襞,称**肛瓣**。肛瓣与相邻肛柱下端共同围成向上开口的小隐窝,称**肛窦**。窦内常有粪便存留,易诱发感染而引起肛窦炎。

肛瓣边缘与肛柱下端共同连成锯齿状的环行线,称**齿状线**,是皮肤与黏膜的分界线。在齿状线下方,有狭窄并隆起的光滑区,称**肛梳**。在肛门上方1~1.5cm处,有一条不明显的环行线,称**白线**,活体指诊可触及。

肛管周围有肛门内、外括约肌环绕。**肛门内括约肌**属平滑肌,由肠壁的环行肌增厚构成,有协助排便的作用;**肛门外括约肌**属骨骼肌,围绕于肛门内括约肌的外下方,具有括约肛门的作用,受意识支配,可控制排便。肛门外括约肌、耻骨直肠肌、肛门内括约肌以及直肠纵行肌的下部,在直肠和肛管移行处周围共同形成的结构称**肛管直肠环**,具有控制排便的作用,若此环受损,则会导致大便失禁。

第三节 消 化 腺

人体消化腺除口腔腺、胃肠道管壁的小腺体外,还有肝和胰。消化腺的主要功能是分泌消化液,参与食物的消化。

 知识窗

中国肝胆外科之父——吴孟超

吴孟超及其团队花了 2 年时间,制作了中国第一具人体肝脏血管铸形标本。他创造了无数个第一,如中国第一例肝脏肿瘤切除术、世界第一例中肝叶切除术、世界第一例腹腔镜下肝脏肿瘤切除术。

从医多年,吴孟超始终冲锋在一线,他终生践行着医务工作者的责任与坚守。

一、肝

肝是人体最大的腺体,具有分泌胆汁、参与代谢、贮存糖原、解毒和吞噬防御等功能,在胚胎时期还具有造血功能。

(一)肝的形态和位置

1. 肝的形态 肝呈红褐色,质软而脆,似楔形,一般分为前、后、左、右四缘,脏、膈两面。前缘锐薄,后缘钝圆,左缘薄而锐利,右缘钝圆。肝膈面隆凸,贴于膈下,借矢状位的镰状韧带分为小而薄的肝左叶和大而厚的肝右叶。脏面朝向下后方,凹凸不平,有近似 H 形的三条沟:左纵沟的前部有肝圆韧带,后部有静脉韧带;右纵沟的前部为一浅窝,容纳胆囊,称**胆囊窝**,后部为腔静脉沟,有下腔静脉经过;横沟又称**肝门**,是肝固有动脉、肝门静脉、左右肝管及神经和淋巴管出入肝的部位。肝的脏面被 H 形的沟分为四叶:肝右叶、肝左叶、方叶和尾状叶(图 5-22、图 5-23)。

2. 肝的位置 肝大部分位于右季肋区及腹上区,小部分位于左季肋区。肝的上界与膈穹窿一致,其最高点在右侧大约为右锁骨中线与第 5 肋交点,左侧大约为左锁骨中线与第 5 肋间隙的交点处。肝的下界即肝下缘,右侧大致与右肋弓一致,在腹上区可达剑突下方 3～5cm。7 岁以下的儿童,肝的下界可超出肋弓下缘 2cm 以内。肝的位置随膈的运动而上、下移动,在平静呼吸时肝可上、下移动 2～3cm。

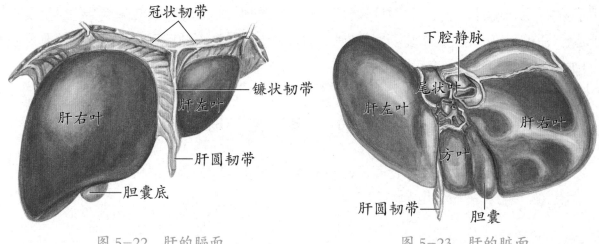

图 5-22　肝的膈面　　　　　　　　图 5-23　肝的脏面

（二）肝的微细结构

肝表面被覆致密结缔组织被膜,内含较多的弹性纤维。在肝门处,结缔组织随血管、神经和肝管的分支伸入肝实质内,将肝实质分成 50 万～100 万个肝小叶(图 5-24)。相邻肝小叶之间各管道密集的部位为肝门管区。

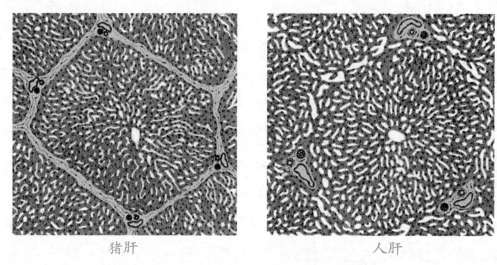

猪肝　　　　　　　　　　　人肝

图 5-24　肝小叶(横切面)仿真图

1. **肝小叶**　肝小叶是肝的基本结构和功能单位,呈多角棱柱状。肝小叶中央有一条沿长轴走行的中央静脉,肝细胞单层排列呈板状称**肝板**。在切片上,肝板的断面呈条索状,故又称**肝索**。肝板以中央静脉为中心向周围呈放射状排列,其间有不规则的腔隙,称**肝血窦**,肝板内有胆小管(图 5-25)。

（1）**肝细胞**:呈多面体形,体积较大,核大而圆,位于细胞中央。胞质内的线粒体为肝细胞功能活动提供能量。粗面内质网成群分布,是合成多种蛋白质的场所。滑面内质网具有合成胆汁、参与脂质代谢、固醇类激素的灭活及解毒等多方面的功能。

（2）**肝血窦**:位于肝板之间,形状不规则,血液自肝小叶的周边经血窦汇入中央静脉。窦内有肝巨噬细胞,在清除抗原、异物、衰老死亡的血细胞和监视肿瘤等方面发挥重要作用。

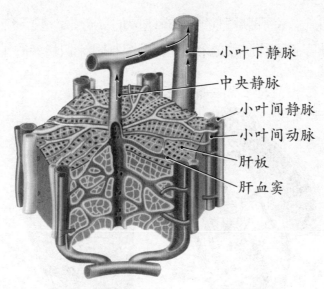

图 5-25 肝小叶立体模式图

小叶下静脉
中央静脉
小叶间静脉
小叶间动脉
肝板
肝血窦

（3）胆小管：是相邻肝细胞的质膜局部凹陷形成的微细管道，相互吻合成网状。肝细胞分泌的胆汁进入胆小管，从中央向周边流到小叶间胆管。

2. 肝门管区　肝门管区是相邻肝小叶间结缔组织较多的区域。内有小叶间胆管、小叶间动脉和小叶间静脉通过。

（三）肝的血液循环

肝的血液供应丰富，入肝的血管有肝固有动脉和肝门静脉，出肝的是肝静脉。肝固有动脉含氧丰富，是肝的营养血管；门静脉将从胃肠道吸收的物质输入肝内，是肝的功能血管。肝的血液循环途径如下：

$$
\left.\begin{array}{l}
肝固有动脉 \rightarrow 小叶间动脉 \\
肝门静脉 \ \ \rightarrow \ \ 小叶间静脉
\end{array}\right\} 肝血窦 \rightarrow 中央静脉 \rightarrow 小叶下静脉 \rightarrow 肝静脉 \rightarrow 下腔静脉
$$

（四）胆囊和输胆管道

1. 胆囊　胆囊位于肝脏面的胆囊窝内，呈梨形，容量 40~60ml，具有贮存和浓缩胆汁的功能。当肝和胆道发生疾病时，胆汁的合成和分泌排出障碍，会出现脂肪的消化和吸收不良及脂溶性维生素吸收障碍。

胆囊分底、体、颈、管，胆囊底常露出于肝的前缘，与腹前壁相贴，其体表投影位于右锁骨中线与右肋弓交点处的稍下方。急性胆囊炎时，此处常有明显的压痛，临床上称**墨菲征阳性**。

2. 输胆管道　输胆管道是将胆汁输送到十二指肠的管道，分肝内和肝外两部分。肝内胆道包括胆小管、小叶间胆管等；肝外胆道包括肝左、右管，肝总管，胆囊和胆总管。肝内的小叶间胆管逐渐汇合成**肝左、右管**，肝左、右管汇合成**肝总管**，肝总管下行与胆囊管汇合成**胆总管**（图 5-26）。胆总管长 4~8cm，直径 0.6~0.8cm。在肝十二指肠韧带游离缘内下行，经十二指肠上部后方下行，至十二指肠降部与胰管汇合，形成略膨大的**肝胰壶腹**，开口于十二指肠大乳头。在肝胰壶腹周围有增厚的环行平滑肌环绕,称**肝胰壶腹括约肌**(Oddi **括约肌**)。肝胰壶腹括约肌收缩和舒张,可控制胆汁和胰液的排出。

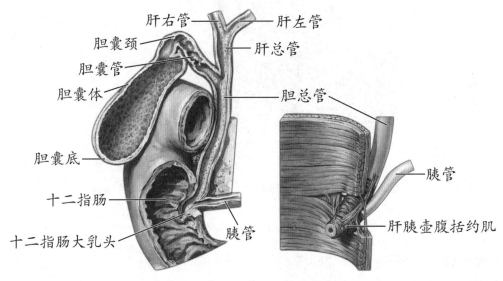

图 5-26　胆囊与输胆管道

胆汁的排出途径可归纳如下:

肝细胞分泌胆汁→胆小管→小叶间胆管→肝左、右管→肝总管→胆总管 →十二指肠
胆囊管
↓
胆囊

二、胰

胰是人体第二大腺体,由内分泌部和外分泌部两部分构成,具有参与调节糖代谢和消化过程的作用。

（一）**胰的形态和位置**

胰呈长条形,质软,色灰红,在第 1～2 腰椎水平横贴于腹后壁,分胰头、胰颈、胰体、胰尾 4 部分。胰头被十二指肠呈 C 形包绕;中间部呈棱柱状为胰体;胰尾紧贴脾门。胰实质内,有一条贯穿胰全长的输出管,称**胰管**,它沿途收集胰液,与胆总管汇合后,共同开口于十二指肠大乳头。

（二）**胰的微细结构**

胰表面覆以薄层结缔组织被膜,结缔组织伸入腺体将实质分隔为许多小叶。胰腺实质由外分泌部和内分泌部组成。外分泌部占胰的大部分,由腺泡和导管组成,分泌胰液,内含多种消化酶,经导管排入十二指肠,参与糖、蛋白质、脂肪的消化,在食物的消化中起重要作用。内分泌部即胰岛,散在于胰实质内,分泌胰岛素等。

第四节 腹　　膜

一、腹膜与腹膜腔的概念

（一）腹膜

腹膜是衬于腹、盆壁内面和覆盖在腹、盆腔脏器表面的一层薄而光滑的浆膜,可分为壁腹膜和脏腹膜两部分(图 5-27)。衬于腹、盆腔壁内面的称**壁腹膜**;覆盖在腹、盆腔脏器表面的称**脏腹膜**。

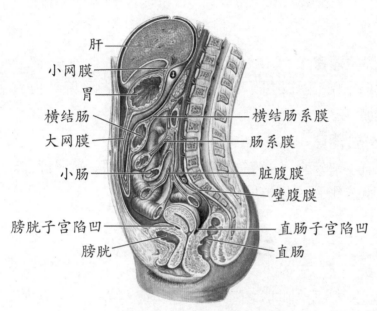

图 5-27　腹腔正中矢状面

（二）腹膜腔

腹膜腔是由脏腹膜和壁腹膜相互移行围成不规则的潜在腔隙。男性腹膜腔是封闭的,女性腹膜腔则由于输卵管开口于腹膜腔,故可借生殖管道与体外间接相通。

　　腹膜具有分泌、吸收、保护、支持、修复等功能。正常腹膜分泌少量浆液,起润滑和减少器官间摩擦的作用。腹膜的吸收能力以上部最强,下部较弱,因此临床上对腹膜炎或腹部手术后的患者多采取半卧位,以减少和延缓腹膜对毒素的吸收。

二、腹膜与脏器的关系

根据腹、盆腔脏器被腹膜覆盖的程度不同,可将腹、盆腔脏器分为 3 种类型(图 5-28)。

（一）腹膜内位器官

器官表面全部被腹膜覆盖,如胃、空肠、回肠、阑尾、横结肠、乙状结肠和脾等,这类器

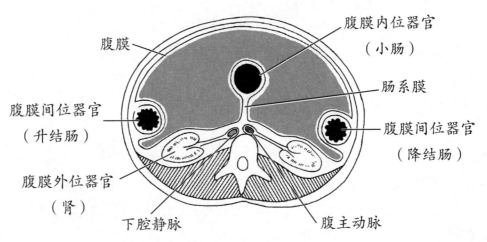

图 5-28　腹膜与脏器的关系示意图（水平切面）

官活动度大。

（二）腹膜间位器官

器官表面大部分或三面被腹膜覆盖,如肝、胆囊、升结肠、降结肠、子宫和充盈的膀胱等,这类器官活动度较小。

（三）腹膜外位器官

器官表面只有小部分或一面被腹膜覆盖,如肾、肾上腺、输尿管、胰、十二指肠降部和下部等,其位置固定,几乎不能活动。

三、腹膜形成的结构

腹膜在腹、盆腔的脏器与脏器之间以及脏器与腹、盆壁之间相互延续移行,形成网膜、韧带、系膜和陷凹等结构。它们对器官起连接和固定作用,也是血管、神经出入脏器的途径。

（一）大网膜

大网膜是连于胃和横结肠之间的四层腹膜结构,呈围裙状悬垂于横结肠、小肠前面。大网膜下垂部常可移动,当腹腔器官有炎症时,向病变处移动,并将病灶包裹,限制炎症蔓延。因此,在腹部手术时,可根据大网膜的移动情况,探查病变部位。

（二）小网膜

小网膜是肝门与胃小弯、十二指肠上部之间相连的双层腹膜结构,由**肝胃韧带**和**肝十二指肠韧带**组成。肝十二指肠韧带内有肝固有动脉、肝门静脉和胆总管通过。

（三）韧带

韧带主要是指连于器官之间的双层腹膜结构,对器官有固定或悬吊作用,如肝的镰状韧带、冠状韧带等。

（四）系膜

系膜主要是指肠管与腹后壁之间相连的双层腹膜结构,如小肠系膜、结肠系膜、阑尾系膜等。

（五）陷凹与隐窝

腹膜在盆腔器官之间形成深浅不等的陷凹。男性在直肠与膀胱之间有**直肠膀胱陷凹**；女性在膀胱与子宫之间有**膀胱子宫陷凹**，在直肠与子宫之间有**直肠子宫陷凹**。站立或者半卧位时，这些陷凹是腹膜腔的最低点，如腹腔内有积液时，常积存在这些陷凹内。

肝肾隐窝位于肝右叶下面与右肾和结肠右曲之间，仰卧时为腹膜腔最低点，是液体易于积聚的部位。

第五节　消化与吸收

一、消化与吸收的概念

生命活动过程中，机体需要对食物进行消化和吸收，以获取营养物质和能量供应。**消化**是指食物在消化道内被加工分解为小分子物质的过程。**吸收**是指食物中的营养成分和其消化后的产物，透过消化道黏膜进入血液和淋巴循环的过程。消化和吸收是两个既相辅相成、又紧密联系的过程。

二、食物的消化

食物中的营养物质包括蛋白质、脂肪、糖类、水、无机盐和维生素等。其中水、无机盐和大多维生素可以直接被吸收利用，而蛋白质、脂肪、糖类因其结构复杂，必须经过消化后，分解为小分子物质才能进入血液循环，供机体利用。消化的方式有两种：一是**机械性消化**，即通过消化道的运动，将食物切割磨碎，使之与消化液充分混合，并将其向消化道远端推送的过程；二是**化学性消化**，即通过消化腺分泌的消化酶的作用，将食物中大分子物质分解为可被吸收的小分子物质的过程。通常这两种消化方式共同进行，相互配合，共同协调，完成对食物的消化作用。

（一）口腔内消化

食物的消化从口腔开始，在口腔内食物被咀嚼切割、磨碎，同时与唾液混合形成食团，通过吞咽，经食管进入胃。虽然食物在口腔内停留时间很短，只有少量淀粉在口腔内被唾液初步分解，但通过食物对口腔的刺激可反射性引起胃、肠活动增强和消化酶分泌增加。

1. 唾液　食物在口腔内的化学性消化是通过唾液的作用实现的。唾液正常成人每日分泌量 1.0 ~ 1.5L。

唾液是无色、无味近于中性（pH 为 6.6 ~ 7.1）的低渗液体，其中水占 99%，有机物和无机物仅占 1%。有机物包括唾液淀粉酶、溶菌酶和黏蛋白等，无机物包括 Na^+、K^+、Ca^{2+}、Cl^-、HCO_3^- 等。

唾液的主要作用：①湿润和溶解食物，并引起味觉；②初步消化淀粉类食物；③清洁和保护口腔。唾液可清除口腔中的细菌和食物颗粒，唾液溶菌酶具有杀菌和杀病毒的作用，因此对唾液分泌过少的患者，应当注意口腔护理。

2. 咀嚼和吞咽

（1）咀嚼：是由咀嚼肌群协调有顺序收缩而完成的复杂的反射动作。咀嚼能加强食物对口腔内各种感受器的刺激，如刺激味蕾，反射性地引起胃液、胰液、胆汁的分泌和消化道的运动，以加强后续的消化活动。

（2）吞咽：是把口腔内的食团经咽和食管送到胃的过程。吞咽反射的基本中枢在延髓。在昏迷、深度麻醉时，吞咽反射可发生障碍，食管和上呼吸道的分泌物等容易误入气管，造成窒息。

（二）胃内消化

胃具有暂时贮存和消化食物等功能。成人的胃一般可容纳 1～2L 食物。经过胃的机械性和化学性消化，将食团变为食糜并将部分蛋白质初步分解，然后逐渐排入十二指肠。

1. 胃液的分泌 食物在胃内的化学性消化是通过胃液作用实现的。胃液由胃腺和胃黏膜上皮细胞分泌，正常成人每日分泌量为 1.5～2.5L。

（1）胃液的成分和作用：胃液是一种无色、透明的酸性液体，pH 为 0.9～1.5。胃液中除大量水分外，其主要成分有盐酸、胃蛋白酶原、黏液和内因子等。

1）盐酸：又称**胃酸**，由胃腺壁细胞分泌。盐酸的主要生理作用：①激活胃蛋白酶原为胃蛋白酶，并为胃蛋白酶提供适宜的酸性环境；②使食物中的蛋白质变性，易于分解；③可杀灭随食物进入胃内的细菌；④盐酸进入小肠后可促进胰液、胆汁和小肠液分泌；⑤盐酸在小肠内所造成的酸性环境有利于小肠对钙、铁吸收。因此，盐酸分泌不足或缺乏，可引起腹胀、腹泻等消化不良症状。如果分泌过多，则对胃和十二指肠有侵蚀作用，可能诱发溃疡。

2）胃蛋白酶原：由胃腺主细胞分泌，进入胃腔时不具有活性。胃蛋白酶原在盐酸或已被激活的胃蛋白酶的作用下，转变成胃蛋白酶。在酸性环境下，胃蛋白酶能水解食物中的蛋白质。胃蛋白酶的最适 pH 为 1.8～3.5，当 pH>5 时便失活。

3）黏液：由胃腺中的黏液细胞和胃黏膜表面的上皮细胞分泌，主要成分为糖蛋白。黏液覆盖在胃黏膜表面，形成一凝胶状的黏液层，具有润滑作用，减少粗糙食物对胃黏膜的机械性损伤，还参与形成黏液－碳酸氢盐屏障。

4）内因子：是壁细胞分泌的一种糖蛋白。内因子有两个活性部位：一个是与食物中的维生素 B_{12} 结合形成复合物，保护维生素 B_{12} 不被蛋白水解酶所破坏；另一个与回肠黏膜上皮细胞的特异性受体结合，促进回肠对维生素 B_{12} 的吸收。内因子缺乏，维生素 B_{12} 吸收出现障碍，影响红细胞的生成，可导致巨幼细胞贫血。

（2）胃黏膜的自身防御机制：胃液中的盐酸、胃蛋白酶可分解食物中的蛋白质，也可侵蚀胃黏膜。此外，坚硬粗糙的食物及随食物进入胃内的伤害性物质（如酒精）和某些药物(如阿司匹林),也会损害胃黏膜。

1) **胃黏膜**:血流十分丰富,它可为胃黏膜提供丰富的代谢原料,同时又及时带走返反渗入黏膜的 H^+ 和有害物质。

2) **黏液－碳酸氢盐屏障**:黏液不仅覆盖在胃黏膜表面形成凝胶状的黏液层,阻止坚硬粗糙食物对胃黏膜的机械性损伤,同时还可与胃黏膜分泌的 HCO_3^- 一起,构成黏液－碳酸氢盐屏障。当胃腔内的 H^+ 向胃壁扩散时,与黏膜上皮细胞分泌的 HCO_3^- 相遇,两种离子在黏液层发生中和作用,形成一个跨黏液层的 pH 梯度,保护胃黏膜免受 H^+ 的侵蚀。

3) **胃黏膜屏障**:胃黏膜具有防止 H^+ 从胃腔侵入黏膜内,又能防止 Na^+ 从黏膜内透出的作用,称为**胃黏膜屏障**。酗酒可损伤胃黏膜屏障,易导致胃溃疡。

2. 胃的运动　食物在胃内的机械性消化是通过胃的运动实现的。

(1)胃的运动形式

1) **容受性舒张**:进食时食物刺激口腔、咽和食管等处的感受器,反射性地引起胃底和胃体部的平滑肌舒张,称**容受性舒张**。空腹时,胃容积为 0.05L,进食后,由于胃的容受性舒张,胃容积可增大到 1.5L,使胃能够接纳大量食物,而胃内压并无显著变化。

2) **紧张性收缩**:空腹时,紧张性收缩使胃保持一定的形态和位置。进食后,胃的紧张性收缩逐渐加强,使胃内压升高,有利于胃液渗入食物而进行化学性消化,并能促进食糜向十二指肠推移。紧张性收缩也是胃其他运动形式有效进行的基础。

3) **蠕动**:胃在食物进入后大约 5min 开始蠕动。蠕动波从胃的中部开始,并有节律地向幽门方向推进,约 3 次 /min。蠕动的生理意义是磨碎食物,使食物与胃液充分混合形成糊状的食糜,并将食糜逐步推入十二指肠。一个蠕动波通常可将 1~2ml 食糜送入十二指肠。

(2)胃的排空:食糜由胃排入十二指肠的过程称**胃排空**。一般进食后 5min 左右就开始胃排空。排空的速度与食物的化学组成、物理性状和胃的运动情况有关。一般来说,流质食物比固体食物排空快;颗粒食物比大块食物排空快;在三大营养物质中,糖类食物排空最快,蛋白质类食物次之,脂肪类食物最慢。混合食物完全排空需要 4~6h。

(3)呕吐:呕吐是将胃及肠内容物从口腔强力驱出的动作,是一种具有保护作用的防御性反射,通过呕吐可将胃内有害的物质排出。因此,临床上对食物中毒的患者,可借助催吐的方法将胃内的毒物排出。

(三)小肠内消化

小肠内消化是整个消化过程中最重要的阶段。在小肠内,食糜一般停留 3~8h,小肠的运动对食物进行机械性消化,胰液、胆汁和小肠液对食物进行化学性消化。食物通过小肠后,消化和吸收过程基本完成,未被消化的食物残渣则进入大肠。

1. 胰液的分泌　成人每天胰液的分泌量为 1~2L。

胰液的成分和作用:胰液为无色碱性液体,pH 为 7.8~8.4。胰液主要含有胰淀粉酶、胰脂肪酶、胰蛋白酶原和糜蛋白酶原等多种消化酶，以及水和碳酸氢盐。胰液具有很强的消化脂肪、蛋白质、碳水化合物等营养物质的作用，对食物的消化最全面，是所有消化液中最重要的一种。

（1）**碳酸氢盐**：其主要作用是中和进入十二指肠的盐酸，使肠黏膜免受强酸的侵蚀，同时为小肠内各种消化酶提供适宜的碱性环境。

（2）**胰淀粉酶**：可分解淀粉为麦芽糖。

（3）**胰脂肪酶**：可将脂肪分解为脂肪酸、甘油一酯和甘油。

（4）**胰蛋白酶原和糜蛋白酶原**：这两种酶原都以无活性的酶原形式存在于胰液中。在肠腔中，胰蛋白酶原被小肠液中的肠致活酶激活成有活性的胰蛋白酶，而胰蛋白酶本身又可自我激活胰蛋白酶原，还可迅速使糜蛋白酶原激活成有活性的糜蛋白酶。这两种酶都能将蛋白质分解为小分子的多肽和氨基酸。

胰液中还有少量的胰蛋白酶抑制物，可与胰蛋白酶结合使其失活，它可防止因少量胰蛋白酶原在胰腺内激活，胰腺自身产生的消化作用。急性胰腺炎时，大量胰蛋白酶原被激活，少量的胰蛋白酶抑制物很难抑制胰蛋白酶的活性，可导致胰腺发生自身消化。

2. 胆汁的分泌排出　胆汁由肝细胞分泌。在非消化期，胆汁生成后主要经肝管、胆囊管流入胆囊贮存。在消化期，胆囊收缩，胆汁排入十二指肠。同时，肝细胞分泌的胆汁也可经肝管、胆总管直接排入十二指肠，参与小肠内消化过程。正常成人每天胆汁的分泌量为 0.8～1.0L。

胆汁是一种具有苦味的有色液体，由肝细胞直接分泌的胆汁称**肝胆汁**，为金黄色，呈弱碱性（pH 约 7.4）；在胆囊贮存的胆汁称**胆囊胆汁**，胆囊胆汁因碳酸氢盐被吸收而浓缩，呈弱酸性（pH 约 6.8），颜色变深为深棕色。胆汁的主要成分有胆盐、胆固醇、卵磷脂、胆色素及多种无机盐等，不含消化酶。

胆汁中虽然没有消化酶，但对脂肪的消化和吸收有重要意义，这主要依赖于胆盐的作用。胆汁的主要作用为：①促进脂肪的消化；②促进脂肪和脂溶性维生素（维生素 A、D、E、K）的吸收；③中和胃酸及促进胆汁自身分泌。

3. 小肠液的分泌　小肠液由十二指肠腺和小肠腺的分泌物组成，是消化液中分泌量最多的一种，正常成人每天分泌 1～3L。

小肠液呈弱碱性，pH 约为 7.6，渗透压与血浆相等。小肠液中除水和无机盐外，还有肠致活酶和黏蛋白，主要作用包括稀释作用、保护作用和消化作用。此外，小肠上皮细胞内还存在肽酶、蔗糖酶和麦芽糖酶等，它们对一些进入上皮细胞内尚未完全分解的营养物质，可继续进行消化。

4. 小肠的运动

（1）**紧张性收缩**：小肠平滑肌的紧张性收缩，是小肠各种运动形式的基础，可使小肠内保持一定的基础压力，以维持一定的形状和位置。

（2）**分节运动**：分节运动是小肠环形肌的节律性收缩和舒张运动。在有食糜的肠段，环形肌以一定距离的间隔,在许多点同时收缩或舒张,将食糜分成许多节段。随后,原收缩处舒张,原舒张处收缩,使每个节段的食糜重新分成两半,与邻近的两半各自合拢成新的节段,如此反复交替进行(图 5-29)。分节运动的主要作用:①将食糜与消化液充分混合,以利于化学性消化的进行;②使食糜与肠壁紧密接触,为吸收创造有利条件;③挤压肠壁促进血液与淋巴回流,有利于吸收。

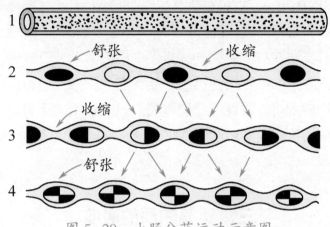

图 5-29　小肠分节运动示意图

（3）**蠕动**:在小肠的任何部位都可发生,它将食糜向大肠方向推进。在十二指肠和回肠末段,还可见一种方向相反的蠕动波,称**逆蠕动**,其意义是延缓食糜在小肠内消化和吸收的时间。在小肠还常见到一种速度很快传播距离较远的蠕动,称为**蠕动冲**,它可将食糜从小肠始端一直推送到末端,甚至到达大肠。肠蠕动时,肠内的水和气体等内容物被推动而产生的声音称为**肠鸣音**,肠鸣音的强弱可反映肠蠕动的状态。

（四）大肠内消化

食糜在小肠内未被消化和吸收的部分,通过回盲瓣进入大肠。人类的大肠没有重要的消化作用,主要功能是吸收水分、电解质和某些维生素,形成粪便并暂时贮存。

1. 大肠液的分泌　大肠腺杯状细胞分泌的碱性黏稠液体称**大肠液**,pH 为 8.3～8.4。大肠液的主要成分是碳酸氢盐和黏蛋白,此外还有少量的二肽酶和淀粉酶。大肠液的主要作用是保护肠黏膜和润滑粪便。

2. 大肠内细菌的作用　大肠内的 pH 和温度等条件适宜细菌的生长、繁殖。粪便中的细菌占粪便固体总量的 20%～30%。这些细菌中含有能分解食物残渣的酶。细菌对糖和脂肪的分解称为**发酵**;细菌对蛋白质的分解称为**腐败**。大肠内细菌利用肠内较为简单的物质合成维生素 B 复合物和维生素 K,经肠壁吸收后为人体所利用。长期使用抗生素可破坏大肠内正常菌群,使 B 族维生素和维生素 K 合成减少。

3. 大肠的运动和排便　大肠运动少而缓慢,对刺激反应较迟缓,这些特点适合于其暂时贮存粪便的功能。

（1）**大肠的运动形式**:大肠的主要运动形式有袋状往返运动、分节推进和多袋推进运动、蠕动。

（2）排便： 食物残渣在大肠内一般停留 10h 以上。在这一过程中，大部分水、无机盐和维生素被大肠黏膜吸收，而经过细菌发酵和腐败作用后的食物残渣则形成粪便。

粪便主要贮存于结肠下段，平时直肠内并无粪便。当肠蠕动将粪便推入直肠时，刺激直肠壁内的感受器，产生神经冲动。冲动沿盆神经和腹下神经传至脊髓腰骶段初级排便中枢，同时再上传至大脑皮质，产生便意。当环境条件允许时，大脑皮质的下行冲动可进一步兴奋初级排便中枢，传出冲动经盆神经传出，使降结肠、乙状结肠和直肠平滑肌收缩，肛门内括约肌舒张；同时阴部神经传出冲动减少，肛门外括约肌舒张，使粪便排出体外。如果条件不允许，大脑皮质便抑制脊髓初级排便中枢的活动，使排便受到抑制。

由此可见，大脑皮质可以控制排便活动。粪便在大肠内停留时间过长，水分被过多吸收而变得干硬，引起排便困难。昏迷或脊髓腰骶段以上横断的患者，初级排便中枢失去了大脑皮质的随意控制作用，可引起排便失禁。若初级排便中枢受损，则中止排便，可出现大便潴留。

三、营养物质的吸收

（一）吸收的部位

由于消化道各段的组织结构不同，以及食物在消化道各段被消化的程度和停留的时间各异，因此，消化道各段的吸收能力和速度也有很大差异（图 5-30）。口腔黏膜仅吸收硝酸甘油等少数药物；食管基本没有吸收功能；胃可吸收少量水和酒精，但生理意义不大；大肠主要吸收水和无机盐；而食物中大部分成分，包括糖类、蛋白质和脂肪的大部分消化产物都是在十二指肠和空肠吸收的，回肠是吸收的储备部位，可主动吸收胆盐和维生素。所以说，小肠是吸收的主要部位。

小肠对营养物质吸收的有利条件有：①小肠有巨大的吸收面积；②食物在小肠内停留时间 3~8h，有充分的吸收时间；③食物在小肠内已被消化成可吸收的小分子物质；④小肠绒毛内有丰富的毛细血管和毛细淋巴管，加上小肠运动和绒毛活动，可加速绒毛内血液和淋巴的回流，有助于吸收。

小肠不仅吸收食物中的各种营养成分、维生素、无机盐和水外，还吸收消化液中大量的水和无机盐。

（二）主要营养物质的吸收

1. 糖的吸收　糖类以单糖的形式被小肠吸收。在被吸收的单糖中主要是葡萄糖，约占 80%，其余的几乎完全是半乳糖和果糖。葡萄糖与 Na^+ 共用肠上皮细胞膜上的同一转运蛋白，使葡萄糖与 Na^+ 同时转运入细胞内，再通过肠上皮细胞基底侧膜出胞进入血液，上述过程需要 Na^+ 泵提供能量，属继发性主动转运。

2. 蛋白质的吸收　蛋白质吸收的主要形式是氨基酸。吸收机制与单糖相似，也需要 Na^+ 泵提供能量。

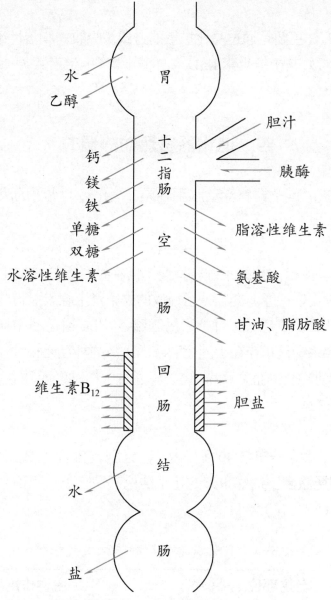

图 5-30　各种物质在消化道的吸收示意图

3. 脂肪的吸收　在小肠内,脂肪被消化后,主要形成脂肪酸、甘油和甘油一酯。脂肪的吸收包括血液和淋巴两种途径。由于人类膳食中含长链脂肪酸较多,所以脂肪分解产物的吸收途径以淋巴为主。

4. 水、无机盐和维生素的吸收　成人每天由胃肠道吸收的水约有 8L 之多,其中绝大部分是在小肠吸收的。水的吸收靠渗透作用,即各种溶质特别是 NaCl 吸收后造成渗透压差而被动吸收。

无机盐只有在溶解状态才能被吸收。成人每天摄入和消化腺分泌的 Na^+,95%～99% 被小肠黏膜吸收。Ca^{2+}、Fe^{2+} 主要在小肠上段吸收,都属主动过程。Ca^{2+} 只有在游离状态时才能被吸收,维生素 D 可促进 Ca^{2+} 的吸收。食物中大部分是三价铁(Fe^{3+}),须经还原成 Fe^{2+} 后才能被吸收,维生素 C 能使 Fe^{3+} 还原成 Fe^{2+} 有利于吸收。酸性环境可促进

Ca^{2+}、Fe^{2+} 的吸收。

水溶性维生素 B、C 主要是通过易化扩散的方式被吸收。脂溶性维生素 A、D、E、K 的吸收与脂肪的吸收类似,其中维生素 K、D 和胡萝卜素(维生素 A 原)的吸收,必须有胆盐存在。

四、消化器官活动的调节

人体在不同状态下,消化器官活动水平各异。消化活动水平的改变主要是在神经和体液调节下实现的。

(一)神经调节

机体内,胃肠活动受自主神经系统和胃肠道内在神经系统的双重调节。自主神经系统包括交感神经和副交感神经。交感神经释放的去甲肾上腺素对胃肠道的运动和腺体分泌通常起抑制性作用。副交感神经释放乙酰胆碱,对胃肠道运动和腺体分泌起兴奋性作用。胃肠道内在神经系统是指存在于消化管壁内无数的神经元和神经纤维组成的复杂的神经网络,它构成相对独立的整合系统,可以不通过中枢神经而独立调节胃肠运动,分配血流及水、电解质的转运。

(二)体液调节

在胃肠道黏膜内,散在分布着 40 多种内分泌细胞,它们能合成、分泌具有生物活性的化学物质,统称为**胃肠激素**。这些激素的化学结构都是肽类。四种主要胃肠激素的来源及主要作用见表 5-1。

表 5-1　胃肠激素分泌部位及主要作用

激素名称	分泌部位	主要作用
促胃液素	胃窦、十二指肠黏膜	促进胃液分泌和胃的运动,促进胰液和胆汁分泌
促胰液素	小肠上部黏膜	促进胰液中水和盐的分泌,抑制胃的运动和分泌
胆囊收缩素	小肠上部黏膜	促进胆囊的收缩,排出胆汁,促进胰酶的分泌
抑胃肽	小肠上部黏膜	抑制胃液的分泌和胃的运动

(刘军鹏　郑　敏)

第六章 | 呼吸系统

06章 数字内容

呼吸系统由呼吸道和肺组成,主要功能是从环境摄入机体代谢所需的氧气,排出代谢产物二氧化碳,还有发声、嗅觉等功能。

第一节 呼 吸 道

呼吸道是输送气体的管道,包括鼻、咽、喉、气管和各级支气管。临床上通常将鼻、咽、喉称为上呼吸道,气管和各级支气管称为下呼吸道。

一、鼻

鼻是呼吸道的起始部分,又是嗅觉器官,由外鼻、鼻腔和鼻旁窦3部分组成。

(一)外鼻

外鼻以骨和软骨为支架,外覆皮肤。外鼻上端狭窄的部分为**鼻根**,鼻根向下延伸为**鼻背**。外鼻下端向前突出的部分为**鼻尖**,鼻尖两侧膨大的部分为**鼻翼**,呼吸困难时可见鼻翼扇动。外鼻下方有一对**鼻孔**。

(二)鼻腔

鼻腔由骨和软骨围成,内衬以黏膜和皮肤。鼻腔借鼻中隔分为左、右两腔,鼻腔向前经鼻孔通外界,向后经鼻后孔通鼻咽。鼻腔分为**鼻前庭**和**固有鼻腔**两部分(图6-1)。

1. **鼻前庭** 鼻前庭为鼻腔的前下部,内腔面衬以皮肤。长有鼻毛,有滤过灰尘和净化空气的作用。

2. **固有鼻腔** 固有鼻腔为鼻腔的主要部分,由骨性鼻腔内衬黏膜构成。固有鼻腔的内侧壁为鼻中隔。外侧壁上自上而下可见上、中、下**鼻甲**,三个鼻甲下方分别有上、中、下**鼻道**。上鼻甲后上方与鼻腔顶壁间有一凹陷称为**蝶筛隐窝**。上鼻道和中鼻道内有鼻旁窦开口,下鼻道前端有鼻泪管开口。

固有鼻腔的黏膜按功能分为**嗅区**和**呼吸区**。嗅区为覆于上鼻甲及对应鼻中隔以上的部分,呈淡黄色,内有嗅细胞;其余部分为呼吸区,呈淡红色,内有丰富的毛细血管和鼻腺,此区有加温、湿润吸入鼻腔内空气的作用。鼻中隔前下部的黏膜较薄,其内毛细血管较丰富,是鼻出血的好发部位。

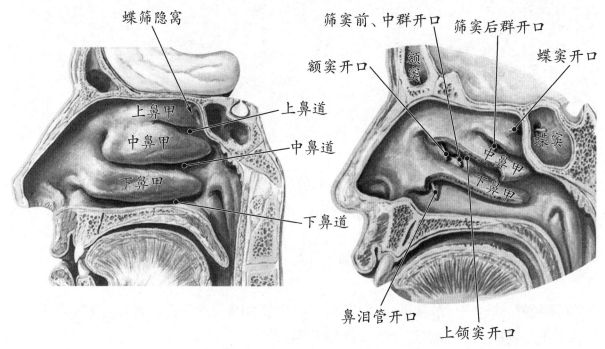

图 6-1　鼻腔外侧壁及鼻旁窦开口

(三)鼻旁窦

鼻旁窦由骨性鼻旁窦内衬黏膜构成,包括**上颌窦**、**额窦**、**筛窦**和**蝶窦**(图 6-2)。蝶窦开口于蝶筛隐窝,筛窦后群开口于上鼻道;额窦、上颌窦和筛窦前群、中群开口于中鼻道。鼻旁窦黏膜与固有鼻腔黏膜相续,鼻腔的炎症常可蔓延至鼻旁窦。上颌窦是鼻旁窦中最大的,窦口位置高于窦底,发生炎症时其内炎性渗液不易流出,故上颌窦的慢性炎症较多见(图 6-2)。

二、喉

喉既是呼吸道,又是发音器官。

(一)喉的位置

喉位于颈前部正中,喉咽的前方,平第 3~6 颈椎高度,上通咽,下续于气管。喉可随吞咽上、下移动。喉两侧有颈部的大血管,后面与喉咽相邻。喉的位置女性略高于男性,小儿略高于成人。

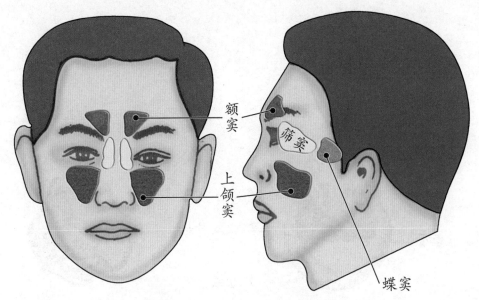

额窦

筛窦

上颌窦

蝶窦

图 6-2　鼻旁窦的体表投影

（二）喉的组成

喉以软骨为支架,借软骨间的关节、韧带和喉肌连结而成(图 6-3、图 6-4)。

1. **喉软骨及其连结**　喉软骨包括甲状软骨、环状软骨、会厌软骨和杓状软骨。

（1）**甲状软骨**:位于舌骨下方,为最大的喉软骨。甲状软骨前上部向前突出形成**喉结**,成年男性喉结较明显。甲状软骨上、下缘的两侧分别向上、向下发出**上角**和**下角**,两下角与环状软骨之间借环甲关节相连。甲状软骨上缘借甲状舌骨膜与舌骨相连,下缘与环状软骨之间连有环甲正中韧带。

（2）**环状软骨**:位于甲状软骨下方,后方平对第 6 颈椎,呈前窄后宽的环形。

（3）**会厌软骨**:位于甲状软骨的后上方,似树叶状,上端宽而游离,下端缩细,附于甲状软骨内面。会厌软骨与其表面的黏膜构成会厌,吞咽时可盖住喉口,防止食物误入喉腔。

（4）**杓状软骨**:左、右各一,呈三棱锥形,尖向上,底朝下,位于环状软骨后部的上方,借环杓关节连于环状软骨。两侧杓状软骨与甲状软骨间各连有一条声韧带。

2. **喉肌**　喉肌为骨骼肌,有数块,附于喉软骨上。喉肌按功能分为两群,分别作用于环甲关节和环杓关节,前者收缩声带,后者开大或缩小声门裂,调节发声。

3. **喉腔及喉黏膜**　喉的内腔称**喉腔**,入口称**喉口**。喉腔内壁附有一层黏膜,与咽、气管的黏膜相续。喉腔中部侧壁的黏膜向喉腔内伸入分别形成两对黏膜皱襞,上方覆于声韧带表面的为**前庭襞**,下方的是**声襞**。两侧前庭襞之间的喉腔裂隙称**前庭裂**;两侧声襞之间的裂隙称**声门裂**,为喉腔最狭窄的部位。

喉腔借前庭裂和声门裂分为三部分:喉前庭、喉中间腔和声门下腔。喉口至前庭裂之间的部分为**喉前庭**;前庭裂与声门裂之间的部分为**喉中间腔**,前庭襞与声襞之间的菱形隐窝称**喉室**。声门裂以下的部分为**声门下腔**(图 6-5)。声门下腔的黏膜下组织较疏松,炎症时易水肿,幼儿的喉腔较狭小,水肿时易致喉阻塞,引发呼吸困难。

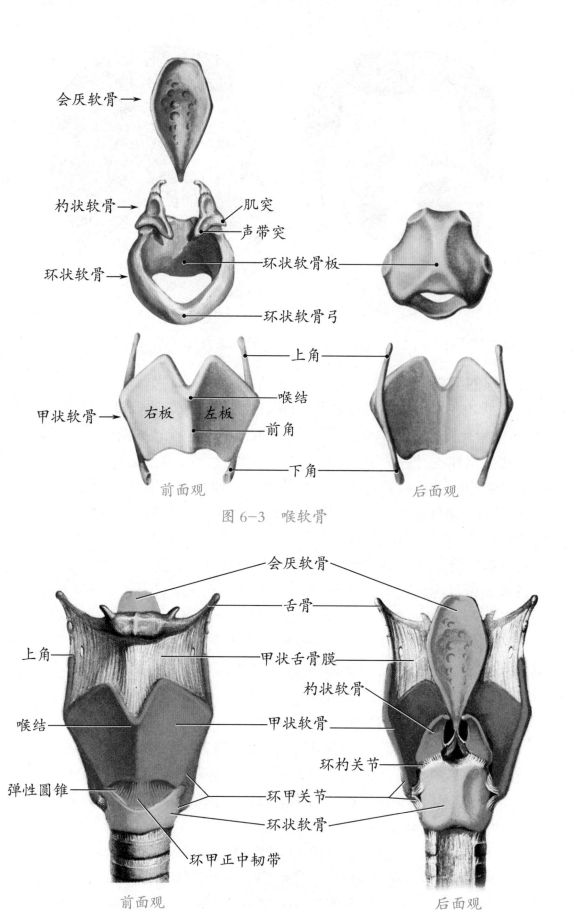

会厌软骨→

杓状软骨→

肌突

声带突

环状软骨→

环状软骨板

环状软骨弓

上角

喉结

甲状软骨→

右板　左板

前角

下角

前面观

后面观

图 6-3　喉软骨

会厌软骨

舌骨

上角

甲状舌骨膜

杓状软骨

喉结

甲状软骨

环杓关节

弹性圆锥

环甲关节

环状软骨

环甲正中韧带

前面观

后面观

图 6-4　喉软骨及其连结

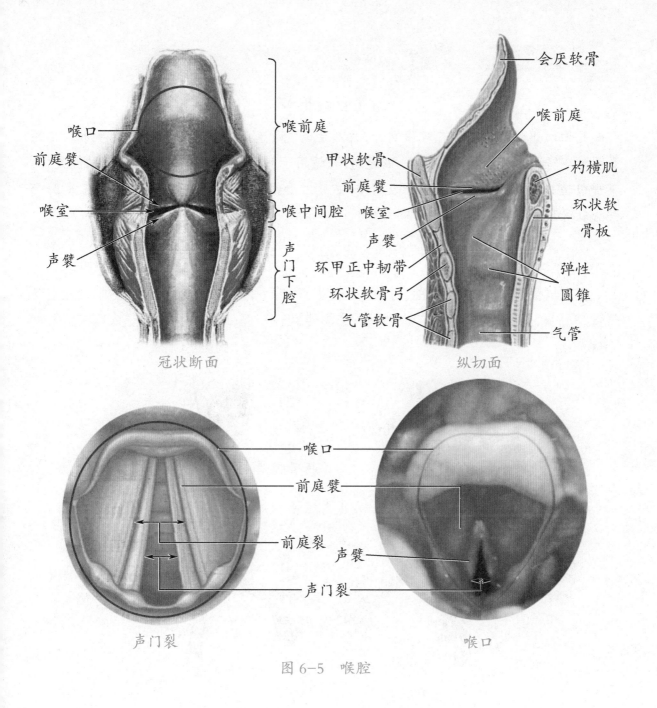

冠状断面

纵切面

会厌软骨

喉前庭

杓横肌

环状软骨板

弹性圆锥

气管

甲状软骨

前庭襞

喉室

声襞

环甲正中韧带

环状软骨弓

气管软骨

喉口

前庭襞

喉室

声襞

喉前庭

喉中间腔

声门下腔

喉口

前庭襞

前庭裂

声襞

声门裂

声门裂

喉口

图 6-5 喉腔

三、气管与主支气管

气管和主支气管连于喉与肺之间。

(一)气管

气管由 14～17 个气管软骨环构成,位于食管前方,上连于环状软骨,向下经颈部正中进入胸腔,至胸骨角平面发出左、右主支气管,分叉处称**气管杈**(图 6-6)。

气管按行程分为颈部和胸部,颈部较短,位置较浅,在胸骨颈静脉切迹上方可触及。气管颈部在第 2～4 气管软骨环的前方与甲状腺峡部相邻,两侧有甲状腺侧叶和颈部大血管,后方与食管相邻。胸部较长。临床常在第 3～5 气管软骨环处行气管切开术。

气管切开术

气管切开术是将气管在颈段切开,放入金属气管套管和硅胶套管的一种手术。目的是引流下呼吸道分泌物,以保持呼吸道通畅。适用于解除喉源性呼吸困难、呼吸功能失常、下呼吸道分泌物潴留等所致的呼吸困难,亦可用于预防性气管切开。一般常选在第3~5气管软骨环进行。

(二) 主支气管

主支气管自气管权发出,左、右各一,分别行向外下,至左、右肺门入左、右肺。**左主支气管**细而长,走行较水平;**右主支气管**粗而短,走向较陡直,故气管异物易坠入右主支气管(图6-6)。

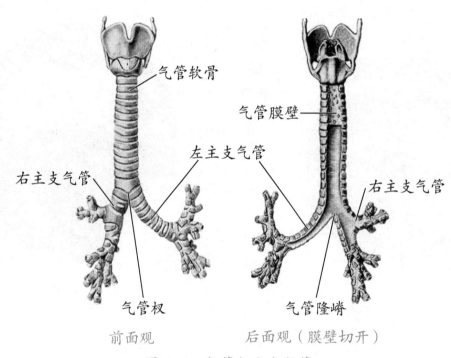

前面观　　　　　后面观(膜壁切开)

图6-6　气管与主支气管

第二节　肺

一、肺的位置和形态

肺左、右各一,位于胸腔内,膈上方,纵隔的两侧。肺呈半圆锥形,左肺狭长,右肺稍粗短。有一尖、一底、两面和三缘,**肺尖**钝圆,突入颈根部,高于锁骨内侧1/3部2~3cm。**肺底**即肺的下面,其凹陷并贴于膈,又称**膈面**。肺的肋面即外侧面,与肋和肋间肌相邻。两肺内侧面朝向纵隔，又称**纵隔面**，中央凹陷部为**肺门**，内有主支气管、肺动脉、肺静脉、支气管血管等出入肺叶间裂隙。出入肺门的结构被结缔组织包裹构成**肺根**。肺的前缘和下缘薄而锐，后缘圆钝。左肺前缘下部的凹陷为**心切迹**。左肺表面有自外上斜向前内的**斜裂**，左肺被斜裂分为上、下两叶；右肺表面有**斜裂**和**水平裂**，右肺借此被分为上、中、下三叶（图6-7、图6-8）。

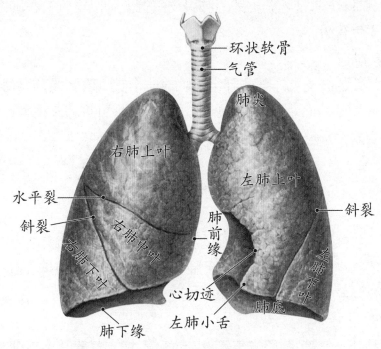

图 6-7　肺的形态

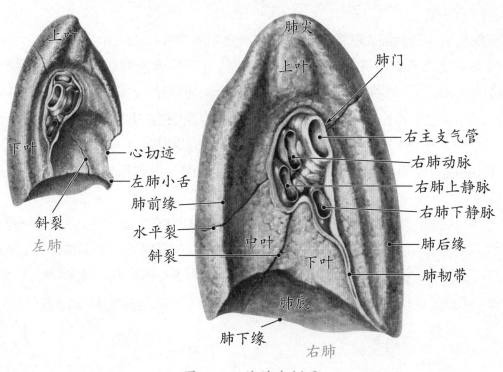

图 6-8　肺的内侧面

二、肺内支气管和支气管肺段

（一）肺内支气管

主支气管入肺后，左主支气管发出上、下两支肺叶支气管，右主支气管分出上、中、下三支肺叶支气管，肺叶支气管的分支即为**肺段支气管**。肺段支气管在肺内与其反复发出的各级分支构成**支气管树**。

（二）支气管肺段

每一肺段支气管的分支及连属的肺组织构成一个**支气管肺段**，简称**肺段**。肺段呈锥体形，尖向肺门，底朝肺表面。通常每侧肺有 10 个肺段，可将肺段视为一个独立单位，临床可依此行肺病变的诊断定位或肺段切除术。

三、肺的微细结构

肺表面覆有一层浆膜，浆膜深面由肺的实质和间质构成。肺实质由肺内的各级支气管分支及其末端的肺泡构成；肺间质分布于肺实质之间，由结缔组织、血管、淋巴管和神经等构成。肺实质分为导气部和呼吸部（图 6-9）。

（一）导气部

导气部包括**肺叶支气管、肺段支气管、小支气管、细支气管及终末细支气管**。每一细支气管及其各级分支和所连属的肺泡构成一个**肺小叶**（图 6-9）。

（二）呼吸部

呼吸部包括**呼吸性细支气管、肺泡管、肺泡囊和肺泡**等（图 6-10）。

呼吸性细支气管为终末细支气管的分支，其分支是肺泡管。肺泡囊连于肺泡管末端。**肺泡**是气体交换的场所，呈多面体形囊泡状。肺泡壁由肺泡上皮和上皮外的一薄层基膜构成，肺泡上皮包括 **I 型肺泡细胞**和 **II 型肺泡细胞**，I 型肺泡细胞呈扁平形，覆于肺泡表面大部分，参与气血交换；II 型肺泡细胞，呈圆形或立方体形，分布于 I 型肺泡细胞之间，它能分泌表面活性物质，具有降低肺泡表面张力和稳定肺泡大小的重要作用（图 6-11）。

相邻肺泡间的薄层结缔组织称**肺泡隔**，内含丰富的毛细血管、大量的弹性纤维和肺泡巨噬细胞。气体在肺泡和血液之间进行交换时，依次经肺泡表面活性物质层、I 型肺泡细胞与基膜、薄层结缔组织、毛细血管基膜与内皮六层结构，称为**气－血屏障**，又称**呼吸膜**（图 6-12）。肺泡巨噬细胞能吞噬异物，吞噬了灰尘的肺泡巨噬细胞称<u>尘细胞</u>。

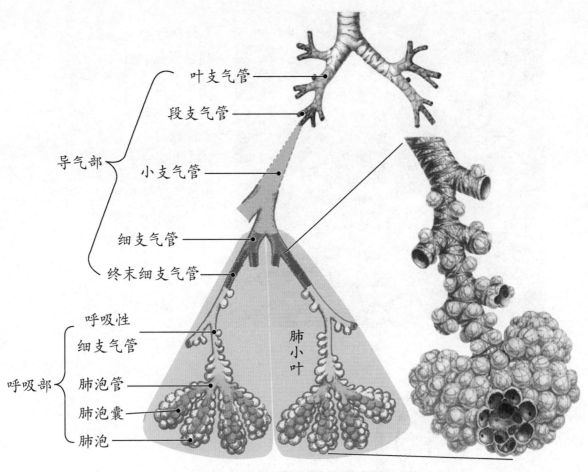

图 6-9　肺实质结构模式图

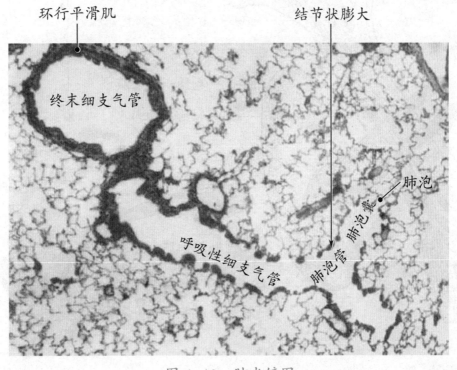

图 6-10　肺光镜图

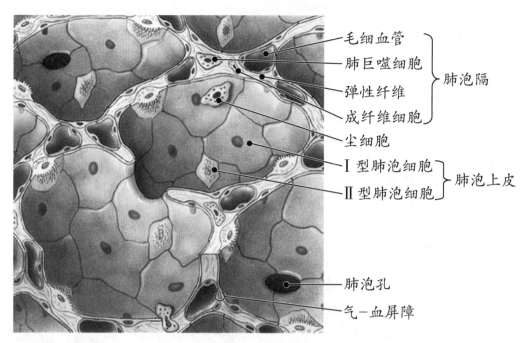

图 6-11 肺泡结构模式图

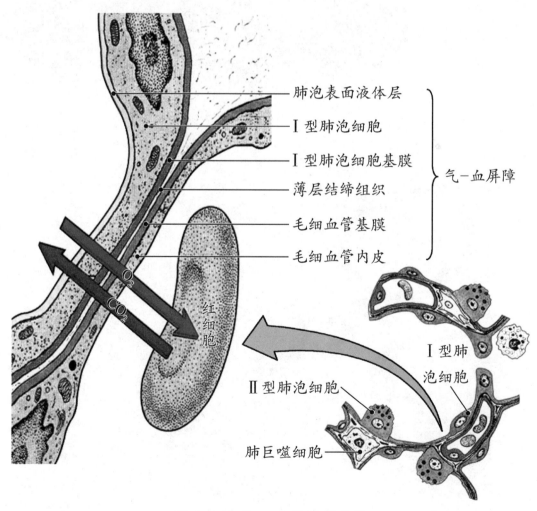

图 6-12 气-血屏障模式图

四、肺 的 血 管

肺有两套血管,功能性血管有肺动脉和肺静脉;营养性血管为支气管动脉和支气管静脉。

第三节　胸膜与纵隔

一、胸膜与胸膜腔

胸膜为一层薄而光滑的浆膜,分为**脏胸膜**和**壁胸膜**。脏胸膜紧贴于肺表面并伸入肺叶间裂内。壁胸膜衬贴于胸壁内面、膈表面及纵隔的两侧面,按贴附部位分为**肋胸膜、膈胸膜、纵隔胸膜**和**胸膜顶**。脏、壁胸膜在肺根处相互移行,围成一密闭的、潜在的腔隙,称**胸膜腔**,左、右各一,互不相通(图6-13)。胸膜腔内有少量浆液,可减少呼吸时脏、壁胸膜之间的摩擦。肋胸膜与膈胸膜转折处的半环形间隙,称为**肋膈隐窝**,是胸膜腔的最低部位,深呼吸时肺下缘亦不能伸入其内,胸膜腔积液时,液体积聚于此(图6-13)。胸膜腔穿刺术常在肩胛线或腋后线第8或第9肋间隙进行。

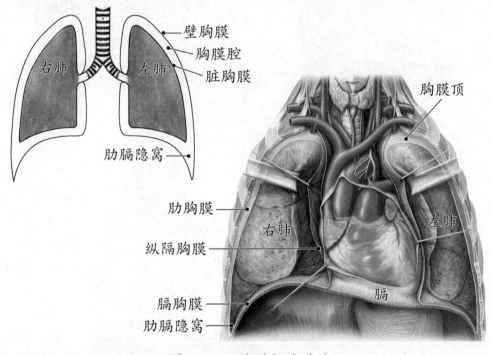

图 6-13　胸膜与胸膜腔

二、胸膜下界与肺下界的体表投影

两肺前界几乎与胸膜前界相同。肺尖与胸膜顶的体表投影一致。

胸膜下界在肋胸膜与膈胸膜的反折处,其体表投影在锁骨中线、腋中线和肩胛线处分别与第 8 肋、第 10 肋、第 11 肋相交,近后正中线处位于第 12 胸椎棘突平面。肺下界体表投影一般较同一部位的胸膜下界高出 2 个肋的距离(图 6-14)。

三、纵　隔

纵隔是两侧纵隔胸膜之间所有结构的统称。纵隔的前界为胸骨,后界为脊柱的胸部,两侧界为纵隔胸膜,上界为胸廓上口,下界为膈。纵隔以胸骨角平面为界分为上、下纵隔。下纵隔以心包为界分为前、中、后纵隔三部分,**前纵隔**位于胸骨与心包之间,**中纵隔**为心及大血管所在部分,**后纵隔**位于心包与脊柱胸部之间(图 6-15)。

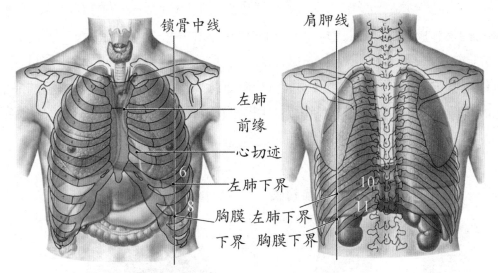

图 6-14　胸膜与肺的体表投影

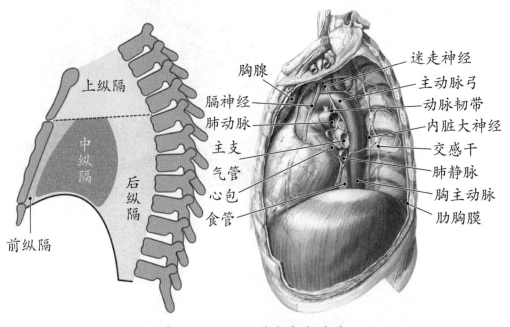

图 6-15　纵隔的分部与内容

第四节 肺 通 气

呼吸是机体与外界环境之间的气体交换过程。在人和高等动物,呼吸全过程包括三个环节:①外呼吸,即肺毛细血管血液与外界环境之间的气体交换,包括肺通气和肺换气;②气体在血液中的运输;③内呼吸,即组织换气。三个环节相互衔接并同时进行(图6-16)。

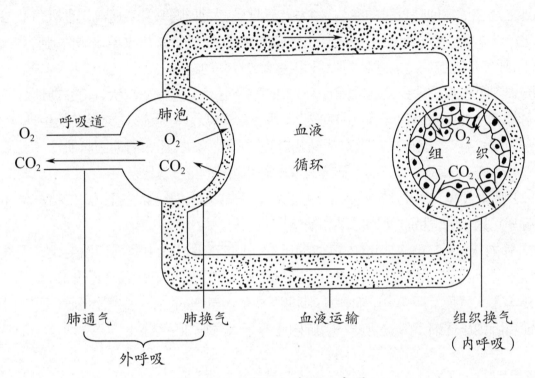

图6-16 呼吸全过程示意图

一、肺通气的原理

肺通气指肺与外界环境之间进行的气体交换过程,它是呼吸的基础。气体进出肺取决于推动气体流动的动力和阻止其流动的阻力,动力克服阻力才能实现肺通气。

(一)肺通气的动力

呼吸运动是肺通气的原动力,由呼吸运动引发的肺内压与大气压之间的压力差是肺通气的直接动力。

1. **呼吸运动** 由呼吸肌舒缩引起的胸廓节律性扩大和缩小,称为**呼吸运动**,包括**吸气运动**和**呼气运动**。

(1)**呼吸运动的形式**:呼吸运动按呼吸时机体所处的运动状态分为平静呼吸和用力呼吸,按呼吸时人体主要发生起伏部位分为胸式呼吸和腹式呼吸。

平静呼吸与用力呼吸：人体安静状态时均匀平和的呼吸称**平静呼吸**，由膈肌和肋间外肌舒缩引发。膈肌收缩时，膈顶下移，胸腔上、下径增大，胸腔和肺容积增大；肋间外肌收缩，肋向上向外提，胸骨向前上移，胸廓前后径和左右径均增大，肺随胸廓扩张，肺容积增大，肺内压降低，至低于大气压时，气体入肺，此即吸气运动。膈肌和肋间外肌舒张，膈顶、肋骨和胸骨复原，肺随胸廓回缩，肺容积缩小，肺内压增大，至高于大气压时，气体出肺，完成呼气运动。平静呼吸时吸气为主动过程，呼气为被动过程。

人体运动或劳作时进行的有力度和深度的呼吸称**用力呼吸**。用力呼吸是在平静呼吸的基础上增加了其他呼吸肌的参与：用力吸气时，胸大肌、胸锁乳突肌等辅助吸气肌参与，胸廓进一步扩大，吸气量增加；用力呼气时肋间内肌、腹肌等参与收缩，胸廓和肺容积进一步缩小，呼气量增加。用力呼吸时吸气和呼气均为主动过程。

胸式呼吸和腹式呼吸：以膈肌舒缩为主的呼吸运动引起腹壁起伏，称**腹式呼吸**。以肋间肌舒缩为主的呼吸运动表现为胸壁起伏，称**胸式呼吸**。呼吸形式与年龄及生理状态有关，一般正常成人为**混合式呼吸**。婴幼儿以腹式呼吸为主；妊娠后期因膈肌活动受限，可呈胸式呼吸；某些疾病如肺气肿、胸膜炎或胸腔积液者呈腹式呼吸。

（2）**呼吸频率**：指每分钟呼吸运动的次数，正常成人安静状态下为 12～18 次 /min。呼吸频率可因年龄、性别、肌肉活动和情绪变化而异。

2. 肺内压　肺内压指肺泡内气体的压力，其在呼吸过程中呈周期性变化。吸气初，肺内压下降，至低于大气压时，外界气体顺气压差入肺。随着肺内压逐渐升高，至吸气末，肺内压等于大气压。呼气初，肺回缩，肺内压高于大气压时，肺泡内气体顺气压差排出肺外。随着肺内压逐渐下降，至呼气末，肺内压等于大气压，呼气停止。

 知识窗

人工呼吸

人工呼吸是自主呼吸停止时的一种急救方法，是人为用徒手或机械装置等方法使空气有节律地进入肺内并呼出，形成周而复始的有节律的呼吸，使呼吸骤停者获得被动式呼吸，维持最基础的生命。人工呼吸的原理是通过建立肺内压与大气压之间的压力差来维持肺的通气功能，其适应证为窒息、煤气中毒、呼吸肌麻痹等。

3. 胸膜腔内压　脏、壁层胸膜因浆液分子的内聚力贴附在一起，肺因此随胸廓的张缩而张缩，肺通气得以实现。

胸膜腔内压指胸膜腔内的压力。胸膜腔内压通常低于大气压，习惯称之为**胸膜腔负压**或**胸内负压**。正常情况下，胸膜腔负压的形成与作用于胸膜腔的两种力即肺内压和肺回缩力有关，前者使肺泡扩张，后者使肺泡缩小。胸膜腔内压为两种方向相反的力的代数和：

$$胸膜腔内压 = 大气压 - 肺回缩力$$

若大气压计为 0，则表述如下：

$$胸膜腔内压 = - 肺回缩力$$

可见，胸膜腔负压的大小主要取决于肺回缩力，与肺回缩力大小相等，方向相反。吸气时肺回缩力增大，胸膜腔负压增大；呼气时肺回缩力减小，胸膜腔负压减小。胸膜腔内压并非永远为负值，声门紧闭用力呼气时，胸膜腔内压可达 110mmHg。

胸膜腔负压有重要的生理意义：①维持肺泡处于扩张状态；②降低心房、腔静脉及胸导管内的压力，促进静脉血和淋巴液回流。气胸时胸膜腔负压减小或消失，脏、壁胸膜分开，肺亦因弹性回缩力而萎陷，则通气功能受影响，静脉血和淋巴回流亦受阻，严重时可致呼吸循环功能障碍，危及生命。

（二）肺通气的阻力

肺通气的阻力是指气体进出肺的过程中受到的阻力，包括**弹性阻力**和**非弹性阻力**，分别占肺通气阻力的 70% 和 30%。

1. 弹性阻力 弹性阻力指弹性组织对抗外力作用引起变形的回位力。呼吸运动的弹性阻力来自肺和胸廓，以肺的为主，临床上因胸廓弹性阻力和顺应发生变化而致肺通气障碍的较为少见。

（1）顺应性：指弹性组织在外力作用下的可扩张性，容易扩张者则顺应性大，弹性阻力小；反之则顺应性小，弹性阻力大。

（2）肺和胸廓的弹性阻力：肺的弹性阻力指肺的弹性回缩力，由肺组织自身的弹性回缩力和肺泡表面张力共同组成，两者分别占肺回缩力的 1/3 和 2/3。①**肺泡表面张力**：构成肺回缩力的一部分，由附于肺泡壁的液体分子相互吸引产生，使肺泡表面积缩至最小，方向指向肺泡中心。②肺组织自身的弹性回缩力。

肺泡表面活性物质是由 Ⅱ 型肺泡细胞分泌的一种脂蛋白混合物，有重要的生理意义：①降低表面张力，防止肺萎陷；②避免肺毛细血管中液体渗入肺泡，防止肺水肿。

2. 非弹性阻力 非弹性阻力包括惯性阻力、黏滞阻力和气道阻力。气道阻力为气体流经呼吸道时产生的摩擦力，占非弹性阻力的 80%~90%。影响呼吸道阻力的主要因素是气道口径，呼吸道阻力与呼吸道半径的 4 次方成反比，其次是气流速度。

二、肺容量和肺通气量

肺容量和肺通气量是衡量肺通气功能的基础指标。

（一）肺容积和肺容量

1. 肺容积 肺容积指不同状态下肺所能容纳的气体量。肺容积一般包括潮气量、补吸气量、补呼气量和残气量，它们互不重叠，全部相加等于肺总量（图 6-17）。

（1）**潮气量:**一次呼吸时吸入或呼出的气体量即为**潮气量**。正常成年人平静呼吸时潮气量为 400~600ml。

（2）**补吸气量:**平静吸气末,再尽力吸气所能增加吸入的气体量为补吸气量。正常成年人的补吸气量为 1 500~2 000ml。

（3）**补呼气量:**平静呼气末,再尽力呼气所能增加呼出的气体量为补呼气量。正常成年人的补呼气量为 900~1 200ml。

（4）**余气量:**指最大呼气后肺内存留的气体量。正常成年人的余气量为 1 000~1 500ml。

2. **肺容量** 肺总量指肺容积中两项或两项以上的联合气体量,包括深吸气量、功能残气量、肺活量和肺总量(图 6-17)。

（1）**深吸气量:**指平静呼气末再最大吸气时所能吸入的气体量,等于潮气量与补吸气量之和,是衡量最大通气潜力的重要指标之一。

（2）**功能余气量:**指平静呼气末肺内存留的气体量。它是余气量和补呼气量之和,正常成年人的功能余气量为 2 000~2 500ml。肺气肿患者的功能残气量增加,肺实质性病变者则减少。

（3）**肺活量、用力肺活量和用力呼气量:**最大吸气后再尽力呼气所能呼出的气体量,称为**肺活量**,是潮气量、补吸气量和补呼气量之和。正常成年男性的肺活量平均约为 3 500ml,女性约为 2 500ml。肺活量因个体身材、性别、年龄、体位、呼吸肌强弱及肺和胸壁的弹性等而差异较大。肺活量的测定方法简单,是肺功能测定的常用指标,反映肺一次通气的最大能力。

因测定肺活量时呼气时间不受限制,某些呼吸道狭窄或肺组织弹性降低的患者所测得的肺活量仍可正常,为了充分反映气道通畅程度和肺组织弹性状态等变化,可测量用力肺活量和用力呼气量。**用力肺活量(FVC)**又称为**时间肺活量**,它是指一次最大吸气后,尽力尽快所能呼出的最大气体量。**用力呼气量(FEV)**是指一次最大吸气后尽力尽快呼气,一定时间内所能呼出的气体量。为排除背景肺容量的影响,通常以第 1、2、3 秒末的 FEV 占 FVC 的百分比表示,正常成人的分别为 83%、96% 和 99%,以第 1 秒末的应用价值最大,是临床上鉴别限制性肺疾病和阻塞性肺疾病的最常用的指标。

（4）**肺总量:**指肺所能容纳的气体总量,等于肺活量和余气量之和(图 6-17)。成年男性肺总量约为 5 000ml,女性约为 3 500ml。

（二）肺通气量和肺泡通气量

1. **肺通气量** 肺通气量是每分钟吸入或呼出的气体总量,等于潮气量和呼吸频率的乘积。正常成人的肺通气量为 6~9L/min。肺通气量随性别、年龄、身材、活动量的不同而异。

2. **无效腔和肺泡通气量** 上呼吸道至终末细支气管均无气体交换功能,称为**解剖无效腔或死腔**,总容积约为 150ml。**肺泡无效腔**指进入肺泡的气体中未参与气体交换的量。

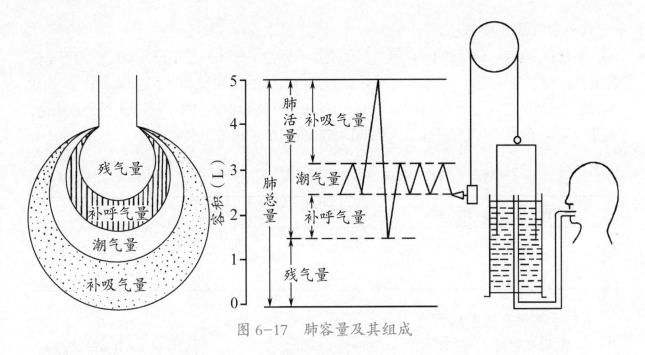

图 6-17　肺容量及其组成

肺泡无效腔和解剖无效腔合称为**生理无效腔**。健康人平卧时,生理无效腔等于或接近解剖无效腔。

肺泡通气量是反映肺通气效率的重要指标,它指每分钟吸入到肺泡内并能与血液进行交换的空气量,其计算公式为:

$$肺泡通气量 = (潮气量 - 无效腔气量) \times 呼吸频率$$

由表 6-1 可见,在一定呼吸频率范围内,深慢呼吸较浅快呼吸气体交换效率高,呼吸更有效,但深慢呼吸也因消耗能量较多而使呼吸做功增加。

表 6-1　不同呼吸形式时的肺通气量与肺泡通气量

呼吸形式	呼吸频率 /（次·min^{-1}）	潮气量 /ml	肺通气量 /（ml·min^{-1}）	肺泡通气量 /（ml·min^{-1}）
平静呼吸	12	500	6 000	4 200
深快呼吸	24	250	6 000	2 400
浅慢呼吸	6	1 000	6 000	5 100

第五节　气体的交换和运输

一、气体的交换

气体交换包括肺换气和组织换气,**肺换气**指肺泡与血液之间进行的 O_2 和 CO_2 交换;**组织换气**指血液与组织细胞之间进行的 O_2 和 CO_2 交换。

（一）气体交换的动力

生物膜两侧各气体间的分压差是气体交换的动力。气体分子在分压差的作用下从分压高的一侧向分压低的一侧扩散。**分压**是指混合气体中每种气体分子运动时所产生的压力，混合气体的总压力为各气体分压之和。使溶解于液体中的气体分子逸出的力称**张力**，此张力即是液体中的气体分压。人体不同部位的气体分压值见表6-2。

表6-2　肺泡气、动静脉血液和组织内各种气体的分压　　单位:kPa(mmHg)

项目	肺泡气	动脉血	静脉血	组织
PO_2	13.6(102)	13.3(100)	5.3(40)	4.0(30)
PCO_2	5.3(40)	5.3(40)	6.1(46)	6.7(50)

（二）气体交换的过程

1. 肺换气过程　当静脉血流经肺毛细血管时，在分压差的作用下，O_2由肺泡向静脉血扩散，CO_2由静脉血向肺泡内扩散，静脉血因PO_2升高，PCO_2降低而变成了动脉血。

2. 组织换气过程　当动脉血流经组织毛细血管时，O_2在分压差的作用下由动脉血向组织内扩散，CO_2由组织向血液扩散，动脉血因PO_2降低，PCO_2升高而变成了静脉血（图6-18）。

（三）影响肺换气的因素

1. 气体扩散速度　与气体的分压差和溶解速度成正比，与气体分子量的平方根成反比。CO_2在血浆中的溶解度约为O_2的24倍，扩散系数是O_2的20倍。呼吸膜两侧的O_2分压差约为CO_2分压差的10倍，故CO_2的扩散速度比O_2约快2倍。当肺泡气体交换发生障碍时，缺O_2比CO_2潴留更常见。

2. 呼吸膜的厚度和面积　正常成人呼吸膜的总面积约70m²，安静状态下，用于气体扩散的面积约为40m²。运动时，因肺毛细血管开放数量增多，扩散面积可达60～100m²。在肺炎、肺水肿、肺纤维化等时呼吸膜增厚，气体交换速度减慢；肺气肿时呼吸膜扩散面积减小，气体交换减少。

3. 通气－血流比值（V/Q值）　通气－血流比值指每分肺泡通气量与每分肺血流量的比值。正常成人安静时肺泡通气量为4.2L，每分肺血流量与心输出量相当，约为5L/min，V/Q值为0.84。这一比值表示通气量与血流量匹配适当，肺泡气体交换效率亦最高，V/Q值增大或减小时，肺泡气体交换效率均降低。增大说明通气过剩或血流不足（如肺动脉栓塞），部分肺泡气不能与血液充分进行交换，肺泡无效腔增大；V/Q值减小，则说明通气不足（如支气管痉挛）或血流过剩，部分静脉血流经通气不良的肺泡，气体得不到充分交换，静脉血尚未成为动脉血即返回心，导致功能性动－静脉短路。

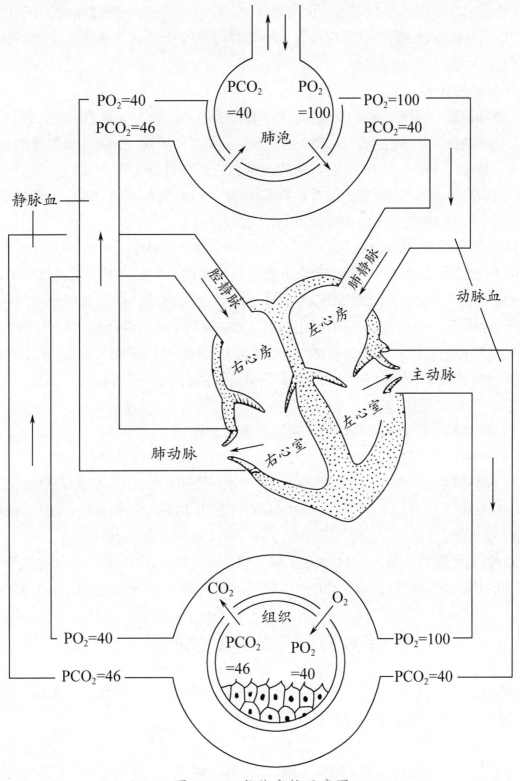

$PO_2=40$ $PCO_2=40$ $PO_2=100$ $PO_2=100$
$PCO_2=46$ 肺泡 $PCO_2=40$

静脉血

腔静脉 肺静脉 左心房 动脉血

右心房 主动脉

肺动脉 右心室 左心室

CO_2 组织 O_2

$PO_2=40$ $PCO_2=46$ $PO_2=40$ $PO_2=100$

$PCO_2=46$ $PCO_2=40$

图 6-18　气体交换示意图

二、气体在血液中的运输

气体在血液中的运输指机体通过血液循环把肺摄取的 O_2 运输到组织细胞,把组织

细胞产生的 CO_2 运输到肺的过程。血液运输 O_2 和 CO_2 的形式有物理溶解和化学结合。物理溶解是化学结合或释放的前提条件,化学结合的气体要先转为溶解形式,再从血液中逸出,以保持两者处于动态平衡。

（一）氧的运输

1. 物理溶解　以物理溶解形式在血液中被运输的 O_2 占 O_2 运输总量的 1.5%。

2. 化学结合　化学结合是 O_2 在血液中被运输的主要形式,占 O_2 运输总量的 98.5%。O_2 与血红蛋白（Hb）中的 Fe^{2+} 结合,形成氧合血红蛋白（HbO_2）。该反应迅速、可逆,结合与解离取决于 PO_2,血液流经高 PO_2 的肺时,Hb 与 O_2 结合形成 HbO_2;动脉血流经低 PO_2 的组织时,HbO_2 即迅速解离释放出 O_2,成为去氧 Hb。

HbO_2 呈鲜红色,去氧 Hb 呈紫蓝色,当人体毛细血管内血液中的去氧 Hb 含量达 5g/100ml 以上时,皮肤、黏膜呈暗紫色,此现象称为**发绀**。发绀通常表示机体缺氧,但在严重贫血者（Hb<5g/100ml）,缺氧而无发绀;高原性红细胞增多症者（Hb>5g/100ml）,发绀而不一定缺氧。Hb 可与 CO 结合,生成 HbCO,Hb 与 CO 的结合能力是 O_2 的 210 倍,Hb 与 CO 结合后就丧失运输 O_2 的能力,此时患者虽有严重缺氧而无发绀。CO 中毒时,如与 CO 结合的 Hb 量超过 50%,则可致组织缺氧而死亡。

（二）二氧化碳的运输

1. 物理溶解　物理溶解的 CO_2 占运输总量的 5%。

2. 化学结合　化学结合的 CO_2 占运输总量的 95%,具体以两种形式结合。

（1）**碳酸氢盐**：占 CO_2 运输总量的 88%。血液流经组织时,CO_2 和水在碳酸酐酶催化下反应生成 H_2CO_3,H_2CO_3 解离成 H^+ 和 HCO_3^-,后者大部分与 Na^+ 结合,生成 $NaHCO_3$ 被运输。血液流经肺部时,反应则向相反方向进行,CO_2 即入肺泡排出体外。

（2）**氨基甲酰血红蛋白**：占 CO_2 总运输量的 7%,CO_2 与血红蛋白的自由氨基结合,形成氨基甲酰血红蛋白（HbNHCOOH）。肺排出的 CO_2 中 17.5% 来自 HbNHCOOH。

第六节　呼吸运动的调节

呼吸运动是一种节律性的运动,在神经系统的调节下,其频率和深度随体内、外环境而发生变化,以适应环境,维持机体的代谢需要。

一、呼 吸 中 枢

呼吸中枢指中枢神经系统内能产生和调节呼吸运动的神经元群,主要分布于大脑皮质、间脑、脑桥、延髓和脊髓等部位,它们对呼吸运动起着不同的调节作用。动物实验证明,脊髓是高位中枢控制呼吸肌的中继站和整合某些呼吸反射的初级中枢,但不能产生节律性呼吸运动。延髓是产生节律性呼吸的基本中枢。目前认为,脑桥和延髓共同参与形成正常呼吸节律,但机制仍未完全阐明。呼吸受下丘脑、边缘系统、大脑皮质等高位中枢的影响,人有意识地暂时屏气,随意控制呼吸深度与频率等都是在大脑皮质的调控下进行的。

二、呼吸运动的反射性调节

呼吸反射分为化学感受性呼吸反射、机械感受性呼吸反射和防御性呼吸反射。

(一)化学感受性呼吸反射

调节呼吸运动的化学感受器可分为**外周化学感受器**和**中枢化学感受器**,前者包括**颈动脉体**和**主动脉体**,感受血浆中 PO_2、PCO_2 和 H^+ 浓度变化,PO_2 降低、PCO_2 升高或 H^+ 浓度升高为其兴奋的条件;后者位于延髓腹外侧浅表部位,主要感受脑脊液中 H^+ 浓度的变化,对 PO_2 变化则不敏感。

1. CO_2 对呼吸运动的调节　CO_2 是调节呼吸最重要的生理性刺激因素,动脉血 PCO_2 维持在一定水平是呼吸中枢兴奋的必备条件。当吸入 CO_2 达 2% 时,呼吸加深;至 4% 时呼吸频率也加快;超过 7% 时,肺泡和动脉血 PCO_2 增高,CO_2 堆积使呼吸中枢活动受抑制而出现呼吸困难、头痛、头晕甚至昏迷。

CO_2 对呼吸中枢的兴奋主要是通过刺激中枢化学感受器实现的,且有研究表明,该种刺激作用是间接的。

2. 低 O_2 对呼吸的调节　动脉血 PO_2 降至 80mmHg 以下时,呼吸加深、加快。动物实验表明,低 PO_2 对呼吸中枢的兴奋是通过刺激外周化学感受器实现的。

低 PO_2 直接抑制呼吸中枢,且抑制作用随低 PO_2 程度的加重而加强。严重低 PO_2 则可导致呼吸衰竭,甚至呼吸停止。

3. H^+ 对呼吸的调节　动脉血中 H^+ 浓度升高,兴奋呼吸;H^+ 浓度降低,则抑制呼吸。H^+ 对呼吸的调节主要通过刺激外周化学感受器实现。

(二)机械感受性呼吸反射

1. 肺牵张反射　肺牵张反射又称为**黑－伯反射**,包括**肺扩张反射**和**肺萎陷反射**,前者指肺扩张时引起的抑制吸气活动的反射,作用在于加速吸气向呼气的转换;后者指肺萎陷时引起的增强吸气活动或促进呼气转换为吸气的反射。

2. 呼吸肌本体感受性反射　呼吸肌本体感受性反射指肌梭受牵张刺激后反射性引起的呼吸肌收缩,作用为克服呼吸道阻力以维持肺通气。

(三)防御性呼吸反射

呼吸道黏膜受刺激引发的以清除呼吸道异物为目的反射性呼吸变化称为防御性呼吸反射,包括**咳嗽反射**和**喷嚏反射**。咳嗽反射较常见,有清洁、保护呼吸道的作用,但长期和剧烈的咳嗽可导致肺气肿,也可使胸膜腔内压升高,静脉回流受阻。喷嚏反射指鼻黏膜受刺激引起的反射,作用为清除鼻腔中的刺激物。

(苏艳英)

第七章 | 能量代谢与体温

07章 数字内容

第一节　能 量 代 谢

　　机体生命活动最基本的特征是新陈代谢。机体不断通过物质代谢来构筑、更新自身的组织，又通过能量代谢来进行各种生命活动。因此，能量代谢与物质代谢是相伴随发生的，合成代谢时，需要获取能量，而物质在氧化分解过程中，伴有能量的释放。生物体内物质代谢过程中伴随发生的能量的释放、转移、储存和利用称为**能量代谢**。

一、机体能量的来源和利用

（一）能量的来源

　　机体生命活动所需的能量，主要来源于机体从外界摄取营养物质中的糖、脂肪和蛋白质。

　　1. 糖　糖提供了人体所需能量的50%～70%，葡萄糖被吸收入血液后，可供细胞直接氧化利用。在氧供应充分的情况下，机体绝大多数组织细胞通过糖的有氧氧化获得能量。在氧供应不足时，某些组织还可通过糖的无氧酵解获得少许能量，这在人体处于缺氧状态时极为重要。当机体糖的摄取量大于消耗量时，多余的葡萄糖可以合成糖原，以肝糖原和肌糖原的形式分别贮存在肝脏和肌肉组织中。

　　2. 脂肪　脂肪在人体内的主要作用是储存和供给能量。机体脂肪的储存量可达体重的20%。脂肪分解为甘油和脂肪酸后，经氧化释放能量。每克脂肪在体内氧化释放的能量约为同等重量糖的2倍。一般情况下，通过脂肪氧化分解提供的能量约占人体消耗总能量的30%。

　　3. 蛋白质　在生理状态下，蛋白质的主要功能是构成细胞成分和形成某些生物活性物质，不作为供能物质。在某些特殊情况下，如长期不能进食或消耗量极大时，机体才会依靠由蛋白质分解所产生的氨基酸供能，以维持基本的生理活动。

（二）能量的利用

体内的糖、脂肪或蛋白质在氧化分解过程中释放出的能量中约有 50% 以上直接转变为热能，维持体温；其余不足 50% 的部分则以化学能的形式储存于三磷酸腺苷（ATP）等高能化合物的高能键中。ATP 是机体的贮能物质和各种生理活动的直接供能物质，供机体进行各种生理活动，如基础代谢、运动或各种活动、食物的特殊动力效应、生长发育等过程的能量消耗。体内能量的释放、转移、贮存和利用之间的关系如图所示（图 7-1）。

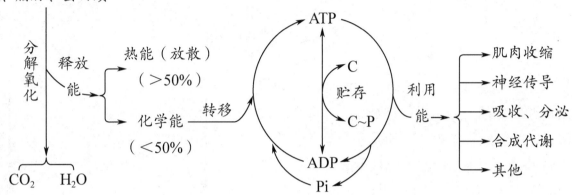

图 7-1 能量的释放、转移、贮存和利用示意图

二、影响能量代谢的主要因素

（一）肌肉活动

肌肉活动对能量代谢的影响最为显著。机体任何轻微的躯体活动都可提高能量代谢（表 7-1）。人体在剧烈运动或劳动时，产热量可达到安静状态的 10～20 倍。

表 7-1 机体不同状态下的能量代谢率　　单位：kJ/（m²·min）

机体的状态	产热量	机体的状态	产热量
静卧	2.73	扫地	11.37
开会	3.40	打排球	17.50
擦窗	8.30	打篮球	24.22
洗衣	9.89	踢足球	24.98

（二）环境温度

机体在安静状态下，环境温度 20～30℃，能量代谢最为稳定。当环境温度低于 20℃ 时，寒冷刺激引起寒战和肌肉紧张度增强，体内能量代谢开始提高，以维持正常体温。当环境温度超过 30℃ 时，体内的生物化学反应速度加快，机体的呼吸、循环功能加强等原因也使能量代谢增加。

（三）食物的特殊动力效应

进食后,即使人体处于安静状态,其产热量也比进食前有所增加。这种由于进食引起机体产生"额外"热量的现象,称为**食物的特殊动力效应**。在三种主要营养物质中,进食蛋白质可使产热量增加30%,糖和脂肪可使产热量分别增加6%和4%,混合性食物可使产热量约增加10%。

（四）精神活动

精神和情绪活动对能量代谢也有影响。机体处于紧张状态时,能量代谢会提高。

三、基础代谢

机体在基础状态下的能量代谢称为**基础代谢**。通常将基础状态下单位时间内的能量代谢,称为**基础代谢率**。**基础状态**是指机体处于清晨、清醒、静卧、未进行肌肉活动、空腹(禁食12h以上)、环境温度在20～30℃、精神安宁的状态。基础状态排除了肌肉活动、环境温度、食物的特殊动力效应和精神活动等对能量代谢的影响。基础状态的能量代谢和消耗,主要用于维持机体的最基本生命活动。基础代谢率一般比安静时的代谢率要低,但并不是最低的,熟睡无梦时,能量代谢率更低。

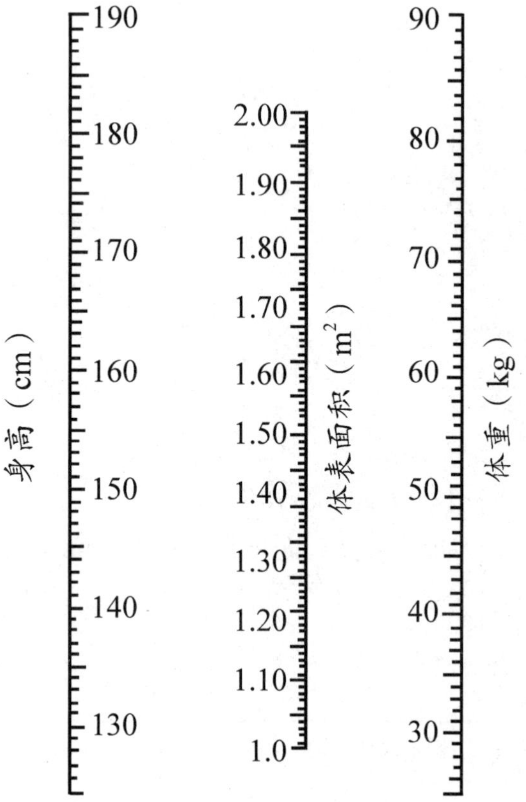

能量代谢率与体表面积基本上成正比(图7-2)。为了比较不同个体之间的能量代谢情况,基础代谢率以每小时每平方体表面积的产热量为单位,通常以 kJ/(m²·h) 表示。

基础代谢率在生理情况下,受性别、年龄的影响(表7-2)。当其他情况相同时,男性的平均值略高于女性,幼儿高于成人,年龄越大,基础代谢率越低。

图 7-2 体表面积测算图

表 7-2 我国正常人基础代谢率平均值 单位:kJ/(m²·h)

性别	年龄						
	11～15岁	16～17岁	18～19岁	20～30岁	31～40岁	41～50岁	51岁以上
男性	195.5	193.4	166.2	157.8	158.6	154.0	149.0
女性	172.5	181.7	154.0	146.5	146.9	142.4	138.6

基础代谢率可采用相对值表示：

$$基础代谢率（相对值）=\frac{实测值-正常平均值}{正常平均值}×100\%$$

一般来说，基础代谢率的实测值与正常平均值相差在 ±15% 以内均属于正常范围。相差超过 20% 时，说明可能有病理性变化。很多疾病都伴有基础代谢率的改变，而在各种疾病中，甲状腺功能改变对基础代谢率影响最为显著。甲状腺功能亢进时，基础代谢率可比正常值高 25%～80%；甲状腺功能减退时，基础代谢率低于正常值 20%～40%。基础代谢率的测定是临床用来诊断甲状腺疾病的重要辅助方法。

第二节　体　　温

机体的温度分为体表温度和体核温度。**体表温度**是指人体表层的温度。体表温度容易随外界环境温度的变化而变化。**体核温度**是指机体深部组织的温度（图 7-3）。体核温度相对稳定，是机体新陈代谢和一切生命活动正常进行的必要条件。临床上所说的**体温**是指机体深部组织的平均温度。

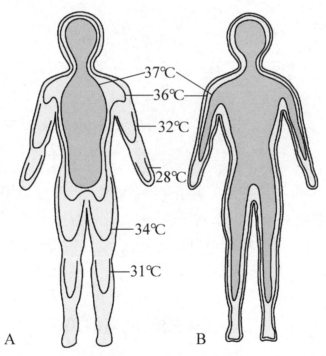

37℃
36℃
32℃
28℃
34℃
31℃

A　　　　　　　　B

图 7-3　不同环境温度下人体体温分布示意图

一、正常体温及其生理波动

（一）正常体温

由于机体深部的温度不易直接测量，临床上通常通过测量直肠、口腔或腋窝的温度来反映体温。直肠温度正常范围为 36.9～37.9℃,口腔温度正常范围为 36.7～37.7℃,腋窝温度正常范围为 36.0～37.4℃。

（二）体温的生理波动

机体的体温是相对稳定的,但在生理情况下,体温可随昼夜、性别、年龄、情绪与肌肉活动等因素有所变化。

1. 昼夜节律　正常人体温在一昼夜有周期性波动,清晨 2～6 时体温最低,午后 1～6 时最高,但波动幅度一般不超过 1℃。体温的这种昼夜周期性波动称为**昼夜节律**。

2. 性别　成年女性平均体温比男性高 0.3℃。成年女性的基础体温随月经周期发生规律性变化,从月经期到排卵日之间体温较低,排卵日最低,排卵后体温上升 0.3～0.6℃,并且维持较高水平(图 7-4)。

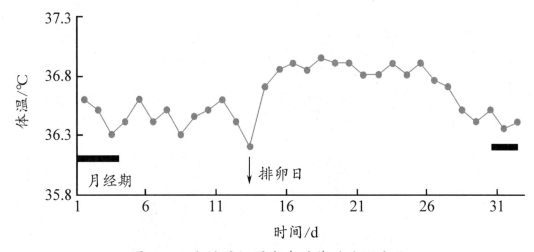

图 7-4　女性月经周期中的基础体温变化

3. 年龄　不同年龄,能量代谢不同,体温也不同。一般来说,儿童和青少年的体温比较高,老年人的体温偏低。新生儿,尤其是早产儿的体温调节中枢发育不完善,调节体温的能力差,易受环境温度变化的影响,对婴幼儿应加强保温护理。

4. 其他因素　情绪激动、肌肉活动增强时,能量代谢增高,产热量增多,引起体温升高。

二、机体的产热与散热

机体在代谢过程中不断地产生热量,同时又将热量不断地散发到体外。机体正常体温的维持是在体温调节中枢的调节下,使产热过程与散热过程获得动态平衡的结果。

（一）机体的产热

机体在安静状态时,主要的产热器官是内脏器官,以肝组织产热量最大;在劳动或运动时,骨骼肌是主要的产热器官(表 7-3)。

表 7-3　几种组织、器官在不同状态下的产热量比较

器官、组织	占体重百分比 /%	产热量（占机体总产热量百分比 /%）	
		安静状态	劳动或运动
脑	2.5	16	3
内脏	34	56	22
肌肉	40	18	73
其他	23.5	10	2

机体安静时,在寒冷环境中,主要依靠战栗产热和非战栗产热两种形式增加产热量。

（二）机体的散热

1. 散热的部位　机体散热的部位有皮肤、呼吸道、消化道、泌尿器官等,其中主要的散热部位是皮肤。

2. 皮肤的散热方式

（1）辐射散热:是机体以热射线的形式将热量传给外界较冷物体的一种散热方式。当皮肤温度高于环境温度时,皮肤与环境之间的温差越大,皮肤的有效散热面积越大,则皮肤散热量越多;反之,当外界环境温度高于皮肤温度时,皮肤就吸收周围热量,使体温升高。

（2）传导散热:是机体将热量直接传给与皮肤接触的较冷物体的一种散热方式。传导散热的多少取决于皮肤表面与接触表面的温度差、接触面积以及接触物体的导热性。水的导热性好,故可用冰袋、冰帽为高热患者降温。

（3）对流散热:是通过气体流动交换热量的一种散热方式。当皮肤温度高于环境温度时,体热传给与皮肤表面相接触的空气,并使其温度升高。皮肤与周围环境的温度差越大、机体有效散热面积越大、气体流速越快,对流散热量越多。

（4）蒸发散热:是水分从体表汽化时吸收热量而散发体热的一种散热方式。正常体温条件下,体表每蒸发 1g 水可使机体散发 2.43kJ 的热量。蒸发散热有两种形式:不感蒸发和出汗。**不感蒸发**是指体内水分从皮肤和黏膜表面不断渗出而被汽化的一种散热方式。一般情况下,人体 24h 不感蒸发的量约为 1 000ml,其中经皮肤表面蒸发 600～800ml,经呼吸道黏膜蒸发 200～400ml。**出汗**又称可感蒸发,是指汗腺主动分泌汗液的过程。通过出汗可有效带走大量体热,防止体温骤升。

三、体温调节

机体体温的相对稳定,是在自主性体温调节和行为性体温调节的共同作用下,使机体的产热和散热过程处于动态平衡的结果。**自主性体温调节**是指机体在体温调节中枢控制下,通过改变皮肤血流量、汗腺活动、寒战等生理调节反应,使机体的产热量和散热量维持

动态平衡,从而使体温保持相对稳定的水平。

(一)温度感受器

温度感受器是感受机体各个部位温度变化的特殊结构,按照分布位置的不同,可以分为外周温度感受器和中枢温度感受器。

1. 外周温度感受器　外周温度感受器是分布于皮肤、黏膜和内脏等处的一些对温度敏感的游离神经末梢,包括热感受器和冷感受器。它们能够感受局部环境的冷、热变化,将信息传入体温调节中枢。外周温度感受器可以对机体外周部位的温度起到监测作用。

2. 中枢温度感受器　存在于中枢神经系统内对温度敏感的神经元称为**中枢温度感受器**,包括热敏神经元和冷敏神经元。动物实验证明,在视前区－下丘脑前部(PO/AH)热敏神经元的数量较冷敏神经元数量多,提示下丘脑的温度感受器主要是感受体温升高的刺激。在脑干网状结构和下丘脑弓状核,冷敏神经元较多,主要感受体温降低的刺激。

(二)体温调节中枢

对恒温动物的实验中观察到,只要保留下丘脑及其以下神经组织的结构完整,动物就能够保持体温相对稳定。如进一步切除下丘脑,则动物的体温将不能维持相对恒定,这说明调节体温的基本中枢位于下丘脑。

(三)体温调节的调定点学说

体温调定点学说认为体温调节机制类似于恒温器工作原理。正常情况下,人体的体温调定点为37℃。当体温高于调定点的水平时,散热活动明显大于产热活动,使得升高的体温开始下降,直至回到调定点;当体温低于调定点水平时,产热活动明显大于散热活动,使降低的体温开始回升,直至回到调定点。

 知识窗

中暑

中暑是在暑热天气、空气湿度较大及无风环境中,患者因体温调节中枢发生功能障碍,水、电解质丧失过多而出现相关临床表现的疾病。中暑损伤主要是由于体温过高(>42℃),导致多器官功能障碍或衰竭。预防中暑,暑热天气要调整工作时间或工作环境,避免太阳直射,每天补足水分,多食蔬菜、水果。

（陈天宇）

第八章 │ 泌尿系统

08章 数字内容

泌尿系统由肾、输尿管、膀胱和尿道组成(图 8-1)。

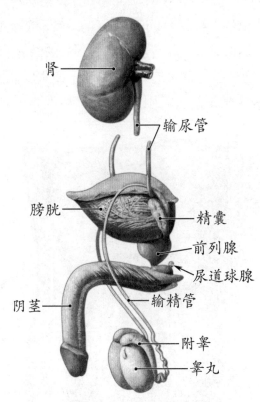

肾

输尿管

膀胱

精囊

前列腺

尿道球腺

阴茎

输精管

附睾

睾丸

图 8-1 男性泌尿生殖系统概观

肾是产生尿液的器官,其他为排尿器官。尿的质和量经常随机体内环境的改变而发生变化,对保持内环境的相对稳定和电解质平衡起重要作用。

第一节 肾

一、肾的形态和位置

（一）肾的形态

肾是实质性器官，形似蚕豆，新鲜的肾为红褐色，质地柔软，表面光滑。肾的上端宽而薄，下端窄而厚。前面凸向前外侧，后面因紧贴腹后壁而较扁平。外侧缘隆凸；内侧缘中部凹陷称**肾门**，是肾的血管、神经、淋巴管及肾盂出入的门户。出入肾门的这些结构被结缔组织所包裹称**肾蒂**。肾门向肾内凹陷形成的腔称肾窦，容纳肾小盏、肾大盏、肾盂、肾血管和脂肪等。

（二）肾的位置

肾位于腹腔后上部，脊柱两侧，属腹膜外位器官（图8-2）。左肾上端平对第11胸椎体下缘，下端平对第2腰椎体下缘；受肝的影响，右肾较左肾低1~2cm。第12肋分别斜过左肾后面的中部和右肾后面的上部。肾门约平第1腰椎体平面，距后正中线约5cm。肾门在腹后壁的体表投影一般在竖脊肌的外侧缘与第12肋之间的夹角内，临床上称为**肾区**。某些肾疾病患者，叩击或触压此区可引起疼痛。

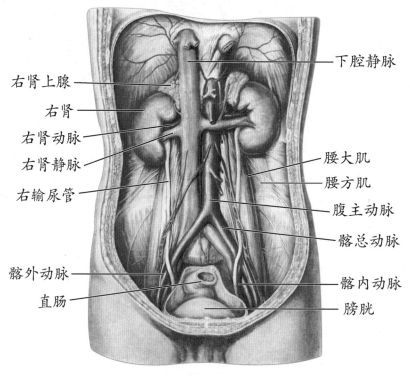

图8-2 肾的形态与位置

二、肾的剖面结构

肾实质分为表层的**肾皮质**和深层的**肾髓质**。肾皮质富含血管,在新鲜标本为红褐色,伸入肾髓质内的部分称**肾柱**。肾髓质色淡红,由15~20个肾锥体构成。**肾锥体**呈圆锥形,底朝皮质、尖向肾窦。肾锥体尖端为**肾乳头**,其尖端有乳头孔,终尿经此孔流入肾小盏。**肾小盏**呈漏斗状包绕肾乳头。2~3个肾小盏汇合成一个**肾大盏**。2~3个肾大盏汇合成1个**肾盂**。肾盂出肾门后向下弯行,逐渐变细,移行为输尿管(图8-3)。

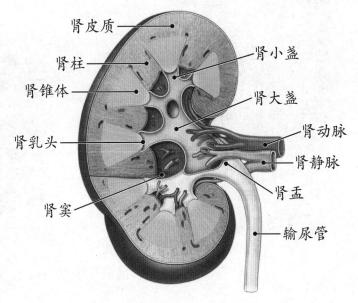

图8-3　肾的冠状切面

标注文字:肾皮质、肾柱、肾锥体、肾乳头、肾窦、肾小盏、肾大盏、肾动脉、肾静脉、肾盂、输尿管

三、肾 的 被 膜

肾表面包有3层被膜,由内向外依次为纤维囊、脂肪囊和肾筋膜。纤维囊是紧贴肾实质表面的薄层致密结缔组织膜,在肾发生病变时可与肾紧密结合不易分离。脂肪囊是包被在纤维囊外周的囊状脂肪层,对肾起弹性垫样保护作用。肾筋膜位于脂肪囊外面,分前、后两层,包被肾及肾上腺,其间有输尿管通过(图8-4)。

肾的被膜、血管、邻近器官、腹膜和腹内压等多种因素对肾起到固定作用,当这些因素异常时,可产生肾下垂或游走肾。

四、肾的微细结构

肾实质含有大量泌尿小管,其间有少量的结缔组织、血管、神经等构成的肾间质。**泌尿小管**由肾单位和集合小管组成(图8-5)。

（一）肾单位

肾单位是肾的结构和功能的基本单位,由肾小体和肾小管组成,它与集合小管共同完成泌尿功能。

1. 肾小体　肾小体又称为**肾小球**,位于肾皮质内,呈球形,由血管球与肾小囊组成(图8-6)。

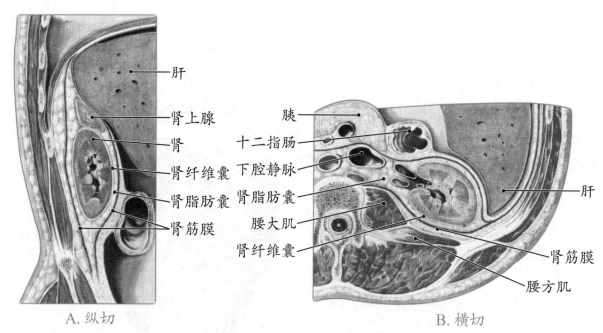

肝

肾上腺
肾
肾纤维囊
肾脂肪囊
肾筋膜

胰
十二指肠
下腔静脉
肾脂肪囊
腰大肌
肾纤维囊

肝

肾筋膜

腰方肌

A. 纵切   B. 横切

图 8-4   肾筋膜模式图

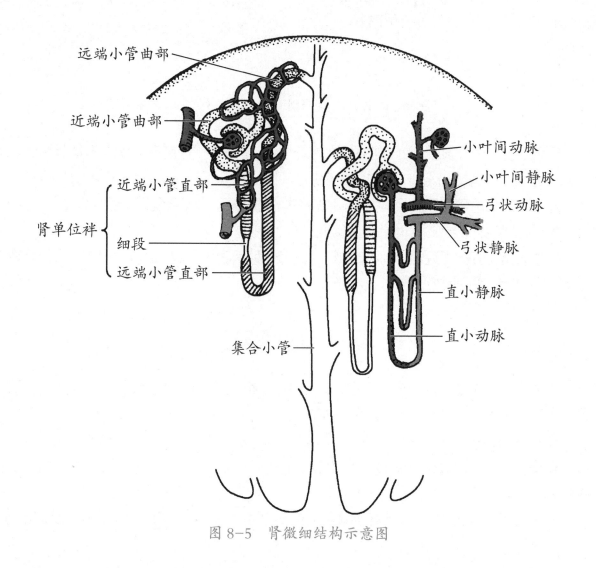

远端小管曲部
近端小管曲部

近端小管直部

肾单位袢
细段

远端小管直部

集合小管

小叶间动脉
小叶间静脉
弓状动脉

弓状静脉

直小静脉

直小动脉

图 8-5   肾微细结构示意图

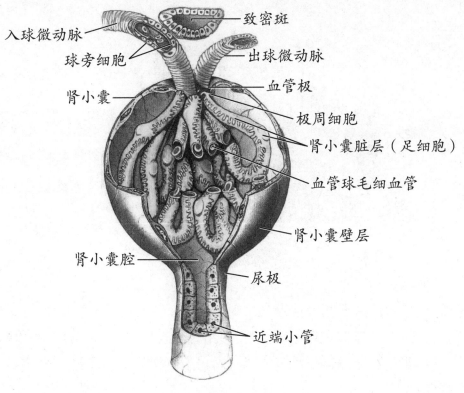

入球微动脉
球旁细胞
肾小囊
肾小囊腔
近端小管

致密斑
出球微动脉
血管极
极周细胞
肾小囊脏层（足细胞）
血管球毛细血管
肾小囊壁层
尿极

图 8-6　肾小球示意图

（1）**血管球**：是肾小体内入球微动脉与出球微动脉之间的一团盘曲成球状的毛细血管。

（2）**肾小囊**：是肾小管起始部膨大并凹陷而成的杯状双层囊，包裹着血管球。肾小囊分壁、脏两层，壁层为单层扁平上皮；脏层由贴附在毛细血管基膜外面的足细胞构成。两层之间的腔隙为肾小囊腔。足细胞伸出几个较大的初级突起，初级突起又伸出许多指状的次级突起，相邻次级突起相互镶嵌，形成栅栏状结构紧包在毛细血管外面。次级突起间的裂隙，称为**裂孔**。裂孔上覆盖一层极薄的裂孔膜。

血液流经血管球，滤出到肾小囊腔形成原尿时，必须通过有孔毛细血管内皮、基膜和裂孔膜，这 3 层结构合称为**滤过膜**，又称**滤过屏障**。若滤过屏障受损，则血液中某些大分子物质，甚至血细胞都可漏入肾小囊腔内，形成蛋白尿或血尿（图 8-7）。滤入肾小囊腔的滤液称**原尿**，原尿除不含大分子的蛋白质外，其余成分与血浆相似。

2. 肾小管　肾小管的管壁由单层上皮围成，与肾小囊壁层相续。根据肾小管的形态结构、分布位置和功能，由近端向远端依次分为近端小管、细段和远端小管。

（1）**近端小管**：是肾小管中最粗、最长的一段，分为曲部和直部。近端小管上皮呈立方形或锥体形，呈嗜酸性，细胞分界不清，游离面有整齐而密集的刷状缘。近端小管曲部简称近曲小管，直部近侧端与曲部相续，远侧端管径突然变细移行为细段。

（2）**细段**：管径细，管壁为单层扁平上皮，界清，无刷状缘。该段参与构成髓袢。

（3）**远端小管**：较近端小管细，管壁由一层立方上皮构成，界清，染色淡，也分为直部

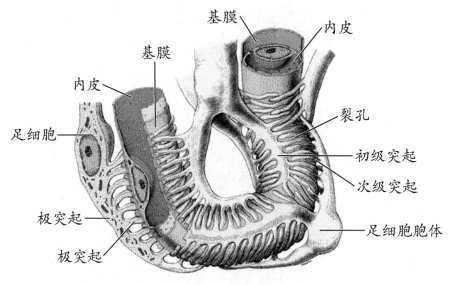

图 8-7　肾小球滤过膜示意图

和曲部。其直部近侧端与细段相续，远侧端与曲部相连。近端小管直部、细段和远端小管直部共同构成 U 形结构称**髓袢**或**肾单位袢**。远端小管曲部简称远曲小管。

（二）集合小管

集合小管续接远端小管曲部，自肾皮质行向肾髓质，当到达髓质深部后，陆续与其他集合小管汇合，最后形成管径较粗的乳头管，开口于肾乳头。

（三）球旁复合体

球旁复合体由球旁细胞和致密斑组成。

1. 球旁细胞　球旁细胞位于入球微动脉管壁上，由入球微动脉管壁中膜的平滑肌细胞转化而成，呈立方形，为弱嗜碱性。球旁细胞能分泌肾素，肾素可升高血压。

2. 致密斑　致密斑位于远端小管与球旁细胞相邻处，是远端小管管壁上皮细胞增高、变窄，形成的椭圆形斑块状隆起。致密斑能感受远端小管内小管液中 Na^+ 浓度变化，从而调节球旁细胞对肾素的分泌。

五、肾的血液循环特点

肾血液循环与肾的泌尿功能密切相关，其特点为：①肾动脉源于腹主动脉，短而粗，压力高，血流量大，约为心输出量的 1/4；②肾皮质血流量大，约占 90%，流速快，髓质血流量小，流速慢；③入球微动脉较出球微动脉粗，血管球压力高于肾小囊腔压，有利于原尿生成；④球后毛细血管网因水分被大量滤出，故胶体渗透压高，利于肾小管重吸收；⑤髓质内直血管袢与髓袢伴行，有利于肾小管和集合小管的重吸收和尿液的浓缩。

第二节 输尿管道

一、输尿管

输尿管是一对位于腹后壁的肌性管道,起自肾盂末端,终于膀胱,长 20～30cm,管径为 0.5～1.0cm。根据走行,输尿管可分为腹段、盆段和壁内段。输尿管全程有 3 处狭窄:①输尿管起始处;②小骨盆上口,输尿管跨过髂血管处;③斜穿膀胱壁处(图 8-2)。当尿路结石下降时,易嵌顿于狭窄处,引起剧烈绞痛。

二、膀胱

膀胱是一个肌性囊状的贮尿器官,其形状、大小、位置及壁的厚度随尿液充盈程度而异。正常成人膀胱容量一般为 350～500ml,最大可达 800ml。新生儿膀胱容量约为成人的 1/10,女性的容量小于男性,老年人因膀胱肌张力下降而容量增大。

(一)膀胱的形态、位置和毗邻

1. 形态 膀胱充盈时,略呈卵圆形,膀胱空虚时呈三棱锥体形,分为尖、底、体、颈。膀胱尖朝向前上方,称**膀胱尖**;膀胱底近似三角形,朝向后下方,称**膀胱底**;膀胱底与膀胱尖之间的部分称**膀胱体**;膀胱的最下部称**膀胱颈**,颈的下端有尿道内口与尿道相接(图 8-8)。

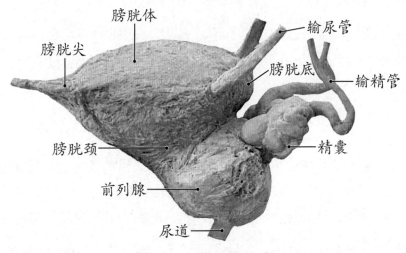

图 8-8 膀胱的形态

2. 位置 新生儿膀胱位置较高,大部分位于腹腔内,随着年龄的增长和盆腔的发育逐渐入盆腔,至青春期达成人位置。

3. 毗邻 膀胱底在男性与精囊腺、输精管末端及直肠相邻,在女性与子宫颈和阴道相邻。膀胱颈在男性与前列腺贴近,在女性与尿生殖膈相邻。

（二）膀胱壁的构造

膀胱壁由内向外依次为黏膜、肌层和外膜。

1. 黏膜　黏膜的上皮是变移上皮。膀胱空虚时黏膜由于肌层的收缩而形成许多皱襞，充盈时皱襞消失。膀胱底的内面，位于两输尿管口与尿道内口之间的三角形区域，无论膀胱空虚或充盈，黏膜均光滑无皱襞，此区域称为**膀胱三角**，是肿瘤、结核、炎症好发部位。两输尿管口之间的横行皱襞，称**输尿管间襞**，膀胱镜下所见为苍白带，是寻找输尿管口的标志（图8-9）。

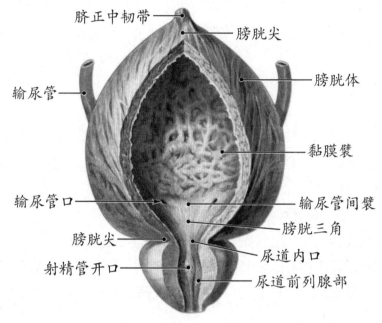

图 8-9　男性膀胱的内腔（前面观）

2. 肌层　由平滑肌构成，分为内纵、中环、外纵，这3层肌束相互交错，共同构成逼尿肌。

3. 外膜　大部分为纤维膜，由疏松结缔组织构成，仅膀胱顶部为浆膜。

三、尿　道

男性尿道见男性生殖系统。女性尿道仅有排尿功能，长3~5cm，直径约0.6cm，起于膀胱的尿道内口，经耻骨联合与阴道之间下行，穿尿生殖膈以尿道外口开口于阴道前庭，穿尿生殖膈时，周围有尿道阴道括约肌环绕，可控制排尿。女性尿道较男性尿道短、宽、直，故易发生逆行性尿路感染。

第三节　尿生成的过程

尿的生成过程包括肾小球的滤过、肾小管和集合管的重吸收及肾小管和集合管的分泌三个基本过程。

一、肾小球的滤过

肾小球滤过是指血液流经肾小球毛细血管时,血浆中的水和小分子溶质在有效滤过压的作用下,通过滤过膜进入肾小囊腔形成原尿的过程。微量化学分析表明,原尿中除大分子蛋白质外,其余的成分及浓度与血浆基本相同(表8-1)。

(一)滤过的结构基础——滤过膜

滤过膜各层结构上均有大小不一的孔道,允许不同大小的分子颗粒通过,形成了机械屏障。此外,滤过膜各层均覆盖有带负电荷的糖蛋白,它阻挡了带负电荷的物质通过,构成了电学屏障。两层屏障共同限制血浆中成分的滤过,决定着原尿的成分(图8-7)。

表8-1 血浆、原尿和终尿的成分比较

成分	血浆 /(g·L^{-1})	原尿 /(g·L^{-1})	终尿 /(g·L^{-1})	重吸收率 /%
Na$^+$	3.3	3.3	3.5	99
K$^+$	0.2	0.2	1.5	94
Cl$^-$	3.7	3.7	6.0	99
磷酸根	0.04	0.04	1.5	67
尿素	0.3	0.3	20.0	45
尿酸	0.02	0.02	0.5	79
肌酐	0.01	0.01	1.5	—
氨	0.001	0.001	0.4	—
葡萄糖	1.0	1.0	极微量	近100
蛋白质	60~80	0.30	微量	近100
水	900	980	960	99

(二)滤过的动力——有效滤过压

有效滤过压是肾小球滤过的动力,是由肾小球毛细血管血压、血浆胶体渗透压和囊内压三种力量相互作用而形成(图8-10)。其中,肾小球毛细血管血压是推动滤过的动力;血浆胶体渗透压和囊内压是对抗滤过的阻力。因此,肾小球毛细血管的有效滤过压 = 肾小球毛细血管血压 -(血浆胶体渗透压 + 肾小囊内压)。

正常情况下,肾小球毛细血管血压约为45mmHg,囊内压约为10mmHg,肾小球毛细血管入球小动脉端的胶体渗透压为25mmHg,故入球小动脉端的有效滤过压 =45mmHg-(25mmHg+10mmHg)=10mmHg>0;由于血液在肾小球毛细血管内流动时,部分水和小分子物质不断滤出,血浆中蛋白质的浓度逐渐增大,血浆胶体渗透压随之升高,在出球小动脉端可达35mmHg,此时有效滤过压等于 45mmHg-(35mmHg +10mmHg)=0mmHg,达

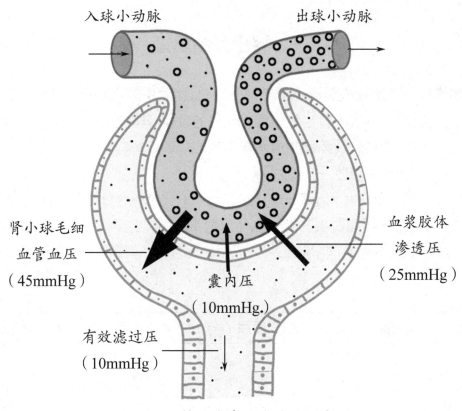

入球小动脉　　　　出球小动脉

肾小球毛细
血管血压
（45mmHg）

血浆胶体
渗透压
（25mmHg）

囊内压
（10mmHg.）

有效滤过压
（10mmHg）

图 8-10　肾小球有效滤过压示意图

到滤过平衡,滤过作用停止。

（三）肾小球滤过功能的评价

1. 肾小球滤过率　肾小球滤过率是指单位时间（每分钟）内两肾生成的原尿量,正常成人安静时约为 125ml/min。

2. 滤过分数　肾小球滤过率与肾血浆流量的比值称为**滤过分数**。正常成人安静时每分钟肾血浆流量约为 660ml,故滤过分数为 125ml /660ml×100% ≈ 19%。

二、肾小管和集合管的重吸收

原尿流入肾小管后称**小管液**。小管液流经肾小管和集合管时,其中的水和溶质全部或部分被小管上皮细胞重新吸收回血液的过程称为**肾小管**和**集合管的重吸收**。成人每昼夜生成的原尿量可达 180L,而终尿量一般只有约 1.5L,占原尿的 1% 左右,表明肾小管和集合管的重吸收率高达 99%。

（一）重吸收的部位

肾小管各段和集合管均有重吸收能力,但近曲小管的重吸收能力最强,这是由其结构和功能决定的。正常情况下,小管液中的葡萄糖、氨基酸等营养物质几乎全部在近曲小管重吸收;65%～70% 的水、无机盐在此段重吸收,余下的水和无机盐在肾小管其他各段和集合管重吸收,少量随终尿排出体外。

（二）重吸收的特点

1. 选择性 肾小管和集合管对物质的重吸收具有选择性,既能保留对机体有用的物质如葡萄糖,又能有效地清除对机体有害的和过剩的物质如尿酸,从而维持机体内环境稳态。

2. 有限性 肾小管的重吸收有一定的限度,当小管液中某种物质的浓度过高,超过了肾小管和集合管对其重吸收的极限时,尿中将会出现该物质。以葡萄糖为例,当血糖浓度升高到 1.6～1.8g/L 时,肾小管对葡萄糖的重吸收已达极限,尿中开始出现葡萄糖,此时的血糖浓度称为**肾糖阈**。

（三）几种物质的重吸收

1. Na⁺、Cl⁻ 的重吸收 原尿中 99% 以上的 Na^+、Cl^- 被肾小管和集合管重吸收,65%～70% 的 Na^+ 在近端小管经钠泵主动重吸收,Cl^- 可随着 Na^+ 被动重吸收(图 8-11)。

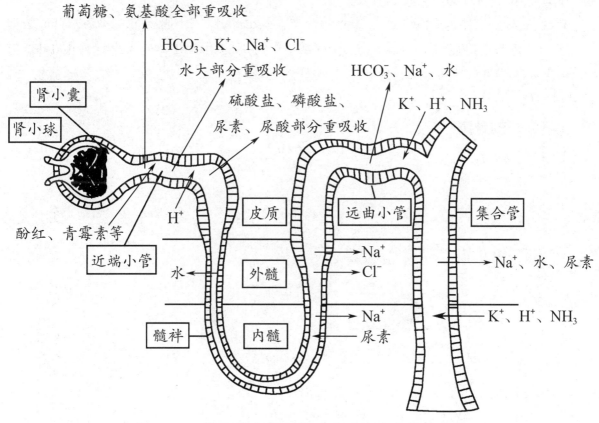

图 8-11 肾小管和集合管的重吸收及分泌示意图

2. 葡萄糖的重吸收 葡萄糖几乎 100% 在近曲小管被重吸收。小管液中葡萄糖的重吸收与 Na^+ 相偶联。

3. 水的重吸收 原尿中的水约有 99% 被肾小管和集合管重吸收,只有 1% 排出体外。其中,65%～70% 在近端小管重吸收,与体内是否缺水无关,属于**必需重吸收**;另一种重吸收发生在远曲小管和集合管,可根据机体内水平衡的状况进行调节,属于**调节性重吸收**,此处水的重吸收减少 1%,尿量就会增加一倍。

三、肾小管和集合管的分泌

肾小管和集合管的分泌是指肾小管和集合管的上皮细胞将细胞内或血浆内的物质转运至小管液的过程,主要包括 H^+、NH_3 和 K^+ 等物质的分泌。

(一)H^+ 的分泌

肾小管各段和集合管上皮均能分泌 H^+,其中大部分是由近端肾小管分泌的。H^+ 的分泌是一个主动过程。肾小管上皮细胞每分泌一个 H^+,就会有一个 Na^+ 被重吸收,称为 **$H^+ - Na^+$ 交换**。重吸收的 Na^+ 和解离的 HCO_3^- 一起经组织间隙返回血液形成 $NaHCO_3$。$NaHCO_3$ 是体内最重要的碱贮备。因此,H^+ 的分泌具有排酸保碱作用,对维持体内酸碱平衡具有重要意义。

(二)NH_3 的分泌

NH_3 是肾小管上皮细胞内谷氨酰胺在谷氨酰胺酶的作用下脱氨而生成的,NH_3 是脂溶性分子,能通过细胞膜单纯扩散进入小管腔和管周的组织液。进入小管液的 NH_3 与 H^+ 结合生成 NH_4^+,NH_4^+ 与小管液中强酸盐的负离子(如 Cl^-、$H_2PO_4^-$)结合形成铵盐,随尿排出体外。

(三)K^+ 的分泌

终尿中的 K^+ 主要是由远端小管和集合管分泌的。K^+ 的分泌与 Na^+ 的主动重吸收有关(图 8-12)。

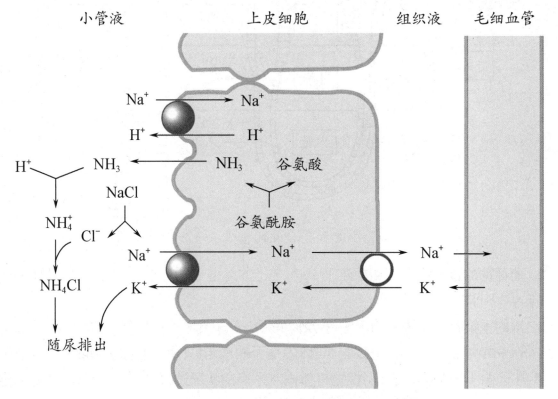

图 8-12　H^+、NH_3 与 K^+ 分泌关系示意图

在远曲小管和集合管既有 Na^+-K^+ 交换,又有 Na^+-H^+ 交换,故两者之间存在竞争性抑制作用。

第四节　影响尿生成的因素

一、影响肾小球滤过的因素

(一)滤过膜的变化

1. 面积　肾小球滤过面积的贮备很大,但在某些疾病(如急、慢性肾小球肾炎)时,有效滤过面积明显减小,肾小球滤过率减少,导致少尿甚至无尿。

2. 通透性　滤过膜的通透性决定于电学屏障和机械屏障的共同作用。一些病理因素可使屏障作用减弱,滤过膜的通透性增大,使原来不能通过滤过膜的物质(大分子蛋白质、血细胞等)出现在终尿内,形成蛋白尿或血尿。

(二)有效滤过压的变化

1. 肾小球毛细血管血压　生理情况下,由于肾血管存在自身调节作用,动脉血压在 $80 \sim 180mmHg$ 波动时,肾血流量保持相对稳定。如超出此调节范围,肾小球毛细血管血压、肾小球有效滤过压和肾小球滤过率就会发生相应的改变。

2. 血浆胶体渗透压　在正常情况下,不会发生大幅度变化。当静脉大量输入生理盐水、严重营养不良、肝肾功能受损时,可使胶体渗透压下降,有效滤过压增大,滤过率增加。

3. 囊内压　一般比较稳定,当有尿路结石、肿瘤压迫引起输尿管阻塞时,可导致囊内压升高,有效滤过压减小,滤过率减少。

(三)肾血浆流量的变化

正常情况下,由于肾的自身调节,可使肾血流量保持相对稳定。当在剧烈运动、急性大失血、休克等情况下,由于肾血浆流量减少,肾小球滤过率随之降低。

二、影响肾小管和集合管功能的因素

(一)小管液的溶质浓度

小管液中溶质浓度增大,提高了小管液的渗透压,水的重吸收减少,尿量可增加。这种由于小管液溶质浓度增大而引起尿量增多的现象,称为**渗透性利尿**。

(二)抗利尿激素

抗利尿激素由下丘脑视上核和室旁核合成,经神经垂体释放入血。

1. 生理作用　增加远曲小管和集合管上皮对水的通透性,从而促进水的重吸收,减少尿量。

2. 调节因素

（1）血浆晶体渗透压：血浆晶体渗透压是调节抗利尿激素合成与分泌最重要的因素（图8-13）。当大量饮清水时，血浆晶体渗透压降低，抗利尿激素分泌减少，水的重吸收减少，尿量增多。这种由于一次性大量饮用清水而导致尿量明显增多的现象，称为**水利尿**。

（2）循环血量：循环血量的改变可刺激位于左心房和胸腔大静脉壁上的容量感受器，反射性地调节抗利尿激素的分泌与释放，机制见图8-13。

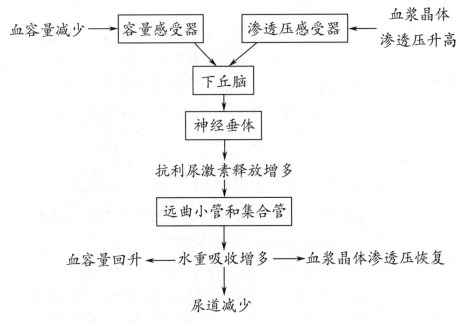

图 8-13　抗利尿激素分泌和释放调节示意图

（三）醛固酮

醛固酮是由肾上腺皮质球状带细胞分泌的盐皮质激素。

1. 生理作用　醛固酮促进远曲小管和集合管上皮细胞对 Na^+ 的主动重吸收，同时促进水的重吸收和 K^+ 的分泌，具有保 Na^+ 排 K^+，间接保水的作用。

2. 调节因素

（1）肾素－血管紧张素－醛固酮系统：肾素主要由球旁细胞分泌，能催化血浆中的血管紧张素原转变为血管紧张素 Ⅰ，血管紧张素 Ⅰ 在转换酶的作用下降解为血管紧张素 Ⅱ，血管紧张素 Ⅱ 可以刺激肾上腺皮质球状带合成和分泌醛固酮（图8-14）。

（2）血中 Na^+ 和 K^+ 浓度：当血 K^+ 浓度升高和／或血 Na^+ 浓度降低时，可直接刺激肾上腺皮质球状带细胞分泌醛固酮，促进肾脏保 Na^+ 排 K^+。反之，血 Na^+ 浓度升高和／或血 K^+ 浓度降低时醛固酮的分泌减少，从而维持体内血 Na^+ 和血 K^+ 浓度的相对稳定。

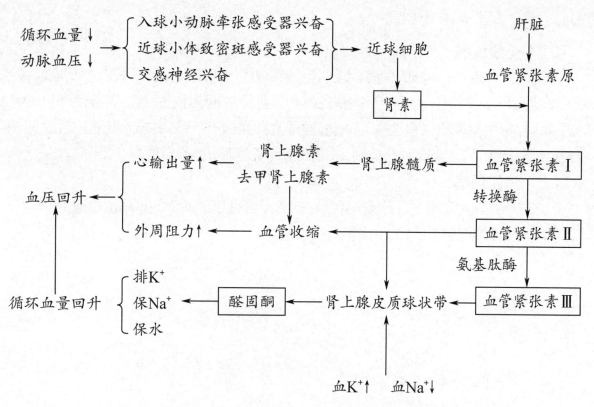

图 8-14　醛固酮分泌调节示意图

第五节　尿液及其排放

一、尿　液

（一）尿量

尿量的多少取决于摄水量以及其他途径的排水量。正常成年人每昼夜的尿量为 1～2L。正常情况下,人体每昼夜产生的代谢终产物,至少需要溶解于 0.5L 的尿液中才能全部排出体外。

（二）尿液的成分及理化性质

新鲜尿液呈淡黄色,主要成分是水,占 95%～97%。尿液中的溶质成分主要是电解质和非蛋白含氮化合物(如尿素,其余是肌酐、尿酸、马尿酸和氨等),尿液的比重为 1.012～1.025,最大变化范围是 1.003～1.035。尿液的渗透压为 360～1 450mmol/L。

二、尿　的　排　放

（一）尿的输送与贮存

尿液由肾锥体乳头孔流入肾小盏,经肾大盏汇集,通过肾盂流入输尿管,最后输送至膀胱贮存。

（二）排尿反射

膀胱内尿量达 0.4～0.5L，膀胱内压明显升高，膀胱壁牵张感受器兴奋，冲动沿盆神经传入骶髓初级排尿中枢，进而传至大脑皮质高级排尿中枢，引起尿意。若条件许可，大脑皮质高级排尿中枢发出兴奋性神经冲动，通过盆神经传出纤维，引起膀胱逼尿肌收缩、尿道内括约肌舒张，同时阴部神经抑制，尿道外括约肌舒张，尿液排出。

（三）排尿异常

排尿异常是指生理性排尿出现障碍，包括由于各种原因所致的排尿次数改变、排尿方式改变、排尿感觉异常等，如尿频、尿潴留、尿失禁。

（冯培勋）

第九章 | 生殖系统

09 章 数字内容

生殖系统的主要功能是繁殖后代和形成并保持第二性征,包括内生殖器和外生殖器。内生殖器由生殖腺、生殖管道和附属腺组成,外生殖器主要是两性交媾器官(表 9-1)。

表 9-1 生殖系统概况

项目	分部	男性生殖系统	女性生殖系统
内生殖器	生殖腺	睾丸	卵巢
	生殖管道	附睾、输精管、射精管、男性尿道	输卵管、子宫、阴道
	附属腺	精囊、前列腺、尿道球腺	前庭大腺
外生殖器		阴囊、阴茎	女阴

第一节 男性生殖系统

男性内生殖器由生殖腺(睾丸)、输精管道(附睾、输精管、射精管、男性尿道)和附属腺(精囊、前列腺、尿道球腺)组成。外生殖器包括阴囊和阴茎(图 9-1)。

一、男性内生殖器

(一)睾丸

睾丸又称为**男性生殖腺**,可产生精子和分泌雄性激素。

1. **睾丸的位置和形态** 睾丸位于阴囊内,左右各一,呈扁椭圆形,表面光滑,分上、下两端,内、外两面,前、后两缘。前缘游离,上端和后缘有附睾贴附。睾丸表面除后缘外都被覆有鞘膜,鞘膜分脏、壁两层,相互移行围成密闭的鞘膜腔(图 9-2)。鞘膜腔内含少量浆液,起润滑作用,病理情况下,腔内液体积存过多,形成鞘膜腔积液。

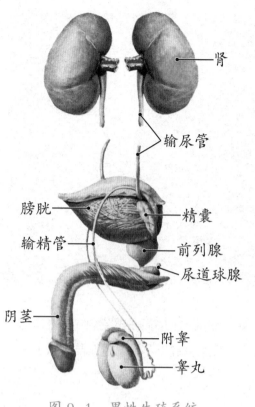

图 9-1 男性生殖系统

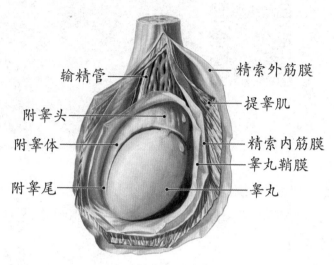

图 9-2 睾丸与附睾

 知识窗

隐睾症

男性的睾丸最初是在腹腔形成,在胚胎期第 3 个月,才随着睾丸系带逐渐下降至腹股沟管;在胚胎第 7 个月,穿过腹股沟管;到了胎儿第 9 个月后,睾丸降至阴囊。如果睾丸未能按正常发育过程下降至阴囊内,而是在下降途中停留在阴囊以外的地方,即称隐睾症。隐睾症会导致睾丸生长发育不良及生精功能受损,也是睾丸癌的主要危险因素之一。

2. 睾丸的结构   睾丸表面有一层较厚的致密结缔组织,称**白膜**。白膜在睾丸后缘增厚形成**睾丸纵隔**。纵隔向睾丸实质伸入,将睾丸实质分割成 100～200 个锥形**睾丸小叶**。每个小叶内有 2～4 条盘曲的**生精小管**,生精小管之间的疏松结缔组织称**睾丸间质**。生精小管靠近纵隔处汇集为**精直小管**,进入睾丸纵隔互相吻合成**睾丸网**,睾丸网发出 12～15条**睾丸输出小管**,经睾丸后缘上部进入附睾(图 9-3)。

生精小管是产生精子的场所,主要由**生精上皮**构成。生精上皮由支持细胞和 5～8 层**生精细胞**组成(图 9-3)。

（1）生精细胞:自生精上皮基底部至腔面,依次为**精原细胞**、**初级精母细胞**、**次级精母细胞**、**精子细胞**和**精子**。精原细胞形成精子的过程,称为**精子发生**,人类精子发生约需

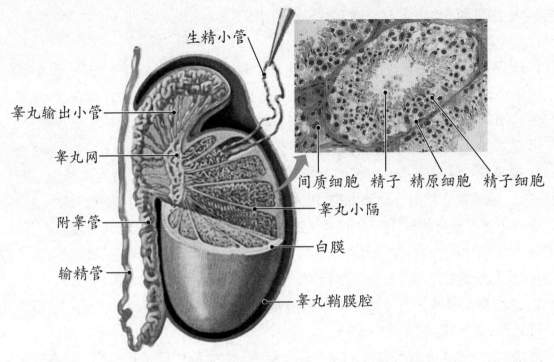

图9-3 睾丸结构及生精小管的微细结构

标注（图9-3）：
生精小管
睾丸输出小管
睾丸网
附睾管
输精管
间质细胞　精子　精原细胞　精子细胞
睾丸小隔
白膜
睾丸鞘膜腔

64d。精原细胞紧靠基膜，细胞体积小，呈圆形；初级精母细胞位于精原细胞的管腔侧，体积较大，核大而圆；次级精母细胞靠近管腔，核圆染色深；精子细胞位于管腔侧，细胞小而圆，核小染色深，经过复杂变化发育成精子（图9-4）。

精子形似蝌蚪，位于腔面，长约60μm，分头、尾两部。头部主要是高度浓缩的核，其前2/3有顶体覆盖。顶体内含多种水解酶，在受精过程中，顶体释放顶体酶，将卵细胞外的放射冠与透明带溶解。尾部细长，是精子运动的主要装置。

（2）**支持细胞**：呈不规则高柱状或长锥形，从生精小管基底直至腔面。相邻支持细胞间镶嵌有各级生精细胞（图9-4）。

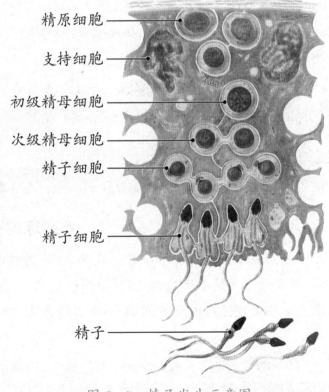

标注（图9-4）：
精原细胞
支持细胞
初级精母细胞
次级精母细胞
精子细胞
精子细胞
精子

图9-4 精子发生示意图

支持细胞对生精细胞起支持、保护和营养作用，可吞噬和消化精子细胞变形脱落的残余胞质，分泌雄激素结合蛋白，保持生精小管内有较高的雄激素水平，促进精子发生。

睾丸间质为生精小管之间的疏松结缔组织，其内含丰富的血管、淋巴管及成群分布的间质细胞,间质细胞的功能是合成和分泌雄激素。

（二）生殖管道

1. 附睾　附睾呈新月状,贴附于睾丸上端和后缘,分为头、体、尾3部分(图9-2)。头部由输出小管弯曲盘绕而成,输出小管的末端汇成一条**附睾管**,构成体、尾部,附睾尾向上移行为输精管(图9-3)。附睾的功能除暂时储存精子外,其分泌的液体可营养精子,促进精子继续发育成熟,并获得运动能力。

2. 输精管　输精管是附睾管的直接延续,约长50cm,管壁较厚,活体触摸呈条索状(图9-5)。输精管全程可分为**睾丸部**、**精索部**、**腹股沟管部**和**盆部**4部分。其中精索部走行于睾丸上端至腹股沟管浅环之间的精索内,此段位置表浅,容易触及,是临床上行输精管结扎术常用的部位;盆部经腹股沟管内口入盆腔,在精囊内膨大形成输精管壶腹。壶腹末端变细,与精囊的排泄管汇合成**射精管**,开口于尿道的前列腺部(图9-5)。

3. 射精管　射精管由输精管末端和精囊的排泄管汇合而成,长约2cm,穿前列腺实质,开口于尿道前列腺部(图9-5)。

精索是位于睾丸上端和腹股沟管深环之间的一对柔软的圆索状结构。精索内主要有输精管、睾丸动脉、蔓状静脉丛、输精管血管、神经、淋巴管和腹膜鞘突的残余。

（三）附属腺

1. 前列腺　前列腺是一个实质性器官,位于膀胱颈与尿生殖膈之间,中央有尿道穿过(图9-5)。前列腺呈栗子形,上端宽大称底,下端尖细称尖,两者之间为体(图9-6)。体的后面有一纵沟,称**前列腺沟**,活体直肠指诊可触及此沟,前列腺肥大时该沟消失。前列腺的排泄管开口于尿道前列腺部,其分泌物参与精液的组成。

 知识窗

前列腺增生

前列腺增生是老年男子常见疾病之一,为前列腺的一种良性病变。老年期由于体内雌、雄激素水平的平衡失调,前列腺腺组织退化,腺内结缔组织增生,形成前列腺肥大。临床上主要表现为压迫尿道,引起排尿不畅甚至尿潴留。

2. 精囊　精囊又名精囊腺,左右各一,为椭圆形囊状管道,位于膀胱底后方,输精管壶腹的外侧,其排泄管与输精管末端汇合成射精管(图9-5)。

3. 尿道球腺　尿道球腺为一对豌豆大的球形腺,位于会阴深横肌内,排泄管开口于尿道球部(图9-5)。

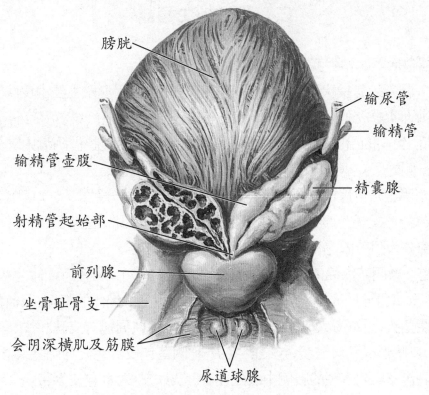

图 9-5　男性附属腺

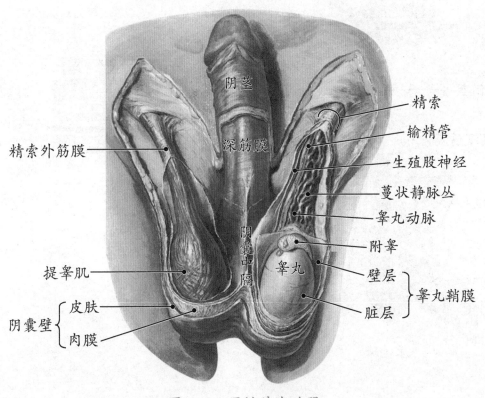

图 9-6　男性外生殖器

二、男性外生殖器

外生殖器包括阴囊和阴茎。

1. **阴囊**　阴囊为囊袋状结构,位于阴茎根部后下方。阴囊壁主要由皮肤和肉膜组成。阴囊的皮肤薄而柔软,颜色深暗。肉膜为浅筋膜,含有平滑肌纤维,可随外界温度的变化而舒缩,调节阴囊内的温度,以利于精子的发育和生存。阴囊腔借阴囊中隔分成两部分,每部分容纳一侧的睾丸、附睾及精索下部(图9-7)。

2. **阴茎**　阴茎是男性性交器官,可分为头、体和根3部分(图9-7)。阴茎头为阴茎前端膨大部,尖端有矢状位的尿道外口。阴茎根位于阴茎后端,固定于耻骨下支和坐骨支。头与根之间部分为阴茎体,呈圆柱状。

阴茎内有2条**阴茎海绵体**和1条**尿道海绵体**(图9-7)。阴茎海绵体为两端尖细的圆柱体,左右各一,位于阴茎的背侧。尿道海绵体位于阴茎海绵体的腹侧,尿道贯穿其全长,前端膨大称**阴茎头**,后端膨大为**尿道球**。3条海绵体外共同包有皮肤和浅、深筋膜。在阴茎头的近侧,皮肤形成双层皱襞,包绕阴茎头,称**阴茎包皮**。包皮与阴茎头之间的环形裂隙为**包皮腔**。包皮与阴茎头的腹侧中线处连有一皮肤皱襞,称**包皮系带**。

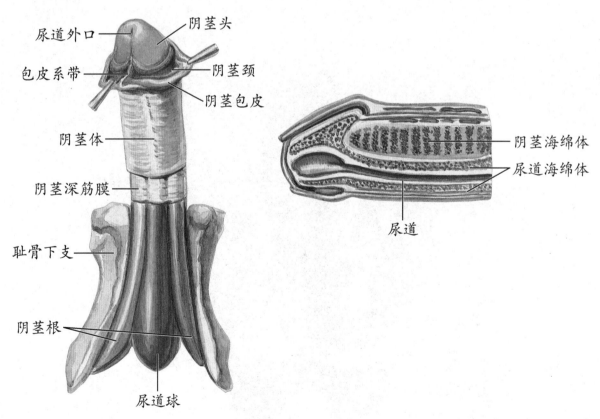

图9-7　阴茎

三、男 性 尿 道

男性尿道具有排尿和排精功能,起自膀胱颈的尿道内口,穿前列腺、尿生殖膈、尿道海绵体,止于阴茎头的尿道外口。成人尿道管径平均为 5~7mm,长 16~22cm,分为**前列腺部**、**膜部**和**海绵体部**(图 9-8)。临床上将前列腺部和膜部称为**后尿道**,海绵体部称为**前尿道**。

(一)前列腺部

前列腺部为尿道穿过前列腺的部分,长约 3cm,是尿道中最宽和最易扩张的部分。其后壁有射精管和前列腺排泄管的开口。

(二)膜部

膜部为尿道穿过尿生殖膈的部分,短而窄,长约 1.5cm,周围有尿道外括约肌环绕,可控制排尿。此位置较固定,外伤性尿道断裂易发生于膜部。膜部距尿道外口约 15cm,在做膀胱镜检查或插导尿管时要予以注意。

(三)海绵体部

海绵体部为尿道穿过尿道海绵体的部分,长 12~17cm。其起始部较膨大,称**尿道球部**,此处有尿道球腺的开口。阴茎头内的尿道扩大成**尿道舟状窝**。

男性尿道有 3 个狭窄、3 个膨大和 2 个弯曲(图 9-8)。3 个狭窄分别位于**尿道内口**、

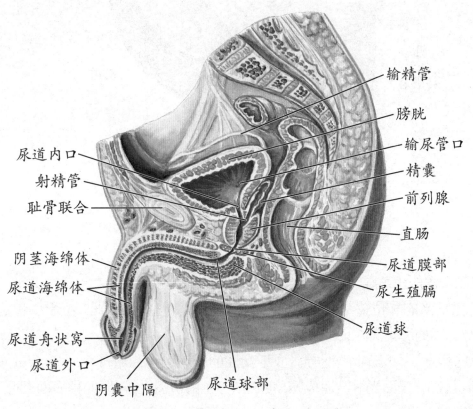

图 9-8　男性盆腔正中矢状切面

尿道膜部和尿道外口,以尿道外口最窄,膜部次之,尿道结石易滞留于狭窄处。3个膨大分别位于尿道前列腺部、尿道球和尿道舟状窝。2个弯曲分别是耻骨下弯和耻骨前弯。耻骨下弯是恒定的,位于耻骨联合下方,凸向下后方,由尿道前列腺部、膜部和海绵体部的起始段构成。耻骨前弯位于耻骨联合前下方,由尿道海绵体部构成,凸向上前方,将阴茎向上提起此弯曲变直而消失。

第二节　女性生殖系统

女性生殖系统包括内生殖器和外生殖器(图9-9)。内生殖器由生殖腺(卵巢)、生殖管道(输卵管、子宫和阴道)和附属腺(前庭大腺)组成。外生殖器即女阴。

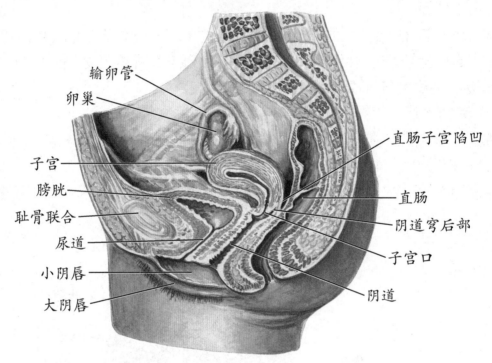

图9-9　女性盆腔正中矢状切面

一、女性内生殖器

(一)卵巢

卵巢是女性的生殖腺,其功能是产生卵子和分泌性激素。

1. 卵巢的形态和位置　卵巢是成对的扁卵圆形的实质性器官,位于小骨盆侧壁,髂内、外动脉之间的卵巢窝内(图9-10)。

卵巢的形态、大小随年龄而异。成年女性的卵巢大小为4cm×2cm×3cm,重5~6g。幼年时卵巢较小,表面光滑。性成熟期卵巢最大,由于多次排卵,卵巢表面凹凸不平。更年期的卵巢缩小为2.0cm×1.5cm×0.5cm,到绝经期卵巢萎缩至1.5cm×0.75cm×0.5cm。

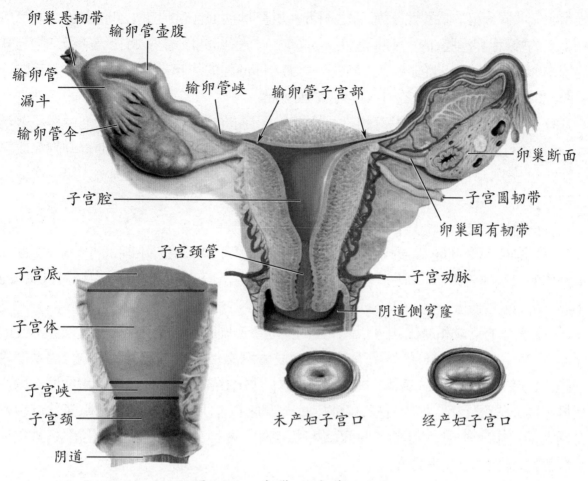

图 9-10　卵巢、输卵管及子宫

2. 卵巢的结构　卵巢表面为单层扁平或立方上皮,上皮深面是薄层致密结缔组织,称**白膜**。卵巢实质包括周边的皮质和中央的髓质,皮质较厚,含有不同发育阶段的卵泡、黄体、白体以及闭锁卵泡;髓质较薄,富含血管、淋巴管和弹性纤维。近卵巢门处的结缔组织内有门细胞,可分泌雄激素(图 9-11)。

(1)**卵泡的发育与成熟**:女性出生时双侧卵巢有 70 万~200 万个原始卵泡,青春期开始时约有 4 万个。从青春期至更年期,在垂体促性腺激素的作用下,每 28d 左右卵巢可有 15~20 个卵泡同时发育,但通常只有一个卵泡成熟并排卵,其余卵泡均在发育的不同阶段退化为**闭锁卵泡**。女性一生排卵约 400 余个,绝经期后停止排卵。

卵泡是由中央的卵母细胞和周围的卵泡细胞组成的球泡状结构。卵泡的生长发育经历**原始卵泡**、**初级卵泡**、**次级卵泡**和**成熟卵泡** 4 个阶段(图 9-11)。初级卵泡和次级卵泡合称为**生长卵泡**。

1)**原始卵泡**:位于皮质浅层,体积小,数量多。卵泡中央为大而圆的**初级卵母细胞**,周围是一层小而扁平的**卵泡细胞**。

2)**生长卵泡**:从青春期起,原始卵泡开始发育。卵泡细胞由一层增殖为多层,其形态由扁平变成立方状或柱状;卵母细胞体积逐渐增大,在卵母细胞与卵泡细胞之间,出现一层由它们共同分泌的嗜酸性薄膜,称**透明带**。随着卵泡细胞不断增殖,卵泡细胞之间形成一个大的腔,称**卵泡腔**,内充满卵泡液;因卵泡腔扩大,卵泡液增多,将初级卵母细胞与其周围的卵泡细胞推至卵泡腔一侧,形成一个突入卵泡腔的隆起,称**卵丘**;紧靠透明带的一层卵泡细胞变为高柱状,呈放射状排列,称**放射冠**。

3）**成熟卵泡**:生长卵泡发育的最后阶段。由于卵泡液的急剧增多,卵泡体积显著增大,其直径可达 2cm,并凸出卵巢表面(图 9-11)。排卵前 36～48h,初级卵母细胞完成第一次减数分裂,形成一个次级卵母细胞和第一极体。次级卵母细胞迅速进入第二次减数分裂,并停滞在分裂中期。

生长卵泡和成熟卵泡具有内分泌功能,可分泌雌激素。

（2）**排卵**:成熟卵泡破裂,次级卵母细胞及其周围放射冠、透明带和卵泡液一起从卵巢排出的过程称为**排卵**。排卵一般发生在月经周期第 14 天左右。生育期,一般每隔 28d 排卵一次,每次排出一个卵,双侧卵巢交替进行。

（3）**黄体的形成和退化**:排卵后,残留的卵泡壁连同卵泡膜及其血管一起向卵泡腔内塌陷,在黄体生成素(LH)的作用下逐渐发育成体积较大、富含血管并具有内分泌功能的细胞团,新鲜时呈黄色,称**黄体**(图 9-11)。黄体可分泌孕激素和雌激素。黄体发育取决于排出的卵是否受精。如未受精,仅维持 2 周即退化,称**月经黄体**。如受精,黄体继续发育增大,可维持 6 个月,甚至更长时间,称**妊娠黄体**。两种黄体最终都将退化消失,被结缔组织替代,称**白体**(图 9-11)。

卵和卵泡的发育阶段

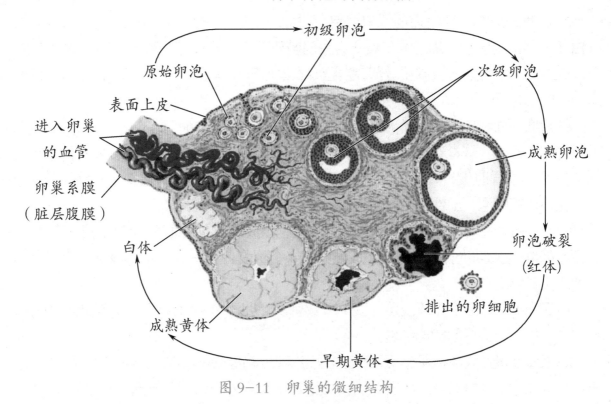

图 9-11　卵巢的微细结构

（二）输卵管

输卵管为一对弯曲的肌性管道，长 10~14cm，从卵巢上端连于子宫底的两侧，位于子宫阔韧带上缘内（图 9-10）。

输卵管由外侧向内侧分为 4 部分。**漏斗部**：是输卵管外侧端膨大部分，呈漏斗状，漏斗末端中央有**输卵管腹腔口**，开口于腹膜腔。其游离周缘有许多指状突起称**输卵管伞**，临床常以此作为识别输卵管的标志。**壶腹部**：为输卵管漏斗向内侧移行的管径膨大部分，约占输卵管全长的 2/3，卵子多在此受精。**峡部**：为接近子宫外侧角的一段，细而直，输卵管结扎术多在此施行。**子宫部**：为贯穿子宫壁的一段，以**输卵管子宫口**通子宫腔。

（三）子宫

子宫为壁厚腔小的肌性器官，是产生月经和孕育胚胎、胎儿的器官。

1. 子宫的形态和分部　成人未孕子宫前后稍扁，呈倒置梨形，长 7~9cm，最宽径为 4cm，厚 2~3cm。两侧与输卵管相连，向下连于阴道（图 9-10）。子宫自上而下分为**子宫底**、**子宫体**和**子宫颈** 3 部。两侧输卵管子宫口连线以上的圆凸部分称**子宫底**，底向下移行为**子宫体**，体以下续以细圆柱状的**子宫颈**，子宫颈的下端突入阴道内的部分，称**子宫颈阴道部**；在阴道以上的部分，称**子宫颈阴道上部**。颈与体移行的狭细部分称**子宫峡**，长约 1cm，未妊娠的子宫，此部不甚明显，在妊娠晚期可逐渐伸展变长至 7~11cm。妊娠末期，峡壁变薄，故产科常在此进行剖宫术。

子宫内腔分两部分，上部在子宫体内的腔称**子宫腔**，下部在子宫颈内的腔称**子宫颈管**。子宫腔呈倒三角形，两侧与输卵管相通，向下通子宫颈管。子宫颈管呈梭形，下通阴道，其下端开口称**子宫口**（图 9-10）。

临床上将卵巢和输卵管统称为**子宫附件**。附件炎指卵巢和输卵管发生的炎症。

2. 子宫的位置　子宫位于小骨盆中央，在膀胱与直肠之间，下端接阴道，两侧连有输卵管和子宫阔韧带。成年女性子宫的正常姿势呈轻度的前倾前屈位（图 9-9）。

3. 子宫的固定装置　保持子宫的正常位置，主要靠盆底肌和子宫韧带的固定（图 9-12）。

（1）**子宫阔韧带**：为子宫前后面腹膜自子宫侧缘向两侧延伸形成的双层腹膜皱襞，伸至盆侧壁和盆底。此韧带可限制子宫向两侧移动。

（2）**子宫圆韧带**：自子宫角的前下方发出，止于阴阜和大阴唇的皮下。此韧带主要维持子宫前倾。

（3）**子宫主韧带**：自子宫颈阴道上部两侧连至骨盆侧壁。是维持子宫颈正常位置，防止子宫脱垂的主要结构。

（4）**子宫骶韧带**：起自子宫颈阴道上部后面，向后绕行直肠的两侧止于骶骨前面。可向后上牵引子宫颈，与子宫圆韧带协同维持子宫的前倾前屈位。

除上述韧带外，盆底肌、尿生殖膈和阴道的托持及周围的结缔组织等结构对保持子宫正常位置也起很大作用。如果这些固定装置变薄或受损伤，可导致子宫位置异常或不同

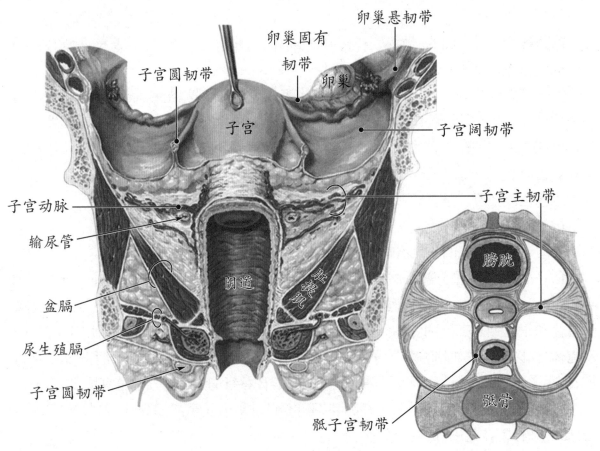

图 9-12　子宫的固定装置

程度的脱垂。

4. 子宫壁的结构　由外向内分为外膜、肌层和内膜（在子宫颈称黏膜）（图 9-13）。

（1）**外膜**：大部分为浆膜，少部分为纤维膜。

（2）**肌层**：由交错走行的平滑肌束构成，最厚，约 1cm。妊娠时，在卵巢激素的作用下，平滑肌可增生肥大并分裂增殖，肌层显著增厚。分娩后，肌纤维迅速恢复正常大小，部分肌纤维凋亡。

（3）**内膜**：子宫底和子宫体的内膜可分为**功能层**和**基底层**。功能层位于内膜的浅层，较厚，随月经周期发生周期性剥脱，妊娠时，胚泡植入此层。基底层位于功能层的深部，不随月经周期剥脱，在月经期后由其增生修复功能层。

5. 子宫内膜的周期性变化　除妊娠期外，正常健康女性从青春期开始，在卵巢分泌的激素作用下，子宫内膜（宫颈除外）功能层发生周期性变化，即每隔 28d

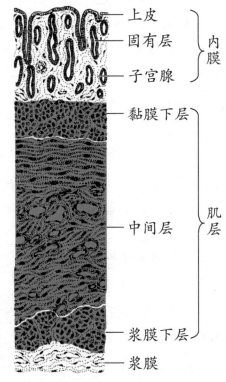

图 9-13　子宫的微细结构

左右发生一次内膜剥脱、出血、增生和修复过程,称为**月经周期**。根据子宫内膜的变化,将月经周期分为**月经期**、**增生期**和**分泌期** 3 个时期。

子宫内膜与卵巢的周期性变化关系如下(图 9-14、表 9-2):

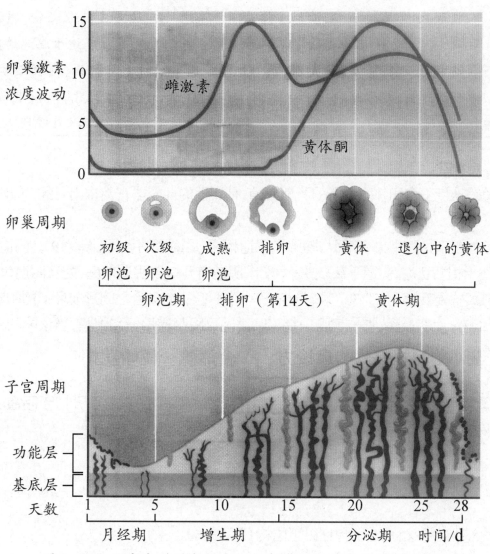

图 9-14 子宫内膜周期性变化与卵巢周期性变化关系示意图

表 9-2 子宫内膜与卵巢的周期性变化关系

项目	月经期(1~4d)	增生期(5~14d)	分泌期(15~28d)
卵巢的变化	黄体退化,雌激素和孕激素急剧下降	卵泡处于生长发育阶段,雌激素分泌增多,增生末期卵泡趋于成熟、排卵	已经排卵,黄体渐成

项目	月经期(1~4d)	增生期(5~14d)	分泌期(15~28d)
子宫内膜的变化	螺旋动脉持续收缩，内膜功能层缺血坏死，子宫动脉出血，与坏死的功能层经阴道排出，即为月经	子宫内膜功能层修复、增厚，子宫腺增多，螺旋动脉增长并弯曲	子宫内膜继续增厚；子宫腺弯曲，腔内充满分泌物，螺旋动脉迂曲、充血。适于胚泡的植入和发育。如妊娠，内膜继续增厚，否则黄体退化，内膜于第28天开始脱落，进入月经期

（四）阴道

阴道为连接子宫和外生殖器的肌性管道，是女性的性交器官及排出月经、娩出胎儿的通道。

阴道位于小盆腔中央，前面与膀胱和尿道相邻，后面紧贴直肠（图9-9）。阴道的前后壁通常处于相贴状态，阴道下部较窄，下端以**阴道口**开口于**阴道前庭**，处女阴道口周围附有黏膜皱襞称**处女膜**；上部较宽阔，包绕子宫颈阴道部，在二者之间形成环形的凹陷，称**阴道穹**。阴道穹后部最深，它与直肠子宫陷凹之间仅隔阴道后壁和腹膜，当该陷凹积液时，可经此部进行穿刺或引流。

（五）前庭大腺

前庭大腺位于大阴唇后部、前庭球后端深面，形如豌豆。其导管开口于阴道前庭，分泌物有润滑阴道的作用。

二、女性外生殖器

女性外生殖器又称**女阴**，包括以下结构（图9-15）。

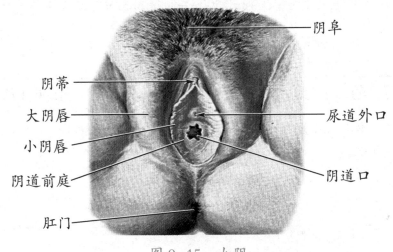

图9-15 女阴

1. **阴阜**　阴阜为耻骨联合前面的皮肤隆起,皮下富有脂肪。性成熟期皮肤生有阴毛。

2. **大阴唇**　大阴唇为左、右纵行隆起的皮肤皱襞,富含色素,长有阴毛。

3. **小阴唇**　小阴唇是位于大阴唇内侧的一对薄的皮肤皱襞,表面光滑无毛。

4. **阴道前庭**　阴道前庭位于两侧小阴唇之间的裂隙,其前上部有尿道外口,后下部有阴道口。

5. **阴蒂**　阴蒂位于两侧小阴唇的前端,富有神经末梢,感觉敏锐。

6. **前庭球**　前庭球位于阴道两侧的大阴唇皮下,两侧前端狭窄并相连,后端膨大与前庭大腺相邻。

第三节　乳房和会阴

一、乳　房

乳房为成对的器官。女性在青春期后受雌性激素的影响开始发育,妊娠和哺乳期有泌乳的功能。男性乳房不发育。

(一)乳房的位置和形态

乳房位于胸大肌和胸肌筋膜的表面,向上起自第 2~3 肋,向下至第 6~7 肋,内侧至胸骨旁线,外侧可达腋中线。成年未产女性乳房呈半球形,紧张而有弹性(图 9-16)。乳房表面中央有**乳头**,乳头周围色素较深的皮肤环形区,称**乳晕**。

(二)乳房的内部结构

乳房由皮肤、纤维组织、乳腺和脂肪组织构成。乳腺被结缔组织分隔成 15~20 个**乳腺叶**,每个乳腺叶又分为若干个乳腺小叶。每个乳腺叶有一排泄管,称**输乳管**,其末端开口于乳头的**输乳孔**。在乳腺与皮肤和胸肌筋膜之间,连有许多结缔组织纤维束,称**乳房悬韧带**(Cooper 韧带),对乳腺起支持和固定作用(图 9-16)。当乳腺癌 Cooper 韧带受浸润而皱缩时,乳房表面呈现许多小凹,皮肤呈橘皮样变。

二、会　阴

会阴有狭义和广义之分。狭义的会阴指外生殖器与肛门之间的区域(图 9-17)。在女性分娩时要注意保护此区,以免造成会阴撕裂。广义会阴是指封闭骨盆下口的全部软组织,呈菱形。广义会阴以左、右坐骨结节前缘的连线为界,分为前、后两个三角形区。前区在男性有尿道穿过,女性有尿道和阴道穿过,称**尿生殖区**。后区有肛管穿过,称**肛门区**。

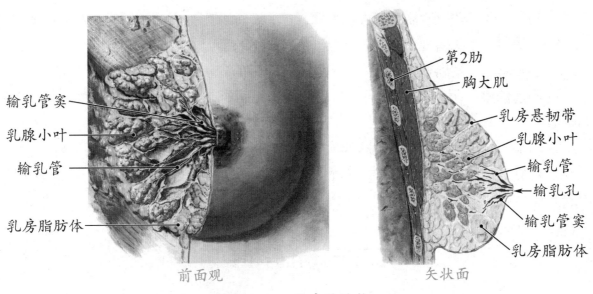

前面观　　　　　　　　　　　　矢状面

图 9-16　乳房的结构

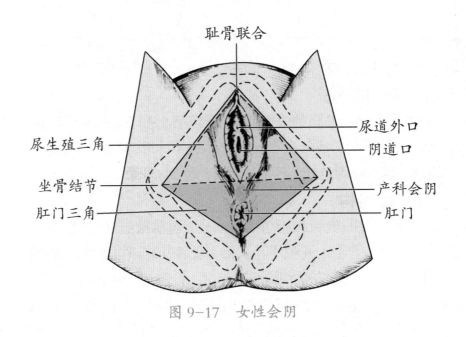

图 9-17　女性会阴

第四节　男性生殖功能与调节

一、睾丸的功能

睾丸可产生精子和分泌雄性激素。

（一）生精作用

生精作用见本章第一节。

（二）内分泌功能

睾丸的内分泌功能是由睾丸间质细胞和支持细胞完成的。间质细胞能分泌**雄激素**，支持细胞分泌**抑制素**。

1. **雄激素**　雄激素主要是**睾酮**,主要生理作用包括:促进男性生殖器官的生长发育;维持生精作用;促进男性第二性征的出现并维持其正常状态;促进肌肉和生殖器官蛋白质的合成;维持正常的性欲;促进红细胞的生成。

2. **抑制素**　抑制素是睾丸支持细胞分泌的一种糖蛋白激素,主要作用是抑制腺垂体卵泡刺激素的分泌。

二、睾丸功能的调节

睾丸的功能受下丘脑 – 腺垂体 – 睾丸功能轴的调节。下丘脑释放促性腺激素释放激素(GnRH)作用于腺垂体,促进腺垂体合成并分泌卵泡刺激素(FSH)和黄体生成素(LH)。

精子的生成受 FSH 和 LH 的双重调节,FSH 促进生精小管产生精子,同时使支持细胞产生抑制素,抑制 FSH 的分泌作用;LH 使睾丸间质细胞分泌睾酮,进而促进精子的生成。

睾丸的分泌功能直接受 LH 的调节。腺垂体分泌的 LH 经血液循环送达睾丸后,可促进间质细胞分泌睾酮,当睾酮达到一定浓度时,作用于下丘脑和腺垂体,通过负反馈作用抑制下丘脑 GnRH 和腺垂体 LH 的分泌,从而使血液中睾酮的浓度保持相对稳定的水平(图 9-18)。

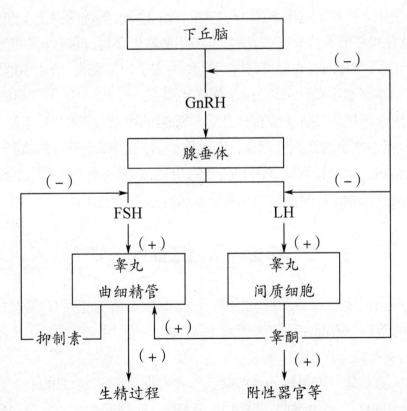

图 9-18　下丘脑 – 腺垂体 – 睾丸轴的功能及睾酮负反馈作用示意图

三、睾丸功能的衰退

男性 50 岁左右睾丸功能开始衰退,但雄激素水平降低缓慢。男性雄激素正常值为 0.3～1.2μg/L,范围较大,即使雄激素分泌减少,也基本能够维持正常值范围,因此男性更年期晚于女性,且仅有少部分会出现更年期综合征的症状。

第五节 女性生殖功能与调节

一、卵巢的功能

卵巢具有产生卵子和分泌性激素的功能。

(一)生卵作用

生卵作用见本章第二节。

(二)内分泌功能

卵巢主要分泌雌激素和孕激素,还能分泌少量雄激素。

1. 雌激素 雌激素由卵泡和黄体分泌,主要生理作用:①促进女性生殖器官的生长发育,促进子宫肌纤维增生,使子宫内膜变厚,并使内膜中的血管及腺体增生;②促进女性第二性征的出现并维持其正常状态;③促进输卵管的活动,促进阴道上皮细胞增生并合成糖原,后者通过乳酸杆菌的分解变成乳酸,维持阴道酸性环境,抵抗外界细菌入侵;④促进肌肉和生殖器官蛋白质合成;⑤促进肾脏对水和钠离子的重吸收,增加细胞外液量。

2. 孕激素 孕激素由黄体分泌,以孕酮作用最强,雌激素可以调节孕酮受体数量,故孕酮通常在雌激素作用的基础上发挥作用。孕激素的主要生理作用:①使子宫内膜进一步变厚,并使内膜中的血管及腺体增生,引起腺体分泌;②降低子宫和输卵管平滑肌的兴奋性,使其活动减弱,利于胚泡的着床和胚胎的生长;③刺激乳腺发育,为泌乳做好准备;④促进产热,升高基础体温,使女性的基础体温表现出双相变化。

二、卵巢周期性活动的调节

在下丘脑－腺垂体－卵巢功能轴的调节下,女性生殖功能具有规律性,呈周期性变化。卵巢分泌的激素一方面使子宫内膜发生周期性变化,另一方面对下丘脑－腺垂体进行反馈调节(图 9-19)。

1. 下丘脑－腺垂体－卵巢轴的功能联系 青春期时下丘脑 GnRH 神经元发育成熟,分泌增加,FSH 和 LH 分泌也增加,卵巢功能活跃,呈现周期性变化。此时卵泡开始生长发育、排卵与黄体生成,每月一次,周而复始,卵巢周期性变化是月经周期形成的基础。

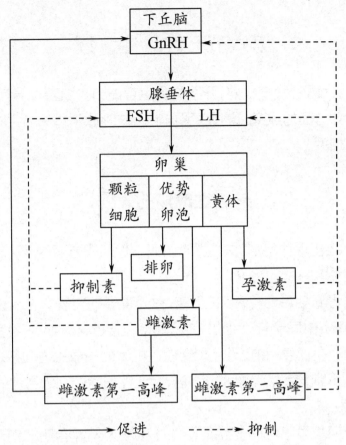

图 9-19 下丘脑－腺垂体－卵巢轴的功能联系示意图

2. 月经周期中卵巢活动的内分泌调节

（1）**增生期：**青春期开始,下丘脑分泌 GnRH 促进腺垂体分泌 FSH 和 LH。FSH 使卵泡生长、发育,雌激素分泌,雌激素反馈性抑制 FSH 的分泌,使 FSH 分泌减少。成熟卵泡在排卵前约 36h,血液中雌激素达到第一个高峰,高浓度雌激素促进下丘脑 GnRH 的分泌,LH 释放增加,达到峰值,诱发卵巢排卵(图 9-14)。

（2）**分泌期和月经期：**排卵后,在 LH 作用下,黄体发育,孕激素和雌激素分泌增加。随着黄体增大,两种激素分泌继续增加,在排卵后 8~10d 达高峰,出现了对下丘脑－腺垂体的负反馈作用,抑制了 GnRH 和 FSH、LH 的分泌。如果未受精,排卵后 9~10d,黄体退化,孕激素、雌激素分泌减少,子宫内膜脱落、出血进入月经期,由于孕激素、雌激素减少,对腺垂体的负反馈减弱,FSH、LH 分泌开始增加,进入下一个卵巢周期(图 9-14)。

三、卵巢功能衰退的表现

一般情况下,40~50 岁女性的卵巢功能开始衰退。从卵巢功能开始衰退至功能完全丧失后一年的时期称为**围绝经期**,该期的时间长短因人而异。此后,卵巢功能进一步衰退,生殖功能完全丧失,进入绝经期。

第六节 性 生 理

进入青春期后,性器官发育成熟,开始具备生育能力。随着青春期生理变化的出现,常伴随着心理和行为方面的改变,这些表现与下丘脑－腺垂体－性腺轴的活动及其他内分泌腺的作用直接相关。

一、性成熟的表现

在青春期,个体会出现体格形态、性器官及第二性征等方面的变化。

(一)青春期体格形态的变化

1. 身高 进入青春期后,身高生长迅速,称为**青春期突长**。在女性通常发生在青春期早期,至月经初潮时结束;男性发生的较晚,通常在接近青春期的末期。

2. 机体构成比 在青春期前,男性和女性在机体的构成比方面基本相同;青春期后,男性的净体重、骨量和肌肉约为女性的 1.5 倍,而女性的脂肪则为男性的 2 倍。

(二)性器官发育

1. 男性 青春期最早出现的变化是睾丸体积增大。青春期之初,精子并未发育,睾丸间质细胞可分泌少量睾酮,附属性器官仍处于幼稚状态;青春期中期,睾丸体积迅速增大,出现精子细胞和精子,但数量少,睾酮分泌增加,附属性器官快速生长;青春期末,睾丸及附属性器官大小以及精子数量及睾酮的分泌均与成人相似。

2. 女性 青春期时,在雌激素的作用下,卵巢体积增大,子宫体增大,阴道长度增加,外生殖器发育。月经初潮时一般不排卵,经半年至一年半后开始排卵。

(三)第二性征的出现

青春期阶段,在性激素作用下开始出现第二性征。男性第二性征的出现主要表现为声调变低,喉结突出,长出胡须、腋毛和阴毛,肌肉发达等;而女性的第二性征,乳房发育最早,随之骨盆变大,皮下脂肪增厚,腋毛和阴毛相继长出。

 知识窗

性早熟

性早熟指青春期发育过早,一般男孩在 9 岁前、女孩在 8 岁前出现青春期发育,可定为性早熟。性早熟包括真性性早熟和假性性早熟,真性性早熟是由下丘脑－垂体－性腺轴功能不适当地过早启动,刺激性器官过早发育,能产生精子或卵子,有生育能力;假性性早熟是由性腺轴以外的因素引起性激素增多所致,表现为只有第二性征发育,而无生殖细胞同步成熟,故无生育能力。

二、性兴奋与性行为

性兴奋是指当人体受到性刺激时,性器官和其他相关脏器所出现的一系列生理变化。性行为是指在性兴奋基础上男女两性性器官的接触,即性交的过程。

(一)男性性兴奋与性行为

男性的性兴奋与性行为主要表现为阴茎勃起和射精。阴茎勃起是指受到性刺激时,阴茎迅速胀大、变硬并挺伸的现象。阴茎勃起的主要原因是由于血流量增加,阴茎海绵体的压力增加,使阴茎的静脉回流受阻而充血。射精是男性性高潮时精液经尿道射出体外的过程。射精是一种反射活动,阴茎的勃起和射精的基本中枢都在脊髓的腰骶段,高位中枢可对脊髓的活动进行激活或抑制。

(二)女性性兴奋与性行为

女性性兴奋与性行为主要包括阴道润滑、阴蒂勃起及性高潮。女性在受到性刺激后,阴道壁血管充血,阴道和外阴分泌物增加,有利于性交的进行。阴蒂有丰富的神经末梢,是女性性器官中最敏感的部位。性兴奋时,阴蒂充血、膨胀,对刺激的敏感性提高,促使获得性快感并达到性高潮。当外阴及阴道所受到的刺激达到一定程度时,子宫、阴道、会阴及盆腔底部肌肉出现自主的节律性收缩,并伴有呼吸、循环功能改变等全身性反应,即女性性高潮。

(姜　丽)

第十章 │ 循环系统

10章 数字内容

第一节 概　　述

一、循环系统的组成和功能

循环系统是人体内连续而相对封闭的管道系统,包括心血管系统和淋巴系统。

心血管系统由心、动脉、毛细血管和静脉组成,其内流动着血液。**淋巴系统**由淋巴管道、淋巴组织和淋巴器官组成,淋巴管道内流动着无色透明的液体称为**淋巴**。

心血管系统的主要功能是完成体内的物质运输。淋巴系统可视为静脉的辅助管道,此外还有产生淋巴细胞、滤过淋巴和参与免疫应答等功能。

二、血液循环及其途径

血液在心血管内沿一定方向周而复始流动称为**血液循环**(图 10-1)。根据循环途径不同,血液循环分为**体循环**和**肺循环**,两者互相连续,同时进行。血液由左心室泵出,经主动脉及其分支到达全身毛细血管,在此与周围的组织、细胞进行物质和气体交换,再经各级静脉,最后经上、下腔静脉及心冠状窦返回右心房,动脉血变成静脉血,这一循环途径称为**体循环**(大循环)。血液由右心室泵出,经肺动脉干及其各级分支到达肺泡毛细血管进行气体交换,再经左、右肺静脉返回左心房,静脉血变成动脉血,这一循环途径称为**肺循环**(小循环)。

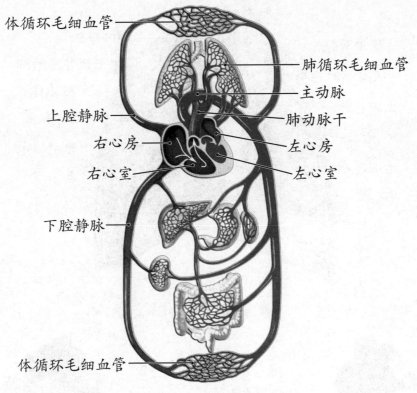

图 10-1　血液循环示意图

第二节　心血管系统

一、心

（一）心的位置与外形

心位于胸腔的中纵隔内，**2/3** 位于正中线的左侧，**1/3** 位于正中线的右侧（图 10-2）。

心呈倒置的圆锥体，可分为一尖、一底、两面、三缘和四条沟（图 10-3）。**心尖**由左心室构成，朝向左前下方，在左侧第 5 肋间隙锁骨中线内侧 1～2cm 处可触及心尖搏动。**心底**朝向右后上方，与出入心的大血管相连。前面又称**胸肋面**，与胸骨体和肋软骨相邻，下面又称**膈面**，与膈相邻。**左缘**主要由左心室构成，**右缘**主要由右心房构成，**下缘**主要由右心室和心尖构成。四条沟是心腔在心表面的分界标志。**冠状沟（房室沟）**近似环形，是心房和心室在心表面的分界。在心的胸肋面和膈面各有一条自冠状沟走向心尖稍右侧的**前室间沟**和**后室间沟**，是左、右心室在心表面的分界。在心底右心房与右上、下肺静脉交界处的浅沟称**后房间沟**，与房间隔后缘一致，是左、右心房在心表面的分界。

（二）心腔的结构

心分为左、右心房和左、右心室 4 个腔。左、右心房间有房间隔，左、右心室间有室间隔。同侧心房和心室借房室口相通。

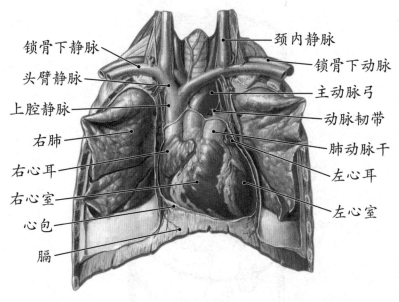

图 10-2　心的位置

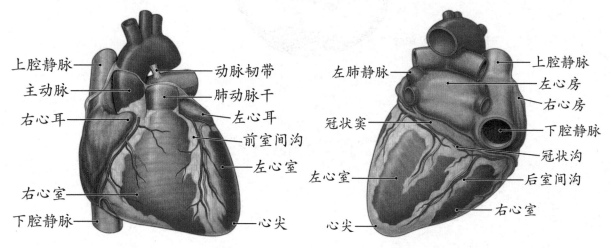

图 10-3　心的外形（前面观、后面观）

　　1. 右心房　右心房位于心的右上部,有 3 个入口,分别是**上腔静脉**口、**下腔静脉**口和位于下腔静脉口与右房室口之间的**冠状窦**口。右心房的出口为**右房室口**,血液由此流入右心室。在右心房后内侧壁的房间隔下部有一卵圆形凹陷,称为**卵圆窝**,是胚胎时期卵圆孔闭锁后的遗迹,为房间隔缺损的好发部位(图 10-4)。

　　2. 右心室　右心室位于右心房的左前下方。入口为**右房室口**,其周缘有 3 个三角形的瓣膜,称三尖瓣(**右房室瓣**)。相邻两个瓣膜的游离端借腱索与右心室壁上的乳头肌相连,当心室收缩时,瓣膜合拢封闭右房室口以防血液逆流。右心室的出口为**肺动脉口**,其周缘有 3 个彼此相连的朝向肺动脉干方向的半月形瓣膜,称**肺动脉瓣**。当右心室舒张时,肺动脉窦被倒流的血液充盈,肺动脉口关闭,阻止血液逆流入右心室(图 10-5)。

　　3. 左心房　左心房位于右心房的左后方,构成心底的大部分。有 4 个入口,即左肺上、下静脉和右肺上、下静脉的开口,即**肺静脉口**。左心房的出口为**左房室口**,通向左心室(图 10-6)。

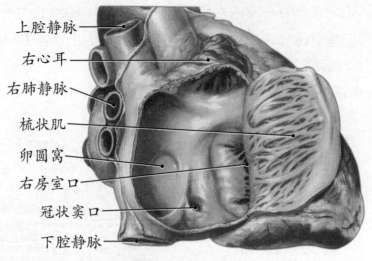

图 10-4　右心房

上腔静脉
右心耳
右肺静脉
梳状肌
卵圆窝
右房室口
冠状窦口
下腔静脉

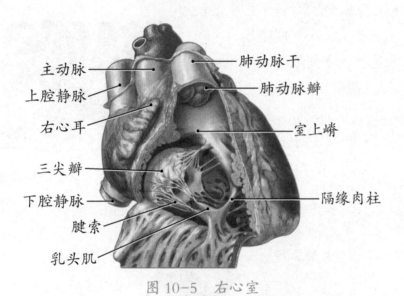

图 10-5　右心室

主动脉
上腔静脉
右心耳
三尖瓣
下腔静脉
腱索
乳头肌

肺动脉干
肺动脉瓣
室上嵴
隔缘肉柱

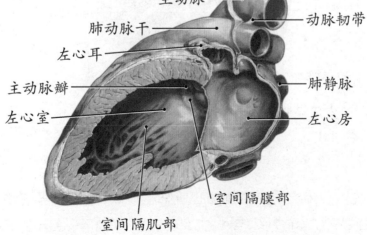

图 10-6　左心房和左心室

主动脉
肺动脉干
左心耳
主动脉瓣
左心室

动脉韧带
肺静脉
左心房

室间隔膜部
室间隔肌部

4. 左心室　左心室位于右心室的左后下方。入口为**左房室口**,口周缘的纤维环上附着有 2 个呈三角形的瓣膜,称**二尖瓣**(**左房室瓣**)。左心室的出口为**主动脉口**,口周缘有 3 个半月形瓣膜,称**主动脉瓣**。

(三)心壁的结构和心的传导系统

1. 心壁　心壁由内向外依次分为心内膜、心肌层和心外膜 3 层(图 10-7)。

(1)心内膜:是衬在心腔内面的一层光滑的薄膜,与血管的内膜相延续,心腔的瓣膜由心内膜折叠构成。

(2)心肌层:是心壁最厚的一层,由心肌纤维构成。心房肌较薄,心室肌较厚。心房肌和心室肌分别附着于心肌纤维骨骼上,互不连续。心房肌还具有分泌**心钠素**的功能。室间隔的大部分由心肌构成,称为**肌部**,其上部靠近心房处有一处缺乏心肌的卵圆形区域,称为**膜部**,是室间隔缺损的好发部位(图 10-8)。

(3)心外膜:即浆膜性心包的脏层,包裹在心肌层表面。

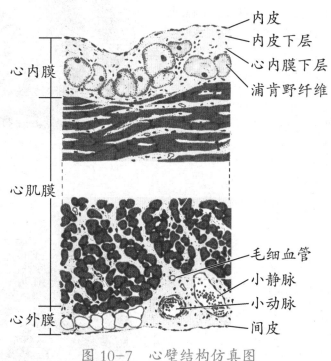

图 10-7　心壁结构仿真图

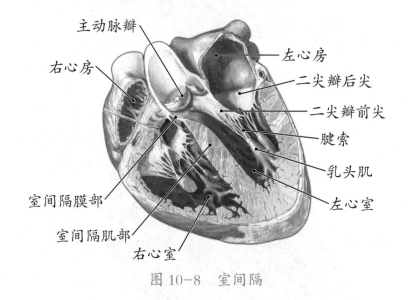

图 10-8　室间隔

2. 心传导系统　心传导系统由特殊心肌细胞构成,包括窦房结、结间束、房室交界区、房室束及左、右束支和浦肯野纤维网,主要功能是产生和传导兴奋(图 10-9)。

(1)窦房结:是心脏的正常起搏点,位于上腔静脉与右心房交界处的心外膜深面。

（2）**结间束**：窦房结产生的兴奋，由结间束传导到房室结。

（3）**房室交界区**：又称为**房室结区**，是心传导系统在心房与心室互相连接部位的特化心肌结构，位于房间隔内。**房室结**是房室交界区的中央部分，是心兴奋的潜在起搏点。房室交界区将来自窦房结的兴奋延搁下传至心室，保证心房收缩在先，心室收缩在后。

（4）**房室束**：又称为**希氏（His）束**，从房室结发出后，下降至室间隔肌部上缘分为**左、右束支**。

（5）**浦肯野纤维网**：左、右束支的分支在心内膜深面交织成浦肯野纤维网，与心室肌纤维相连，将冲动快速传至各部心室肌，以产生同步收缩。

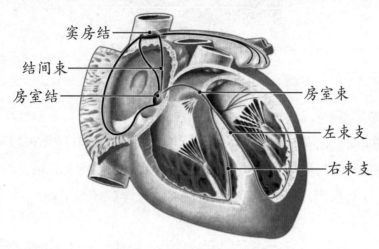

图 10-9　心传导系统

（四）心的血管

1. 心的动脉　心的血液供应主要来自左、右冠状动脉，它们均发自升主动脉根部（图 10-3）。**右冠状动脉**主要分布于右心房、右心室、室间隔后下 1/3、房室结和窦房结等处，主要分支有后室间支和左室后支。**左冠状动脉**至冠状沟，分为**前室间支**和**旋支**。前室间支沿前室间沟下行，主要分布于左、右心室前壁和室间隔前上 2/3、心尖等处；旋支主要分布于左心房、左心室膈面。

2. 心的静脉　心的静脉多与动脉伴行，在冠状沟后部汇合形成冠状窦，开口于右心房。冠状窦的主要属支有**心大静脉**、**心中静脉**、**心小静脉**。

（五）心包

心包为包裹心和大血管根部的圆锥形纤维浆膜囊，分为纤维性心包和浆膜性心包两部分（图 10-10）。

1. 纤维性心包　纤维性心包是坚韧的结缔组织囊，上方与出入心的大血管外膜相续，下方与膈的中心腱紧密相连。

2. 浆膜性心包　浆膜性心包分为壁层和脏层，脏层为心外膜，壁层衬于纤维心包的内面。脏、壁两层心包在出入心的大血管根部互相移行，围成**心包腔**，内含少量浆液，起润滑作用，可减少心搏动时的摩擦。

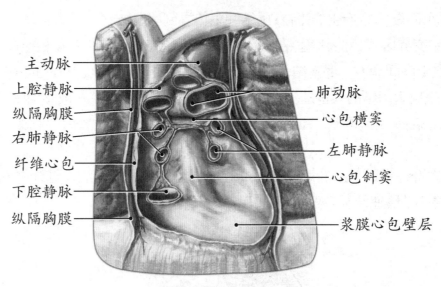

主动脉

上腔静脉

纵隔胸膜

右肺静脉

纤维心包

下腔静脉

纵隔胸膜

肺动脉

心包横窦

左肺静脉

心包斜窦

浆膜心包壁层

图 10-10　心包

（六）心的体表投影

心的体表投影个体差异较大,通常采用 4 点连线法来确定(图 10-11)。

1. 左上点　左上点在左侧第 2 肋软骨下缘,距胸骨左缘约 1.2cm。

2. 右上点　右上点在右侧第 3 肋软骨上缘,距胸骨右缘约 1cm。

3. 右下点　右下点在右侧第 7 胸肋关节处。

4. 左下点　左下点在左侧第 5 肋间隙,左锁骨中线内侧 1～2cm 处(或距前正中线7～9cm)。

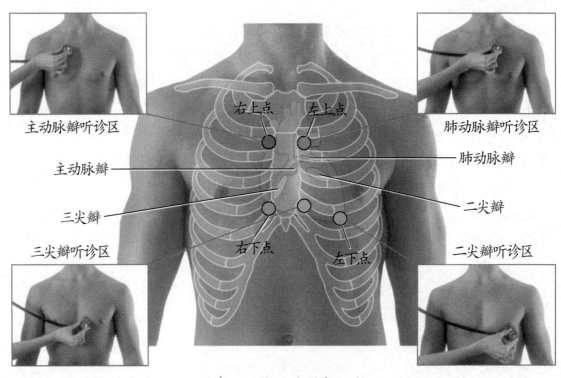

主动脉瓣听诊区

主动脉瓣

三尖瓣

三尖瓣听诊区

右上点　左上点

肺动脉瓣

二尖瓣

右下点　左下点

肺动脉瓣听诊区

二尖瓣听诊区

图 10-11　心的体表投影

二、血　管

（一）血管的分类及结构

血管分为动脉、毛细血管和静脉 3 类。动脉和静脉均分为大、中、小、微 4 级，管壁都可由内膜、中膜、外膜 3 层构成。

1. 动脉　输送血液离开心脏的血管称为**动脉**。大动脉如主动脉和肺动脉主干及其大分支的中膜以弹性纤维为主，管壁具有较大的弹性和可扩张性，称**弹性动脉**，又称**弹性贮器血管**（图 10-12）；从弹性动脉之后到分支为小动脉前的动脉管道称为中动脉，其管壁中弹性纤维逐渐减少，而平滑肌成分逐渐增加，其主要功能是将血液运输到各器官组织，称为**肌性动脉**，又称**分配血管**（图 10-13）；毛细血管前的小动脉和微动脉，其管壁富含平滑肌，在神经体液调节下收缩或舒张以改变管腔大小，产生血流阻力从而影响局部血流量，故称为**阻力血管**。

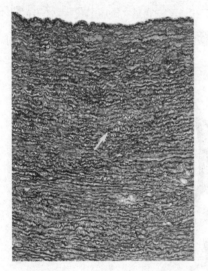

图 10-12　大动脉（示弹性膜）

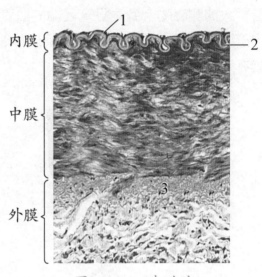

图 10-13　中动脉

2. 毛细血管　毛细血管是连接动、静脉末梢间的微细血管，是血液与组织液进行物质交换的场所，故称为**交换血管**。管壁主要由一层内皮细胞和基膜构成（图 10-14）。毛细血管数量多，管壁薄，通透性大，管内血流缓慢。毛细血管分为连续毛细血管、有孔毛细血管和血窦（图 10-15）。

3. 静脉　静脉是输送血液回心的血管。静脉管壁薄，管腔大，弹性小，血容量较大。在安静状态下，静脉系统可容纳 60%～70% 的循环血量，故称**容量血管**。静脉管壁的内面，有半月形向心开放的静脉瓣，可阻止血液逆流。

（二）血管的吻合与侧支循环

人体的血管除经动脉、毛细血管、静脉相通连外，动脉与动脉之间，静脉与静脉之间甚至动脉与静脉之间，可借吻合支或交通支彼此连结，形成血管吻合。有的血管主干在行程

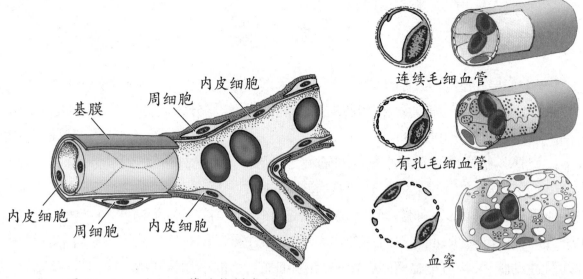

图 10-14　毛细血管结构模式图　　　　图 10-15　毛细血类型模式图

中发出与其平行的侧支,侧支彼此吻合形成侧支吻合。当主干阻塞时,侧支逐渐增粗,血流可经扩大的侧支吻合到达阻塞远端的血管主干,使血管受阻区的血液循环得到不同程度的代偿恢复,这种通过侧支建立的循环称为**侧支循环**,对保证器官在病理状态下的血液供应具有重要意义(图 10-16)。

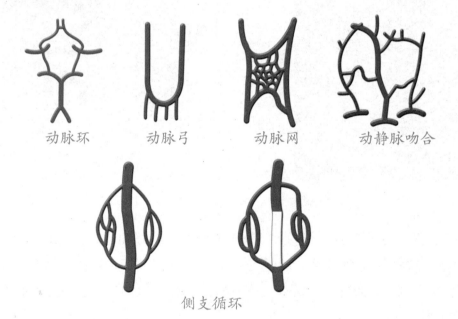

图 10-16　血管吻合与侧支循环示意图

(三)肺循环血管

肺动脉干位于心包内,为一粗短的动脉干,起自右心室,向左后上方斜行至主动脉弓的下方,分为**左、右肺动脉**入肺(图 10-3)。在肺动脉干分叉处与主动脉弓下缘之间连有一条结缔组织索,称**动脉韧带**,是胚胎时期动脉导管闭锁的遗迹。动脉导管若在出生后 6个月尚未闭锁,则称为动脉导管未闭,是常见的先天性心脏病。

肺静脉左右各有 2 条,分别称为左肺上、下静脉和右肺上、下静脉,出肺门后连于左心房。肺静脉无静脉瓣,内为动脉血。

(四)体循环血管

体循环的动脉分布有以下特点:①多对称分布;②走行于躯干和四肢的屈侧或深面,常与静脉、神经伴行;③动脉的口径及配布形式与器官功能相适应,如肾动脉口径大,胃肠的动脉弓、关节周围的动脉网等,以保证器官在不同状态下都可获得血液的供应。

体循环动脉主干是**主动脉**,是全身最粗大的动脉(图 10-17)。它起自左心室,按其行程分为升主动脉、主动脉弓和降主动脉 3 段。**升主动脉**起自左心室,向右前上方上行,根部发出左、右冠状动脉。**主动脉弓**是升主动脉的延续,在胸骨柄后方弓形弯向左后方,至第 4 胸椎体下缘向下移行为降主动脉。主动脉弓的凸侧从右向左依次发出三大分支,即头臂干、左颈总动脉和左锁骨下动脉。**头臂干**向右上方斜行至右胸锁关节的后方分为右颈总动脉和右锁骨下动脉。**降主动脉**是主动脉弓的延续,自第 4 胸椎体的下缘至第 4 腰椎体的下缘。降主动脉在第 12 胸椎高度穿膈的主动脉裂孔处被分为胸主动脉和腹主动脉。腹主动脉行至第 4 腰椎体的下缘处分为左、右髂总动脉。

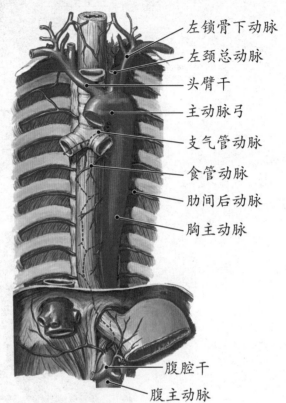

图 10-17　主动脉的分部及其分支

左锁骨下动脉
左颈总动脉
头臂干
主动脉弓
支气管动脉
食管动脉
肋间后动脉
胸主动脉
腹腔干
腹主动脉

1. **颈总动脉**　颈总动脉是头颈部的动脉主干。左侧起自主动脉弓,右侧起自头臂干。两侧的颈总动脉均经胸锁关节的后方,沿食管、气管和喉的外侧上行,至甲状软骨上缘的高度,分为**颈外动脉**和**颈内动脉**(图 10-18)。

(1)**颈外动脉**:在胸锁乳突肌深面上行,穿腮腺分为颞浅动脉和上颌动脉两条终支。其主要分支有**甲状腺上动脉**、**面动脉**、**颞浅动脉**、**上颌动脉**。上颌动脉分布于硬脑膜的分支称**脑膜中动脉**,该动脉向上经棘孔进入颅腔,分为前、后两支。前支经颅骨翼点的内面,当颞部骨折时,该动脉易受损伤,导致硬膜外血肿。

(2)**颈内动脉**:自颈总动脉发出后,位于颈外动脉的外侧,向上经颈动脉管入颅腔,分布于视器和脑。

2. **锁骨下动脉**　锁骨下动脉左侧起自主动脉弓,右侧起自头臂干,经胸廓上口至颈根部行向外侧,至第 1 肋外侧缘移行为**腋动脉**。锁骨下动脉的主要分支有**椎动脉**、**胸廓内动脉**、**甲状颈干**(图 10-19)。

3. **上肢动脉**　上肢动脉的主干有**腋动脉**、**肱动脉**、**尺动脉**和**桡动脉**等(图 10-20)。

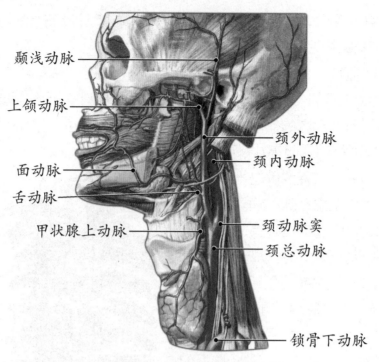

图 10-18　颈外动脉及其分支

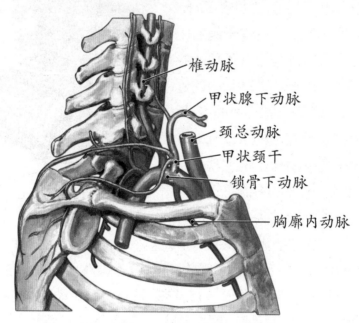

图 10-19　锁骨下动脉及其分支

（1）**腋动脉**：是锁骨下动脉的延续，经腋窝至臂部移行为肱动脉。

（2）**肱动脉**：沿肱二头肌的内侧缘下行，至肘窝分为桡动脉和尺动脉。肱动脉位置表浅，可在肱二头肌内侧沟处触其搏动，是临床上测量血压常选的部位。当前臂和手部出血时，可在臂中部用指压法将该动脉压向肱骨以达到暂时止血的目的。

（3）**尺动脉**和**桡动脉**：分别沿前臂前面的尺、桡两侧下行，经腕部至手掌形成掌浅弓和掌深弓。桡动脉在腕上部位置表浅，可在桡骨茎突的内上方触摸到其搏动，是临床触摸脉搏和中医切脉的常用部位。

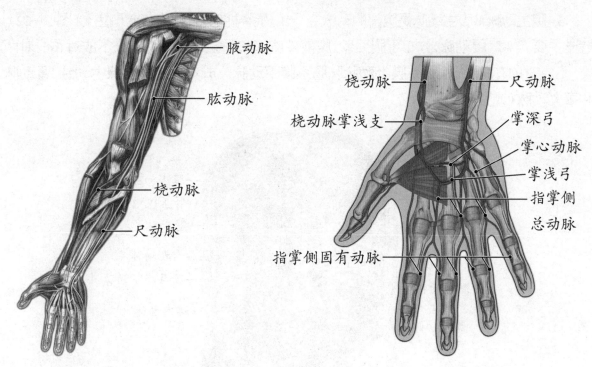

图 10-20　上肢动脉及其分支

（4）**掌浅弓**和**掌深弓**：均由尺、桡两动脉的终支及分支相互吻合而成。掌浅弓位于指屈肌腱的浅面,掌深弓位于指屈肌腱深面。两动脉弓发出分支分布于手掌和手指。

4. 胸主动脉　胸主动脉位于脊柱左前方,沿途分出脏支和壁支(图 10-21)。

（1）**脏支**：细小,主要有支气管支、食管支和心包支。

（2）**壁支**：分布于胸壁和腹壁上部,主要为肋间后动脉和肋下动脉。

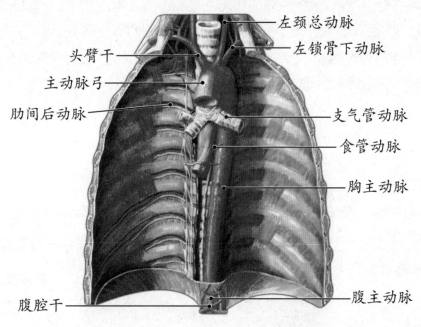

图 10-21　胸主动脉及其分支

5. 腹主动脉 腹主动脉是腹部的动脉主干,位于脊柱前方,分为壁支和脏支(图10-22)。壁支主要有4对**腰动脉**,分布于腹后壁、腹前外侧壁和脊髓等处。脏支分不成对和成对两类,不成对的有**腹腔干、肠系膜上动脉**和**肠系膜下动脉**。成对的有**肾上腺中动脉、肾动脉**和**睾丸动脉**(或**卵巢动脉**)。

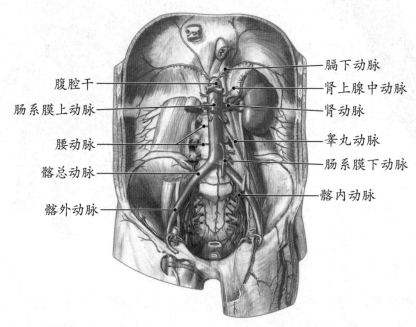

图 10-22　腹主动脉及其分支

(1)**腹腔干**:为一短干,在主动脉裂孔的稍下方起自腹主动脉前壁,立即分为**胃左动脉、肝总动脉**和**脾动脉**(图10-23)。①胃左动脉:分布于食管的下段和胃小弯侧的胃壁。②肝总动脉:向右行至十二指肠上部的上缘后进入肝十二指肠韧带,分为**肝固有动脉**和**胃十二指肠动脉**。肝固有动脉分布于肝、胆囊和胃小弯侧的胃壁等处;胃十二指肠动脉分布于胃大弯右侧的胃壁、大网膜、十二指肠和胰头。③脾动脉:沿胰上缘左行至脾门附近,分布于胰、脾、胃大弯侧及胃底部的胃壁和大网膜。

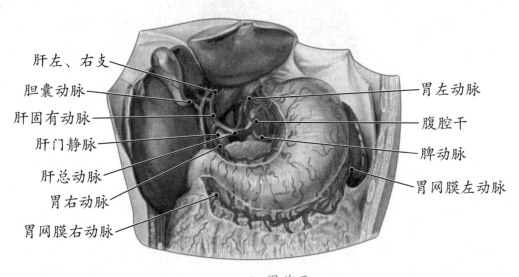

A. 胃前面

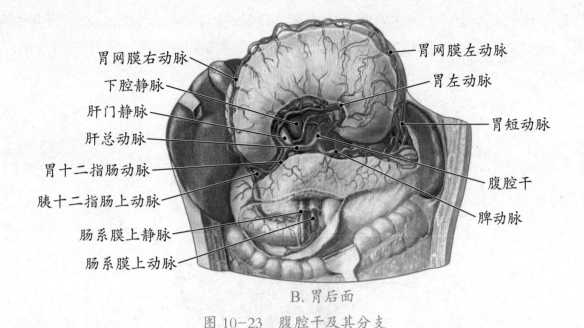

B.胃后面

图 10-23　腹腔干及其分支

（2）**肠系膜上动脉**：在腹腔干的稍下方，约平第 1 腰椎的高度起自腹主动脉的前壁，在胰头后方下行，进入小肠系膜内。主要分支有**空肠动脉**和**回肠动脉**、**回结肠动脉**、**右结肠动脉**、**中结肠动脉**（图 10-24）。其中回结肠动脉发出的**阑尾动脉**分布至阑尾。

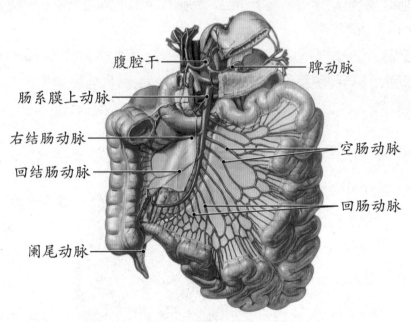

图 10-24　肠系膜上动脉及其分支

（3）**肠系膜下动脉**：约平第 3 腰椎的高度发自腹主动脉的前壁，行向左下方，主要分支有**左结肠动脉**、**乙状结肠动脉**、**直肠上动脉**（图 10-25）。

（4）**肾上腺中动脉**：约平第 1 腰椎的高度起自腹主动脉的侧壁，分布于肾上腺。

（5）**肾动脉**：约平第 1～2 腰椎高度起于腹主动脉，横行向外经肾门入肾。

（6）**睾丸动脉**：肾动脉起始处的稍下方发自腹主动脉的前壁，细长，沿腰大肌的前面斜向外下行,穿经腹股沟管入阴囊,又称**精索内动脉**,参与精索的组成,分布于睾丸和附睾。在女性,相对应的动脉称为**卵巢动脉**,分布于卵巢和输卵管壶腹。

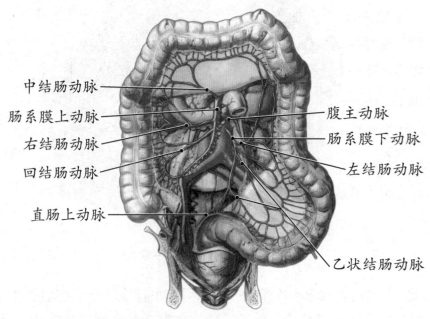

图 10-25　肠系膜下动脉及其分支

6. 盆部动脉　髂总动脉左右各一,沿腰大肌的内侧下行至骶髂关节处分为**髂内动脉**和**髂外动脉**(图 10-26)。

(1) **髂内动脉**:为一短干,下降入盆腔,主要分布于盆腔内脏器官、臀部等。

(2) **髂外动脉**:下行经腹股沟韧带中点深面入股部,移行为**股动脉**。

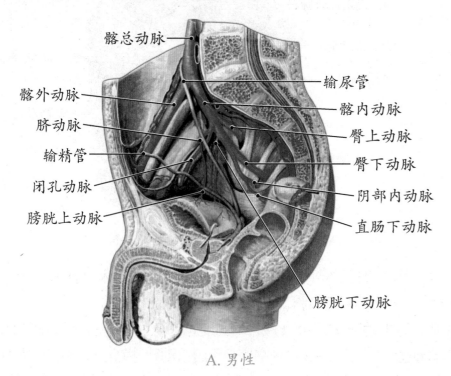

A. 男性

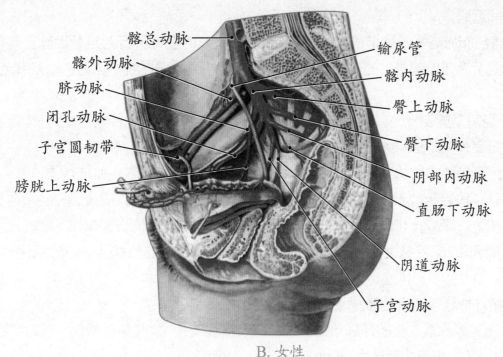

B. 女性

图 10-26　盆部动脉

1）**股动脉**：是髂外动脉的延续，在股三角内下行，进入腘窝移行为**腘动脉**。在腹股沟韧带中点的稍下方，股动脉位置表浅，在活体上可摸到其搏动（图10-27）。当下肢出血时，可在该处将股动脉压向耻骨上支进行压迫止血。

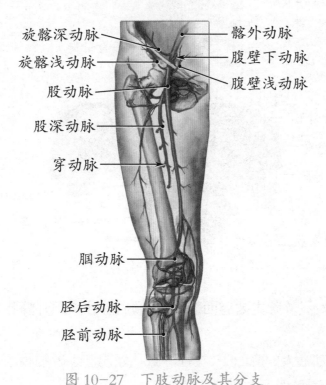

图 10-27　下肢动脉及其分支

2）**腘动脉**：在腘窝深部下行，在腘窝的下部分为**胫前动脉**和**胫后动脉**，分支分布于膝关节及邻近肌。

3）**胫前动脉**：在小腿前群肌之间下行，至踝关节的前方移行为**足背动脉**。足背动脉分布于足背及足趾等处。当足背出血时，可在内、外踝前方连线中点处压迫足背动脉，进行止血。

4）**胫后动脉**：沿小腿后面浅、深层肌之间下行，经内踝后方转入足底，分为**足底内侧动脉**和**足底外侧动脉**两终支。胫后动脉分布于小腿后群肌及足底肌。

体循环静脉在结构和配布方面有下列特点：①有静脉瓣，防止血液逆流。②分浅、深静脉两种。浅静脉位于皮下，又称**皮下静脉**，是临床上静脉注射、输液、输血、采血和插入导管的部位。深静脉与同名动脉伴行，又称**伴行静脉**；静脉间吻合支丰富，浅静脉之间、深静脉之间和浅、深静脉之间都有广泛的吻合。③比同级动脉管腔大，管壁薄，弹性小、数量多。

体循环静脉包括**上腔静脉系**、**下腔静脉系**和**心静脉系**。

1. **上腔静脉系**　上腔静脉系由上腔静脉及其属支组成，收集头颈部、上肢和胸部（心和肺除外）等上半身的静脉血（图 10-28）。

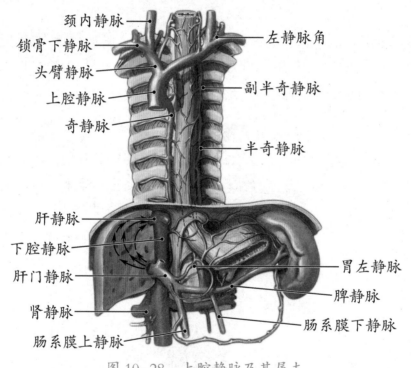

图 10-28　上腔静脉及其属支

（1）**头颈部静脉**：浅静脉主要有**面静脉**、**下颌后静脉**和**颈外静脉**，深静脉主要是**颈内静脉和锁骨下静脉**。

颈内静脉：是颈部最大的静脉干，在颈静脉孔处连接于硬脑膜的乙状窦，伴颈内动脉和颈总动脉下行。面静脉是颈内静脉的颅外属支。

面静脉：起自**内眦静脉**，在面动脉的后方下行，至舌骨大角附近注入**颈内静脉**。面静脉没有静脉瓣,通过眼的静脉与颅内的海绵窦交通。当面部,尤其是鼻根至两侧口角的三角区发生化脓性感染时,若处理不当(如挤压等),可导致颅内感染。临床上称此区为"**危险三角**"。

锁骨下静脉:在第 1 肋外侧缘续于腋静脉,伴锁骨下动脉走行,至胸锁关节后方与颈内静脉汇合成**头臂静脉**。两静脉汇合部的夹角称**静脉角**,是淋巴导管的注入部位。

颈外静脉:是颈部最大的浅静脉,由下颌后静脉的后支、耳后静脉等汇合而成,沿胸锁乳突肌表面下行,注入**锁骨下静脉**或**静脉角**。

(2)**上肢静脉**:分浅静脉和深静脉。上肢深静脉与同名动脉伴行,最后汇入**腋静脉**,延续为锁骨下静脉。上肢浅静脉包括头静脉、贵要静脉、肘正中静脉及其属支(图 10-29)。

1)**头静脉**:起自手背静脉网的桡侧,沿上肢的前外侧上行,最后注入腋静脉或锁骨下静脉。

2)**贵要静脉**:起自手背静脉网的尺侧,沿前臂尺侧上行,于臂中点的稍下方注入肱静脉。

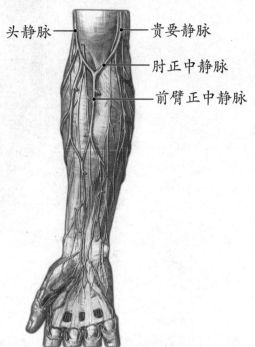

图 10-29　上肢的浅静脉

3)**肘正中静脉**:在肘窝处连接头静脉和贵要静脉。此静脉是临床采血、输液和注射药物的常用部位。

(3)**胸部静脉**:主干是奇静脉。直接或间接收集胸壁、食管、气管、支气管和脊髓等处的静脉血,最后注入上腔静脉。

2.**下腔静脉系**　下腔静脉系由下腔静脉及其属支组成,主要收集下肢、盆部和腹部的静脉血(图 10-30)。

(1)**下肢静脉**:下肢静脉比上肢静脉瓣膜多,分浅、深静脉两种,且深、浅静脉交通丰富。深静脉与同名动脉伴行,最后上行续于髂外静脉。下肢的浅静脉有:

1)**大隐静脉**:全身最长的浅静脉。起自足背静脉弓的内侧缘,经内踝前方,沿小腿、膝关节和大腿内侧上行,至耻骨结节外下方 3 ~ 4cm 处穿阔筋膜的隐静脉裂孔,注入股静脉。大隐静脉在内踝前方的位置表浅而恒定,是输液和注射的常用部位。

2)**小隐静脉**:起自足背静脉弓的外侧缘,经外踝后方,沿小腿后面上行,至腘窝注入腘静脉。

(2)**盆部静脉**:与同名的动脉伴行,主干包括**髂外静脉**和**髂内静脉**,二者汇入**髂总静脉**。双侧髂总静脉伴髂总动脉上行至第 5 腰椎体右侧汇合成下腔静脉。髂外静脉是股静脉的延续,收集下肢和腹前壁下部的静脉血。髂内静脉及其属支均与同名动脉伴行,收集范围与髂内动脉分布基本一致。不同的是盆腔脏器多形成静脉丛,如直肠静脉丛、膀胱静

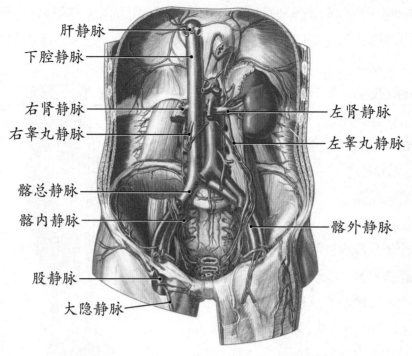

图 10-30　下腔静脉及其属支

肝静脉

下腔静脉

右肾静脉

右睾丸静脉

髂总静脉

髂内静脉

股静脉

大隐静脉

左肾静脉

左睾丸静脉

髂外静脉

脉丛、子宫静脉丛和阴道静脉丛等。这些静脉丛在盆腔器官扩张或受压迫时有助于血液回流。

（3）**腹部静脉**：腹部静脉包括直接注入下腔静脉的属支和肝门静脉系两部分。

（4）**下腔静脉**：是下腔静脉系的主干，为人体最大的静脉干。由左、右髂总静脉在第4或第5腰椎体右前方汇合而成，沿腹主动脉右侧上行，经肝后缘穿膈的腔静脉孔入胸腔，注入右心房。下腔静脉的属支分壁支和脏支两种。壁支主要包括4对**腰静脉**。脏支主要有**肾上腺静脉**、**肾静脉**、**睾丸静脉**（卵巢静脉）、**肝静脉**。

（5）**肝门静脉系**：由肝门静脉及其属支组成（图10-31）。**肝门静脉**为一条粗短的静脉干，在胰头后方由**肠系膜上静脉**和**脾静脉**汇合而成，在肝十二指肠韧带内上行，经肝门入肝，主要收集腹腔内除肝脏以外不成对脏器的静脉血。

肝门静脉的属支主要有**肠系膜上静脉**、**脾静脉**、**肠系膜下静脉**、**胃左静脉**、**胃右静脉**、**胆囊静脉**和**附脐静脉**等。

肝门静脉借其属支与上、下腔静脉之间存在多处吻合，如**食管静脉丛**、**直肠静脉丛**、**脐周静脉网**（图10-32）。肝门静脉无瓣膜，起始端和末端分别与毛细血管相连，所以肝门静脉内压力升高时，血液可发生逆流，血液便通过上述3条途径逆流，形成侧支循环，引起静脉丛曲张。如果食管静脉丛和直肠静脉丛曲张破裂，则引起呕血和便血。

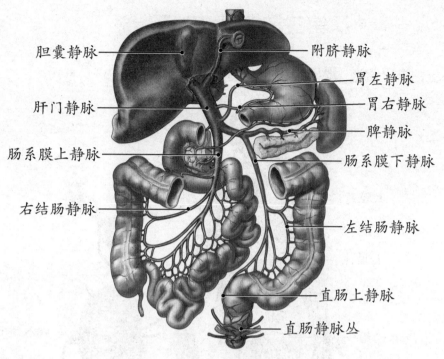

胆囊静脉

肝门静脉

肠系膜上静脉

右结肠静脉

附脐静脉

胃左静脉

胃右静脉

脾静脉

肠系膜下静脉

左结肠静脉

直肠上静脉

直肠静脉丛

图 10-31　肝门静脉及其属支

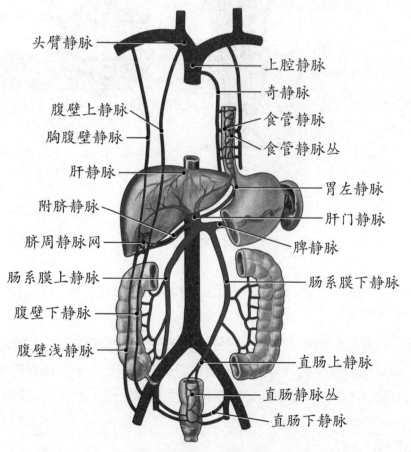

头臂静脉

腹壁上静脉

胸腹壁静脉

肝静脉

附脐静脉

脐周静脉网

肠系膜上静脉

腹壁下静脉

腹壁浅静脉

上腔静脉

奇静脉

食管静脉

食管静脉丛

胃左静脉

肝门静脉

脾静脉

肠系膜下静脉

直肠上静脉

直肠静脉丛

直肠下静脉

图 10-32　肝门静脉与上、下腔静脉间吻合模式图

第三节 淋巴系统

淋巴系统由**淋巴管道**、**淋巴组织**和**淋巴器官**组成（图 10-33）。

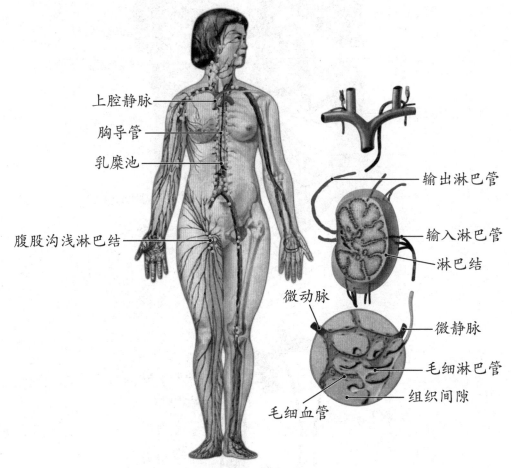

图 10-33 全身浅、深淋巴管和淋巴结示意图

一、淋 巴 管 道

淋巴管道分为**毛细淋巴管**、**淋巴管**、**淋巴干**和**淋巴导管**（图 10-34）。

（一）毛细淋巴管

毛细淋巴管是淋巴管道的起始部，以膨大的盲端起始于组织间隙，彼此吻合成网，汇入淋巴管。毛细淋巴管管径粗、管壁薄、通透性较大，不易进入毛细血管的大分子物质，如蛋白质、脂类、异物、细菌和肿瘤细胞等容易进入毛细淋巴管。因此，肿瘤或炎症常经淋巴管道转移。

（二）淋巴管

淋巴管由毛细淋巴管汇合而成，注入淋巴结，分浅、深淋巴管两种。

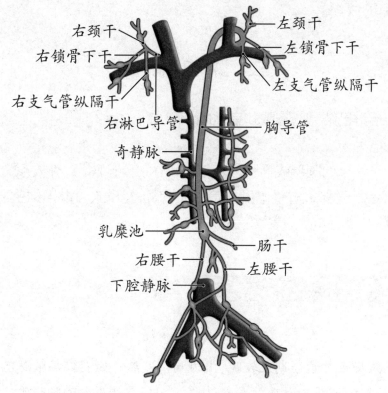

右颈干 ——
右锁骨下干 ——
右支气管纵隔干 ——
右淋巴导管 ——
奇静脉 ——
乳糜池 ——
右腰干 ——
下腔静脉 ——

—— 左颈干
—— 左锁骨下干
—— 左支气管纵隔干
—— 胸导管
—— 肠干
—— 左腰干

图 10-34　淋巴干和淋巴导管

（三）淋巴干

淋巴管通过一系列淋巴结后，汇合成 9 条大的淋巴干，即**左、右腰干**，**左、右支气管纵隔干**，**左、右锁骨下干**，**左、右颈干**和 1 条**肠干**。

（四）淋巴导管

淋巴导管由 9 条淋巴干汇成，共 2 条，即**胸导管**和**右淋巴导管**，分别注入左、右静脉角。

1. 胸导管　胸导管是全身最大的淋巴导管，起始于第 1 腰椎体前方的**乳糜池**。乳糜池呈囊状膨大，由左、右腰干和肠干汇合而成。胸导管向上经膈的主动脉裂孔入胸腔，在颈根部注入左静脉角。在注入前还收纳左颈干、左锁骨下干和左支气管纵隔干的淋巴。胸导管通过上述 6 条淋巴干的淋巴注入，收集下半身及左侧上半身的淋巴，即全身 3/4 区域的淋巴。

2. 右淋巴导管　右淋巴导管为一短干，由右颈干、右锁骨下干和右支气管纵隔干汇合而成，注入右静脉角。右淋巴导管收集右侧上半身的淋巴，即全身右上 1/4 区域的淋巴。

二、淋 巴 组 织

淋巴组织分为弥散淋巴组织和淋巴小结两类，起着防御屏障的作用。

1. 弥散淋巴组织　弥散淋巴组织主要位于消化道和呼吸道的黏膜固有层。

2. 淋巴小结　淋巴小结包括小肠黏膜固有层内的孤立淋巴滤泡和集合淋巴滤泡以

及阑尾壁内的淋巴小结等。

三、淋 巴 器 官

淋巴器官包括**淋巴结**、**脾**、**胸腺**和**扁桃体**。

（一）淋巴结

淋巴结为大小不一的圆形或椭圆形灰红色小体。一侧隆凸，有数条输入淋巴管进入；另一侧凹陷，称为淋巴结门，有输出淋巴管和血管、神经出入。淋巴结主要功能是滤过淋巴、产生淋巴细胞和进行免疫应答。

知识窗

淋巴结转移癌

淋巴结转移癌提示肿瘤分期比较晚，出现病情进展。如乳腺癌腋淋巴结转移，甲状腺癌颈部淋巴结转移等，都属于淋巴结局部转移。胃癌或肺癌出现腹股沟巴结转移，属于远处转移。

（二）脾

脾是人体最大的淋巴器官，位于左季肋区，与第 9～11 肋相对应，其长轴与第 10 肋方向基本一致，正常人的脾在左肋弓下不能被触及。脾表面光滑，呈暗红色，质软且脆，左季肋区遭受暴力打击易导致脾破裂。脾分为膈、脏两面，上、下两缘和前、后两端。脏面凹陷，有神经、血管出入，称**脾门**。上缘较锐，有 2～3 个切迹，称**脾切迹**，是脾大时触诊的标志。

（三）胸腺

胸腺位于胸骨柄后方，上纵隔的前部。胸腺有明显的年龄变化，新生儿和幼儿的胸腺相对较大，性成熟后最大，以后逐渐萎缩，被结缔组织替代。胸腺兼有内分泌功能，其分泌物称胸腺素，可使骨髓的淋巴细胞转化成 T 淋巴细胞。T 淋巴细胞再移至各处淋巴结和脾内，增殖并参与机体的细胞免疫功能。

第四节　心 脏 生 理

一、心肌细胞的生物电现象

心肌细胞分成工作细胞（心房肌和心室肌）和自律细胞（窦房结细胞和浦肯野细胞）两类。前者主要执行收缩功能，后者可自动产生节律性兴奋。现以心室肌细胞、窦房结细胞和浦肯野细胞为例,说明心肌细胞的生物电现象。

(一)心室肌细胞的生物电现象

心室肌细胞的静息电位约为 $-90mV$,其动作电位分为去极化和复极化两个过程,共分为 5 个时期(图 10-35)。

1. **去极化过程(0 期)** 心室肌细胞受刺激而兴奋时发生去极化,膜电位由 $-90mV$ 迅速上升到 $+30mV$ 左右,构成动作电位的上升支,历时 $1\sim2ms$。其离子机制是 Na^+ 顺其浓度和电位梯度快速内流造成。

2. **快速复极初期(1 期)** 动作电位达到峰值后,膜电位由 $+30mV$ 迅速下降到 $0mV$ 左右,形成动作电位的快速复极初期,即 1 期,历时约 10ms。其离子机制是 K^+ 迅速短暂外流造成。

3. **缓慢复极期(2 期)** 当 1 期复极接近 $0mV$ 左右时,进入动作电位的 2 期。此期内复极过程极为缓慢,几乎停滞在同一膜电位水平而形成平台,故又称**平台期**,历时 $100\sim150ms$,是心室肌细胞动作电位的主要特征。其离子机制是 Ca^{2+} 内流和 K^+ 外流同时存在,致使膜电位保持在 $0mV$ 左右。

4. **快速复极末期(3 期)** 此期膜电位从 $0mV$ 迅速下降到 $-90mV$,历时 $100\sim150ms$,完成复极化过程。其离子机制是 K^+ 迅速外流形成的。

5. **静息期(4 期)** 此期是动作电位复极完毕,基本稳定在静息电位 $-90mV$ 水平的时期,故称**静息期**。此时,虽膜电位恢复到静息电位水平,但膜两侧离子尚未恢复。通过细胞膜上 Na^+-K^+ 泵的激活以及 Na^+-Ca^{2+} 交换,恢复到静息状态时细胞内外离子的正常分布,保持心室肌细胞的正常兴奋性。

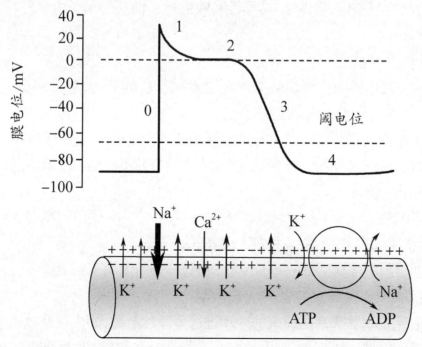

图 10-35 心室肌细胞动作电位和主要离子流示意图

（二）自律细胞的生物电现象

1. 窦房结细胞　最大复极化电位约为 −70mV，其动作电位没有明显的 1 期和 2 期，只有 0、3、4 期。0 期是由 Ca^{2+} 内流形成的，4 期自动去极化的离子流复杂，机制尚不完全明了，但 4 期自动去极化速度最快。

2. 浦肯野细胞　动作电位分为 5 个时期，但 4 期膜电位不稳定，这是与心室肌细胞动作电位最显著的不同之处（图 10-36）。4 期自动去极化是由于 Na^+ 内流逐渐增多和逐渐衰减的 K^+ 外流所致。

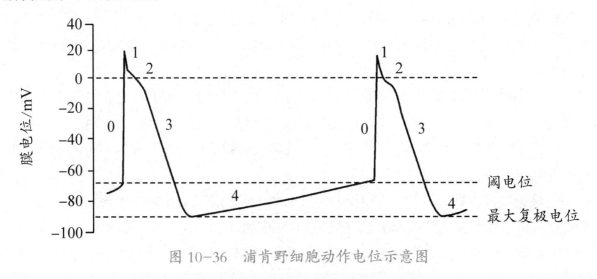

图 10-36　浦肯野细胞动作电位示意图

二、心肌的生理特性

心肌细胞具有**兴奋性**、**自律性**、**传导性**和**收缩性**。前三种属于电生理特性，收缩性是心肌细胞的机械特性。

（一）心肌的兴奋性

心肌细胞和其他组织一样也具有对刺激发生反应的能力，称为**兴奋性**（图 10-37）。在兴奋过程中兴奋性会发生周期性变化。

1. 有效不应期　从 0 期去极化开始到复极化达到 −60mV 这段时期内，无论给予多强的刺激，都不会引起心肌细胞产生动作电位，称为**有效不应期**。有效不应期可分为**绝对不应期**和**局部反应期**。

2. 相对不应期　有效不应期后，膜电位从 −60～−80mV 这段时期内，给予阈上刺激，可使心肌细胞产生动作电位，称为**相对不应期**。

3. 超常期　膜电位从 −80～−90mV 这段时期内，给予阈下刺激即可引起一次新的动作电位，表明心肌兴奋性高于正常，称为**超常期**。

正常情况下，心肌按窦房结传来的冲动进行节律性活动，如果在有效不应期之后受到人工刺激或异位起搏点的刺激，可提前产生一次兴奋和收缩，称为**期前兴奋和期前收缩**（图 10-38）。期前收缩之后常出现一个较长的心室舒张期，称**代偿间歇**。

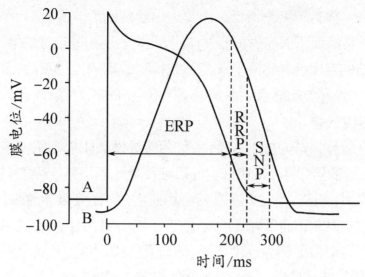

图 10-37　心室细胞动作电位期间的兴奋性变化及其机械收缩的关系

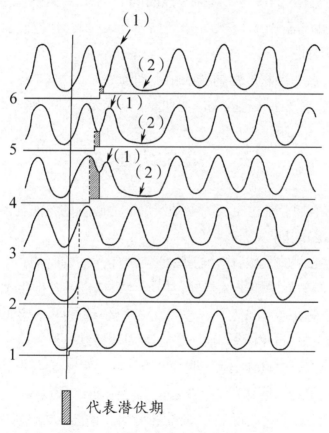

▨ 代表潜伏期

图 10-38　期间收缩与代偿间歇

各行上线为心肌收缩曲线,下线为电刺激标记

（1）期前收缩;（2）代偿间歇。

（二）心肌的自律性

心肌细胞在无外来刺激的条件下,能自动产生节律性兴奋的能力或特性,称为**自动节律性**。心脏的自律性来源于自律细胞,这些细胞的自律性高低不同,自律性最高的是窦房

结,其次是房室交界,浦肯野细胞最低。由窦房结起搏而形成的心脏节律称为**窦性心律**。其他自律组织在正常情况下仅起兴奋传导作用,而不表现出其自身的节律性,故称为**潜在起搏点**。当窦房结的自律性异常降低或潜在起搏点的自律性过高时,潜在起搏点的自律性就会表现出来,称为**异位起搏点**。由异位起搏点控制的心跳节律,称为**异位心律**。

(三)心肌的传导性

心肌细胞具有传导兴奋的能力或特性,称为**传导性**。相邻心肌细胞之间存在闰盘连接区,使得兴奋以局部电流的形式在细胞间迅速传导。窦房结产生的兴奋能直接传给心房肌纤维,引起两心房兴奋,同时兴奋沿着心房肌内的"**优势传导通路**"依次迅速传到房室交界、房室束、左右束支和浦肯野纤维网遍布左、右心室,引起整个心室兴奋。

兴奋在心脏内各部位的传导速度不同,浦肯野纤维内的传导速度最快,可达 4m/s 左右;房室交界区的传导速度最慢,约为 0.02m/s。兴奋在房室交界区要延搁 0.1s 才能传到心室,这种兴奋在房室交界区的传导要延搁一段时间的现象,称为**房室延搁**。房室延搁具有重要的生理意义,它使心室在心房收缩完毕之后才开始收缩,有利于心室的充盈和射血。

(四)心肌的收缩性

心肌细胞兴奋 – 收缩耦联过程高度依赖于细胞外 Ca^{2+} 的内流,且心肌细胞兴奋时的有效不应期特别长,故不发生强直收缩。心肌是"全或无"式同步收缩。

三、心脏的泵血功能

心脏的节律性收缩和舒张对血液的驱动作用称为心脏的泵血功能。

(一)心率与心动周期

1. 心率　每分钟心跳的次数,称为**心率**。正常成年人安静时的心率为 $60 \sim 100$ 次/min,平均为 75 次/min。心率有明显个体差异,并受年龄、性别及其他生理因素的影响。

2. 心动周期　心脏每收缩或舒张一次称为一个**心动周期**,分为**收缩期**和**舒张期**。如以成年人平均心率 75 次/min 计算,则一个心动周期持续 0.8s。其中心室收缩期为 0.3s,舒张期为 0.5s;心房收缩期为 0.1s,舒张期为 0.7s。从心室开始舒张到心房开始收缩之前这段时间,心房、心室都处于舒张状态,称为**全心舒张期**,约为 0.4s。无论心房还是心室,其舒张期均长于收缩期。通常所说的心动周期是指心室的心动周期(图 10-39)。

(二)心脏泵血过程

根据心室内的压力和容积的动态变化,瓣膜的启闭及血流方向,可将心室泵血过程分为心室收缩期和心室舒张期。现以左心室为例,说明心脏泵血过程(图 10-40)。

1. 心室收缩与射血过程　心室收缩期分为等容收缩期、快速射血期和减慢射血期。

(1)等容收缩期:当心室收缩,室内压高于房内压时,房室瓣关闭。此时,室内压仍低于主动脉压,动脉瓣还处于关闭状态,心室暂时成为一个封闭的腔,心室容积不变,故称为**等容收缩期**,持续约 0.05s。

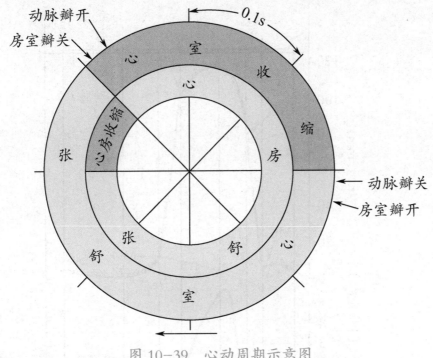

图 10-39 心动周期示意图

（2）**快速射血期**：当室内压高于动脉压时，主动脉瓣开启，心室迅速射血入主动脉，心室容积迅速缩小，称为**快速射血期**，历时约 0.1s。此期心室射血量约占总射血量的 2/3，室内压上升达到峰值。

（3）**减慢射血期**：快速射血期之后，心室内的血液已大部分射入主动脉，心室收缩强度减弱，射血速度减慢，称为**减慢射血期**，历时约 0.15s。此期射血量约占总射血量的 1/3，此期室内压已略低于主动脉压，但心室内的血液仍可依其惯性继续射入主动脉。

2. 心室舒张与充盈过程　心室舒张期分为等容舒张期、快速充盈期、减慢充盈期和心房收缩期。

（1）**等容舒张期**：减慢射血期结束后，心室开始舒张，室内压迅速下降，当室内压低于主动脉压时，主动脉瓣关闭；此时，室内压仍高于房内压，房室瓣仍处于关闭状态，心室内无血液流动，心室容积不变，称为**等容舒张期**，持续 0.06～0.08s。

（2）**快速充盈期**：心室肌继续舒张，室内压持续下降，当室内压低于房内压时，房室瓣开放，心房和大静脉内的血液因心室舒张可产生"抽吸"作用，心室容积迅速增大，故这一时期称为**快速充盈期**，历时约 0.11s。此期，流入心室的血液量约为心室总充盈量的 2/3，是心室充盈的主要阶段。

（3）**减慢充盈期**：快速充盈期之后，随着心室内血液充盈量的增加，房、室间的压力梯度逐渐减小，血液进入心室的速度也就减慢，称为**减慢充盈期**，历时约 0.22s。

（4）**心房收缩期**：在心室舒张期的最后 0.1s，下一轮心动周期的心房开始收缩，房内压升高，将心房内血液挤入心室，使心室容积进一步增大，心房收缩挤入心室的血量只占总充盈量的 25%，此期末心室容量达到最大，称为**心室舒张末期容量**。

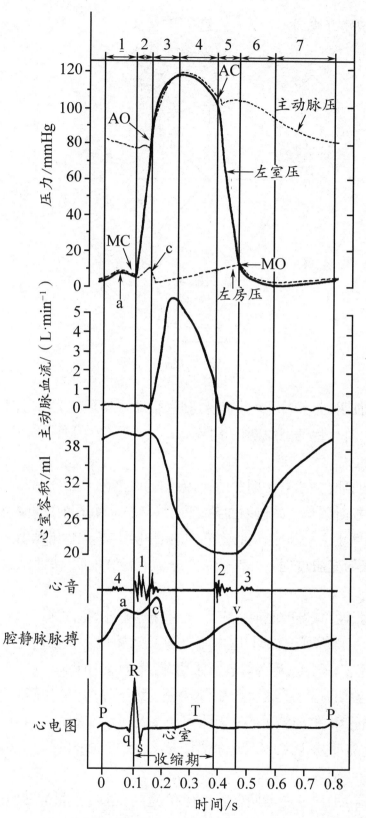

图 10-40　心脏（左心）心动周期各时期中心房、心室、主动脉压力变化和瓣膜活动

1. 心房收缩期；2. 等容收缩期；3. 快速射血期；4. 减慢射血期；5. 等容舒张期；

6. 快速充盈期；7. 减慢充盈期；AO 和 AC 分别表示主动脉开启和关闭；

MO 和 MC 分别表示二尖瓣开启和关闭。

四、心输出量及其影响因素

（一）每搏输出量与每分输出量

1. **每搏输出量**和**射血分数** 一侧心室每收缩一次射出的血量,称为**每搏输出量**,简称**搏出量**。正常成年人在安静状态下搏出量平均为70ml。左心室舒张末期容积约125ml。每搏输出量占心室舒张末期容积的百分比称为**射血分数**。健康成年人安静时的射血分数为55%~65%。与搏出量相比,射血分数能更准确地反映心脏的泵血功能,对早期发现心脏泵血功能异常具有重要意义。

2. **每分输出量**和**心指数** 一侧心室每分钟射出的血液量,称为**每分输出量**,也称**心输出量**或**心排出量**。心输出量等于心率与搏出量的乘积。心输出量可因性别、年龄及其他生理情况的不同而不同。人体安静时的心输出量与体表面积成正比。通常把空腹和安静状态下,每平方米体表面积的心输出量称为**心指数**。一般身材成年人心指数为3.0~3.5L/(min·m²)。心指数是比较不同个体心功能的评价指标。

3. **心力储备** 心输出量可随机体代谢需要而增加的能力,称为**心力储备**。健康成年男性在安静状态下心输出量4.5~6L/min,剧烈运动时心输出量可达25~30L/min,为安静时的5~6倍。经常进行体力劳动,坚持适当的体育锻炼,可以提高心力储备。

（二）影响心输出量的因素

凡能影响每搏输出量和心率的因素均可影响心输出量。

1. **心肌前负荷** 心肌前负荷即心室舒张末期容积。在一定范围内,前负荷越大,心肌纤维初长度越长,心肌收缩力越强,搏出量越多;相反,搏出量则减少。这种通过心肌纤维初长度改变来调节搏出量的方式,称为**异长自身调节**。

2. **心肌后负荷** 心肌前负荷即动脉血压。在其他因素不变的条件下,动脉血压升高,使等容收缩期延长,射血期缩短,搏出量减少;反之,动脉血压下降,则有利于心脏射血。

3. **心肌收缩能力** 心肌不依赖前、后负荷而能改变其力学活动的内在特性,称为**心肌收缩能力**。在心肌初长度不变的条件下,引起每搏输出量的改变取决于心肌本身收缩活动的强度和速度,这种调节方式称为**等长自身调节**。

4. **心率** 在一定范围内,心率增加可使心输出量增多,但当心率过快高于180次/min或心率过慢低于40次/min,心输出量均明显减少。

五、心音与心电图

（一）心音

在心动周期中,心肌舒缩、瓣膜启闭、血液流速改变形成的湍流和血液撞击心室壁和大动脉壁引起的机械振动,通过周围组织传递到胸壁,用听诊器便可在胸部某些部位听到的声音,即为**心音**。听诊的方法只能听到第一和第二心音,用心音图可记录到 4 个心音。

1. 第一心音 第一心音是由于房室瓣突然关闭,血流冲击房室瓣和血液撞击动脉壁而引起振动产生的。它的强弱可反映心室收缩的力量和房室瓣的功能状态。第一心音标志着心室收缩的开始。

2. 第二心音 第二心音主要由主动脉瓣和肺动脉瓣关闭,血流冲击大动脉根部引起血液、管壁及心室壁的振动而引起,标志着心室舒张期的开始。它的强弱反映动脉血压的高低和动脉瓣的功能。

（二）体表心电图

心脏活动时产生的生物电变化可通过体液和组织传导到体表,将心电图机测量电极放置在人体体表一定部位记录出来的心电位变化的曲线,称为**心电图**。正常心电图由 P 波、QRS 波群、T 波及各波间的线段组成(图 10-41)。它能反映心脏兴奋产生、传导和恢复过程中的生物电变化。心电图检查是一种无创记录方法,对心血管疾病的诊断具有重要意义。

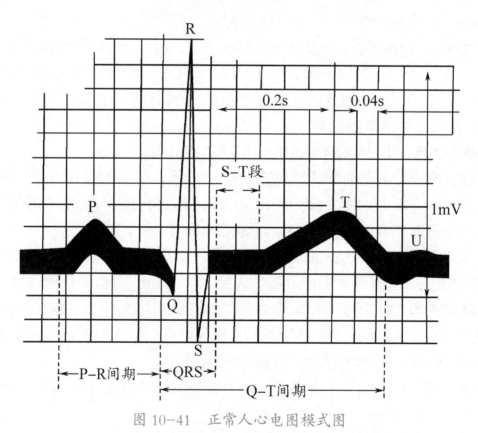

图 10-41 正常人心电图模式图

1. P 波 **P 波**反映左、右两心房的去极化过程。波形小而圆钝,波幅不超过 0.25mV,历时 0.08～0.11s。

2. QRS 波群 QRS 波群反映左、右两心室的去极化过程。在不同的导联中这三个波不一定都出现,且各波波幅在不同导联中变化较大,历时 0.06～0.10s。

3. T 波 T 波反映左右两心室复极化过程的电位变化。波幅为 0.1～0.8mV,历时

0.05～0.25s。在 R 波为主的导联中,T 波的方向与 R 波保持一致,波幅不低于 R 波的1/10。

4. PR 间期　PR 间期是从 P 波起点到 QRS 波群起点之间的时程,历时 0.12～0.20s,表示兴奋由窦房结传到心室所需的时间。

5. QT 间期　QT 间期是从 QRS 波群起点到 T 波终点的时程,反映心室去极化开始到完全复极化所需的时间,其时程与心率有关。

6. ST 段　ST 段是从 QRS 波群终点到 T 波起点之间的线段。正常时 ST 段应与基线平齐,代表心室已完全处于去极化状态,心室肌各细胞之间无电位差存在。若 ST 段偏离基线超过正常范围,提示心肌损伤和心肌缺血。

第五节　血管生理

一、血流量、血流阻力和血压

(一)血流量
单位时间内流经血管某一横截面的血量,称为**血流量**,单位为 ml/min 或 L/min。血流量与血管两端的压力成正比,与血流阻力成反比。

(二)血流阻力
血液在血管内流动时所遇到的阻力,称为**血流阻力**。血流阻力源于血液成分之间及血液与管壁之间的摩擦力。血流阻力与血管长度和血液的黏滞度成正比,与血管半径的 4 次方成反比。血流阻力主要取决于血管口径,机体对器官血流量的调节,就是通过调控各器官阻力血管的口径来实现的。

(三)血压
血管内流动的血液对血管侧壁的压强,即单位面积上的侧压力,称为**血压**。血压的单位是 mmHg 和 kPa(1kPa=7.5mmHg,1mmHg=0.133kPa)。通常所说的血压指的是动脉血压。从心室射出的血液流经外周血管时,由于不断克服血管阻力而消耗能量,血压将逐渐降低,即动脉血压 > 毛细血管压 > 静脉血压。

二、动脉血压与脉搏

(一)动脉血压的正常值
动脉血压通常是指主动脉血压,是人体的基本生命体征之一。动脉血压可用收缩压、舒张压、脉压和平均动脉压等数值来表示。**收缩压**是指心室收缩时,动脉血压升高所达到的最高值。**舒张压**是指心室舒张时,动脉血压降低所达到的最低值。收缩压和舒张压的差值,称为**脉压**。**平均动脉压**则是一个心动周期中动脉血压的平均值,其数值等于舒张压加 1/3 脉压。在安静状态下,我国健康青年人理想的收缩压为 100～120mmHg,舒张压为

60~80mmHg,脉压为 30~40mmHg。动脉血压存在个体、年龄和性别差异,男性略高于女性,儿童低于成年人,随着年龄的增长,血压呈逐渐升高趋势。通常情况下,正常人双侧上臂的动脉血压也存在右高左低的特点,其差异可达 5~10mmHg。

(二)动脉血压的形成

心血管系统有足够的血液充盈是形成动脉血压的前提条件。心脏射血是动脉血压形成的必要条件和动力因素;外周阻力使得心室每次收缩射出的血液只有大约 1/3 在心室收缩期流向外周,其余的血液暂时储存于主动脉和大动脉中,因而使得动脉血压升高。大动脉的弹性贮器作用一方面使心室的间断射血转变为动脉内的持续血流,另一方面又维持舒张压,使之不会过度降低。

(三)影响动脉血压的因素

1. 每搏输出量 每搏输出量的改变主要影响收缩压。搏出量增加,收缩压明显升高,舒张压的升高相对较小,脉压增大。反之,当搏出量减少时,收缩压降低比舒张压降低更显著,故脉压减小。

2. 心率 心率变化主要影响舒张压。心率加快时,舒张压明显升高,收缩压升高程度较小,脉压减小。反之,当心率减慢时,舒张压下降更显著,则脉压增大。

3. 外周阻力 外周阻力以影响舒张压为主。外周阻力增大时,心舒期内血液外流的速度减慢,舒张压明显升高。在收缩期,动脉血压升高使血流速度加快,因而收缩压的升高不如舒张压升高明显,脉压减小。当外周阻力减小时,舒张压降低更显著,故脉压增大。

4. 大动脉管壁的弹性 大动脉管壁弹性可缓冲动脉血压的变化。老年人大动脉管壁由于胶原纤维增加,弹性纤维减少,使管壁弹性减弱,缓冲血压的作用减小,造成收缩压升高而舒张压降低,脉压增大。

5. 循环血量与血管容积 正常机体的循环血量与血管容积是相适应的,保持血管内有足量血液充盈,可维持动脉血压稳定在一定水平。急性大失血时,血管容积不变而循环血量减少,动脉血压会降低;过敏性休克或中毒性休克时,引起血管容积增大而循环血量不变时,动脉血压降低。

(四)脉搏

心动周期中动脉管壁随心脏舒缩而产生的节律性搏动,称为**动脉脉搏**(简称**脉搏**)。脉搏的强弱与心输出量、动脉的可扩张性和外周阻力密切相关。因此,脉搏可在一定程度上反映心血管的功能状态。

三、静脉血压与静脉血流

(一)静脉血压

当血液经动脉、毛细血管到达微静脉时,血压已降低到 15~20mmHg,进入右心房,血压已接近于零。通常将右心房和胸腔内大静脉血压称为**中心静脉压(CVP)**,而将各器官静脉的血压称为**外周静脉压**。正常中心静脉压变动范围是 $4 \sim 12 cmH_2O$。其高低取决于心脏射血能力和静脉回心血量。当心脏射血能力减弱（如心力衰竭），中心静脉压就升高。因此，中心静脉压可反映心脏功能状态和静脉回心血量，在临床上常作为判断心血管功能的重要指标，也可作为控制补液速度和补液量的监测指标。

（二）影响静脉血回流的因素

1. 心肌收缩力 心肌收缩力增强，搏出量增多，心舒期室内压较低，有利于静脉血回心；反之，则不利于静脉血回心。

2. 体位 体位改变主要影响静脉的跨壁压，进而改变回心血量。当体位由平卧位转为直立位时，身体低垂部分的静脉因跨壁压增大而扩张，可容纳更多的血液，因而回心血量减少。如长期卧床的患者，由平卧突然站立时，可因大量的血液淤滞于下肢，回心血量过少而发生昏厥。

3. 骨骼肌的挤压作用 骨骼肌收缩时，位于肌肉间的静脉受挤压，促进静脉回流加快，同时静脉内的瓣膜使血液只能向心脏方向流动而不能倒流。因此，骨骼肌和静脉瓣膜对静脉回流起着"泵"的作用，称为"静脉泵"或"肌肉泵"。长时间站立或处于坐位，可出现下肢水肿，这是由于下肢静脉缺乏肌肉挤压，血液淤积于下肢的缘故。

4. 呼吸运动 吸气时，胸膜腔负压增大，使胸腔内的大静脉和右心房更加扩张，从而有利于外周静脉血液回流至右心房；呼气时相反，使静脉回流减少。因此呼吸运动对静脉回流也起着"泵"的作用，称为"呼吸泵"。

四、微 循 环

微循环是指微动脉和微静脉之间的血液循环。作为机体与外界环境进行物质和气体交换的场所，微循环对维持组织细胞的新陈代谢和内环境稳态起着重要作用。微循环的基本功能是实现血液和组织之间的物质交换。

典型的微循环包括微动脉、后微动脉、毛细血管前括约肌、真毛细血管、通血毛细血管、动－静脉吻合支和微静脉等（图10-42）。

五、组织液的生成和淋巴循环

组织液是除大分子血浆蛋白以外的血浆成分经毛细血管壁滤过到组织间隙而形成的，是细胞赖以生存的内环境。组织液绝大部分呈胶冻状，不能自由流动，不会因重力作用而流到身体的低垂部位。

（一）组织液生成与回流

组织液生成和回流取决于4个因素：即毛细血管血压、组织液胶体渗透压、组织液静水压和血浆胶体渗透压。其中毛细血管血压和组织液胶体渗透压是促进组织液生成的

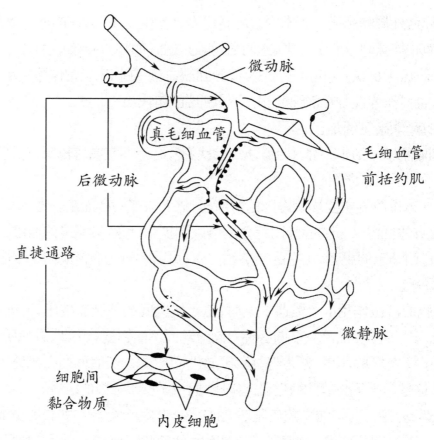

图 10-42　肠系膜微循环模式图

力量,称为**组织液生成压**。而血浆胶体渗透压和组织液静水压是促进组织液回流的力量,称为**组织液回流压**。组织液生成压和组织液回流压之差,称为**有效滤过压**,可用下式表示(图 10-43):

有效滤过压 =(毛细血管血压 + 组织液胶体渗透压)-(血浆胶体渗透压 + 组织液静水压)

图 10-43 中,当有效滤过压为正值时,组织液生成;当有效滤过压为负值时,组织液回流。

(二)影响组织液生成与回流的因素

正常情况下,组织液的生成与回流保持动态平衡,约 90% 的组织液通过静脉端回流到血管,其余 10% 进入毛细淋巴管形成淋巴液,因此组织液总量维持相对恒定。凡能影响有效滤过压和淋巴回流的因素均可影响组织液的生成和回流,如毛细血管血压升高、血浆胶体渗透压降低、淋巴回流受阻、毛细血管壁通透性增高、组织液胶体渗透压升高等都是形成水肿的常见原因。

(三)淋巴液生成与回流

正常人在安静情况下,每小时约有 120ml 淋巴液进入血液循环。淋巴回流的主要生理意义是调节体液平衡、蛋白质回收、脂肪等营养物质运输、防御和屏障作用。

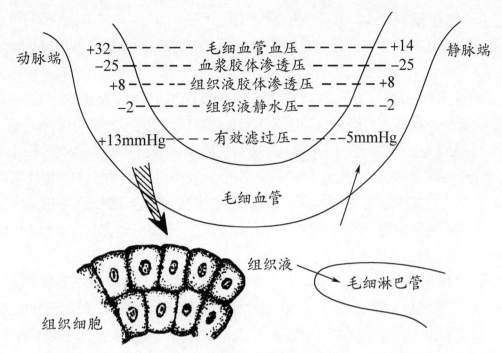

图 10-43　组织液生成与回流示意图

＋代表使液体滤出毛细血管的力量;－代表使液体吸收回毛细血管的力量。

第六节　心血管活动的调节

一、神经调节

（一）心和血管的神经支配

支配心脏的传出神经为心交感神经和心迷走神经。心交感神经节后纤维末梢释放的**去甲肾上腺素（NE）**,与心肌细胞膜上的 $β_1$ 受体结合后产生兴奋效应,表现为心率加快、房室传导加速、心肌收缩力增强,以致心输出量增多,血压上升。心迷走神经节后纤维末梢释放乙酰胆碱（ACh）,与心肌细胞上的 M 受体结合后产生抑制效应,表现为心率减慢、房室传导减慢、心肌收缩力减弱,以致心输出量减少,血压下降。

支配血管平滑肌的神经分为交感缩血管神经和舒血管神经。交感缩血管神经节后纤维末梢释放去甲肾上腺素,与血管平滑肌细胞膜上 α 受体结合,使血管收缩,外周阻力增大,血压上升。交感舒血管神经支配骨骼肌血管,副交感舒血管神经支配脑、唾液腺、胃肠腺体和外生殖器的血管,末梢均释放 ACh,使血管舒张,调节局部器官血流量。

（二）心血管中枢

调节心血管活动的基本中枢在延髓,心血管中枢分布于从脊髓到大脑皮质的各个层面上,它们联系密切,共同调节着心血管系统的活动。

（三）心血管反射

神经系统通过各种心血管反射对心血管活动进行调节，以适应机体所处的状态和环境变化。

1. 颈动脉窦和主动脉弓压力感受性反射 颈动脉窦是颈总动脉末端与颈内动脉起始部的膨大部分。颈动脉窦窦壁内和主动脉弓血管外膜下的感觉神经末梢称为压力感受器，对牵拉刺激敏感。当主动脉弓和颈动脉窦被扩张到一定程度时感觉神经末梢兴奋，可反射性地引起心跳减慢，心肌收缩力减弱，心输出量减少，血管舒张，外周阻力下降，血压下降。这种由于心输出量减少，外周阻力降低，动脉血压可降至正常水平的反射又称**降压反射**。压力感受性反射是一种典型的负反馈调节，它的重要生理意义在于保持动脉血压的相对稳定，防止血压急剧变化。

2. 颈动脉体和主动脉体化学感受性反射 在颈总动脉分叉处和主动脉弓区域存在化学感受器即颈动脉体（颈动脉小球）和主动脉体，可感受血液中二氧化碳分压、氧分压和氢离子浓度的变化。当血液中氧分压降低、二氧化碳分压增高或氢离子浓度增高时，反射性地促进呼吸加深加快，使血管收缩，外周阻力增大，动脉血压升高，提高心输出量，血液重新分配，以保证心、脑、肾等重要生命器官的血液供应。

二、体液调节

体内许多激素和组织的代谢产物能够调节心血管的活动。根据这些体液因素的作用范围大小，体液调节可分为全身性体液调节和局部性体液调节。

（一）全身性体液调节

1. 肾上腺素和去甲肾上腺素 肾上腺素对心肌的作用较强，主要与心肌细胞膜上 β_1 受体结合，使心率增快，心肌收缩力增强，心输出量增多，动脉血压增高。临床常将肾上腺素作为"强心药"使用。去甲肾上腺素对血管的作用较强，主要与血管平滑肌细胞膜上 α 受体结合，能使除冠状动脉外的血管收缩，尤其是小动脉强烈收缩，外周阻力显著增大，血压明显升高。临床常将去甲肾上腺素作为"升压药"使用。

2. 肾素－血管紧张素－醛固酮系统 当大失血或肾疾病导致肾血流量减少或血 Na^+ 降低时，肾脏球旁细胞合成和分泌的肾素进入血液循环，使血浆中无活性的血管紧张素原转变为血管紧张素Ⅰ，后者在血管紧张素转换酶作用下水解成血管紧张素Ⅱ，血管紧张素Ⅱ在血浆和组织中的氨基肽酶 A 的作用下，生成血管紧张素Ⅲ。

血管紧张素Ⅰ对多数组织细胞不具有活性；血管紧张素Ⅱ是使全身小动脉收缩，外周阻力增大，动脉血压增高，并可刺激肾上腺皮质球状带合成和释放醛固酮。醛固酮有保 Na^+、排 K^+、保水作用，从而引起血容量增多，血压升高；血管紧张素Ⅲ的缩血管效应较弱，但促进醛固酮合成和释放的作用较强。

3. 血管升压素 血管升压素可引起血管强烈收缩，但在正常情况下不参与血压调节。当机体处于失血等情况而使循环血量减少时,该激素在血中浓度将显著升高,对保持循环血量和维持动脉血压起一定作用。

(二)局部性体液调节

组织细胞在代谢过程中产生的某些化学物质,如 CO_2、H^+、腺苷、乳酸等,可引起局部微动脉和毛细血管前括约肌舒张,局部血流量增加,清除聚集的代谢产物,对局部组织的血液循环起一定的调节作用。

三、社会心理因素对心血管活动的影响

人体的心血管活动除受自然因素影响外,还受社会、心理等因素的影响。如社会竞争激烈、人际关系紧张均可使肾上腺髓质和皮质激素分泌增加、交感神经兴奋,从而引起血压升高。因此,人们应注重社会心理因素的影响和心理调适,积极预防发生心血管疾病。

(桑明荣　郑　敏)

第十一章 ｜ 感觉器官

11章 数字内容

感觉器官是感受器及其附属器的总称，人体主要的感觉器官有眼、前庭蜗器、皮肤等。

感受器的种类繁多，形态和功能各异。一般根据感受器所在的部位和接受刺激的来源将其分为3类。**外感受器**分布在皮肤、黏膜、视器等处，感受来自外界环境的刺激；**内感受器**分布在内脏器官和心血管等处，接受体内环境的物理和化学刺激；**本体感受器**分布在肌腱、关节和韧带等处，接受机体运动和平衡变化时产生的刺激。

第一节 视 器

视器又称**眼**，能感受光波的刺激，由眼球及眼副器两部分组成。

一、眼 球

眼球位于眶的内部，是视器的主要部分，后端由视神经连于间脑。眼球由眼球壁和眼球内容物组成（图11-1）。

（一）眼球壁

眼球壁由外向内依次分为纤维膜、血管膜和视网膜3层（图11-1）。

1. **纤维膜**　纤维膜由坚韧的致密结缔组织构成，具有保护眼球内容物和维持眼球形状的作用，可分为角膜和巩膜两部分。

（1）**角膜**：占纤维膜的前1/6，无色透明，富有弹性，有屈光作用。无血管，但有大量感觉神经末梢，故感觉敏锐。

（2）**巩膜**：占眼球纤维膜的后5/6，为乳白色坚韧不透明的膜，有维持眼球形态和保护眼的内容物的作用。巩膜前方与角膜相接处深面有一环形的小管称**巩膜静脉窦**，是房水流出的通道。巩膜后方有视神经穿出，并与视神经的鞘膜相延续。

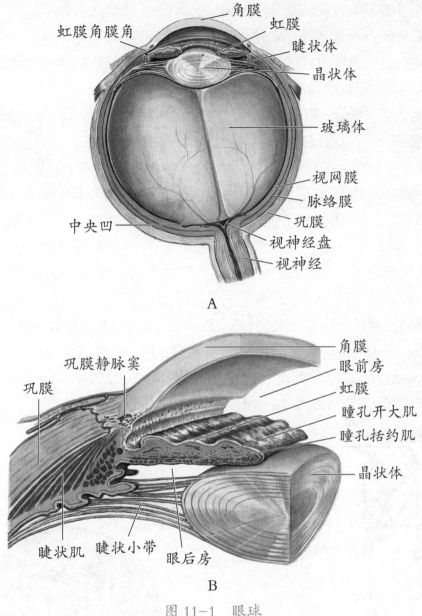

图 11-1 眼球

A. 眼球的构造;B. 眼球前半局部放大。

2. 血管膜 血管膜在眼球纤维膜内面,含有大量的血管和色素细胞,呈棕黑色。具有营养眼球和遮光作用,从前向后分为虹膜、睫状体和脉络膜3部分。

(1)**虹膜**:位于角膜后方,呈圆盘形,中央有一圆孔,称为**瞳孔**,直径为 2.5~4.0mm,是光线进入眼球的唯一通道。在虹膜与角膜交界处,构成**虹膜角膜角**。虹膜内有两种排列方向不同的平滑肌,一种以瞳孔为中心向四周呈放射状排列的称**瞳孔开大肌**,另一种环绕瞳孔周围呈环形排列的称为**瞳孔括约肌**,它们分别使瞳孔开大和缩小。虹膜的颜色取决于色素的多少,有种族差异,有色人种因色素多,虹膜色深呈棕褐色;黄种人的虹膜多呈棕色;白色人种因缺乏色素虹膜呈浅黄色或浅蓝色。

(2)**睫状体**:位于巩膜前部的内面,是眼球血管膜的增厚部分。睫状体前部有许多突起称为**睫状突**,由睫状突发出的睫状小带与晶状体相连,睫状体内有平滑肌,称**睫状肌**,该肌收缩与舒张,牵动睫状小带,以调节晶状体的曲度。睫状体产生房水。

（3）**脉络膜**:续于睫状体后部,占眼球血管膜的后 2/3。此膜富有色素细胞和血管,有营养眼球内的组织和吸收眼内散射光线的作用。

3. 视网膜　视网膜位于眼球血管膜的内面,其中贴在虹膜和睫状体内面的无感光作用,称**视网膜盲部**,贴在脉络膜内面的有感光作用,称**视网膜视部**。

视网膜视部可分为内层和外层。内层神经部由 3 层神经细胞构成,由外向内依次为**视细胞**、**双极细胞**和**神经节细胞**（图 11-2A）。外层色素部紧贴脉络膜,为单层上皮,细胞内含色素,有吸收光线和保护视细胞的作用。视细胞有视锥细胞和视杆细胞两种,视锥细胞有感受强光和辨色能力,在白天或明亮处看物时起作用。视杆细胞仅能感受弱光,在夜间或暗处看物时起作用。神经节细胞的轴突向视神经盘处集中,穿过脉络膜和巩膜后构成视神经。内外两层之间结构疏松,病理情况下视网膜两层之间分离,称**视网膜脱离**。

在视网膜后部视神经的起始处,有一白色盘状结构,称**视神经盘**,此处无感光作用,故称**生理盲点**。若颅内压增高时,可引起视神经盘水肿。在视神经盘的颞侧稍偏下方约 3.5mm 处,有一处黄色区域,称**黄斑**。黄斑中央凹陷,称**中央凹**,是感光和辨色最敏锐的地方,只有密集的视锥细胞构成（图 11-2B）。

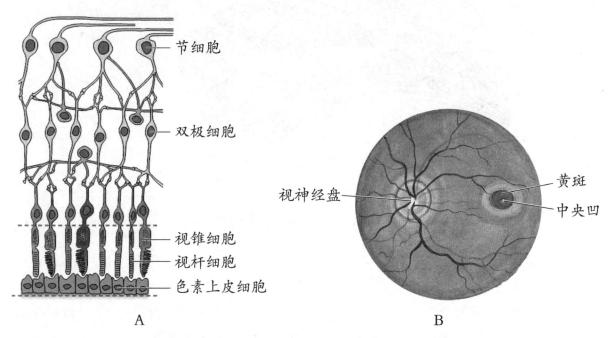

节细胞

双极细胞

视锥细胞
视杆细胞
色素上皮细胞

A

黄斑
中央凹

视神经盘

B

图 11-2　视网膜与眼底

A. 视网膜结构示意图;B. 眼底的结构。

（二）眼球的内容物

眼球的内容物包括房水、晶状体、玻璃体。这些结构透明,无血管,具有屈光作用,与角膜共同组成眼的屈光系统。

1. **房水** 房水由睫状体产生，充满于眼房内的无色透明液体。除有屈光作用外，还具有营养角膜、晶状体并维持正常眼内压的作用。**眼房**是角膜与晶状体之间的空隙，被虹膜分隔为眼球前房和眼球后房。房水由睫状体产生后，从眼球后房经瞳孔到眼球前房，再经虹膜角膜角渗入巩膜静脉窦，最后汇入眼静脉。若房水循环障碍，则引起眼内压增高，影响视力，可导致**青光眼**。

2. **晶状体** 晶状体位于虹膜和玻璃体之间，呈双凸透镜状，无色透明，富有弹性，无血管和神经，由外面的晶状体囊和内部的晶状体纤维组成，具有折光作用。晶状体囊的周缘与睫状体之间有睫状小带连接，睫状小带的松紧随睫状肌的舒缩而改变，由此可调节晶状体的曲度，从而改变其折光能力。若晶状体混浊，影响视力，临床上称为**白内障**。

3. **玻璃体** 玻璃体为无色透明且具有屈光作用的胶状物质，充满于晶状体与视网膜之间，具有屈光和支撑视网膜的作用，使视网膜与色素上皮紧贴，若支撑作用减弱，易导致视网膜脱离。

二、眼副器

眼副器包括眼睑、结膜、泪器和眼球外肌等，具有保护、运动和支持眼球的作用。

（一）眼睑

眼睑位于眼球的前方，分为上睑和下睑，对眼球有保护作用。睑的游离缘称睑缘，生有睫毛，如果睫毛长向角膜，称为倒睫，可引起角膜炎和溃疡等。睫毛的根部有睫毛腺，此腺的急性炎症临床上称为**麦粒肿**。

眼睑由浅至深由皮肤、皮下组织、肌层、睑板和睑结膜构成。睑板内有许多与睑缘呈垂直排列的睑板腺，开口于睑缘，睑板腺分泌物有润滑睑缘作用。当睑板腺阻塞时，可形成睑板腺囊肿，亦称**霰粒肿**。

（二）结膜

结膜是一层薄而透明、富含血管的黏膜。按其所在部位可分为3部分：贴附于上、下睑内面的称**睑结膜**；覆盖在眼球前面称**球结膜**；介于球结膜与睑结膜的移行部分称结膜穹窿。闭眼时全部结膜形成一个囊状腔隙，称**结膜囊**，通过睑裂与外界相通。

（三）泪器

泪器包括泪腺和泪道（图11-3）。

1. **泪腺** 泪腺位于眼眶内眼球的外上方泪腺窝内，其排泄小管开口于结膜上穹外侧部。泪腺分泌的泪液具有冲洗结膜、湿润角膜和抑制细菌生长等作用。

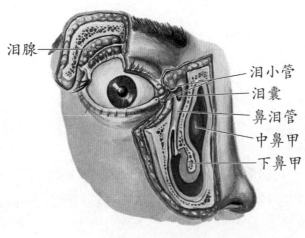

图 11-3 泪器

泪腺

泪小管
泪囊
鼻泪管
中鼻甲
下鼻甲

2. 泪道 泪道包括泪点、泪小管、泪囊和鼻泪管。上、下睑缘的内侧各有一个乳头状隆起,中央有一小孔,称**泪点**。泪小管为连接泪点与泪囊的小管。泪囊为一膜性囊,位于泪囊窝内,上端为盲端,下端移行为**鼻泪管**。鼻泪管为连接泪囊下端的膜性管道,位于骨性鼻泪管内,开口于下鼻道外侧壁的前部。

（四）眼球外肌

眼球外肌共有 7 块,均为骨骼肌。除上睑提肌提上睑外,运动眼球的肌有 4 块直肌和 2 块斜肌。**内直肌**使眼球转向内侧、**外直肌**使眼球转向外侧、**上直肌**使眼球转向上内、**下直肌**使眼球转向下内、**上斜肌**使眼球转向下外、**下斜肌**使眼球转向上外。眼球的正常运动,是各肌的协同作用的结果(图 11-4)。

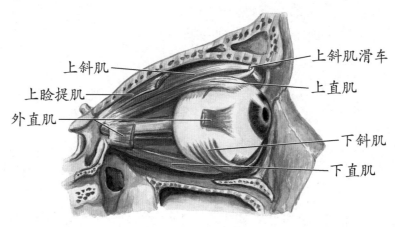

图 11-4 眼球外肌

三、眼的血管

（一）动脉

分布到眼的动脉主要是眼动脉,眼动脉是颈内动脉在颅内的分支,其中重要的分支是视网膜中央动脉,在视神经盘处分为 4 支,即视网膜鼻侧上、下小动脉和视网膜颞侧上、下小动脉。

（二）静脉

眼静脉分为眼上静脉和眼下静脉。

第二节 前庭蜗器

前庭蜗器又称**耳**,分外耳、中耳和内耳 3 部分(图 11-5)。外耳和中耳是收集和传导声波的结构。内耳有听觉感受器(听器)和位觉感受器(平衡器)。

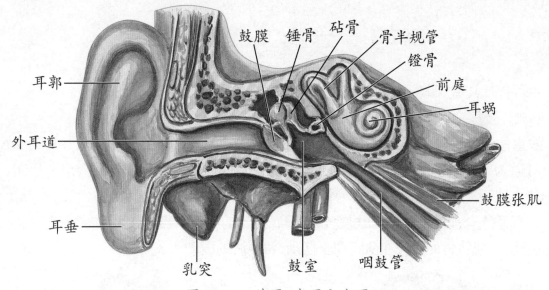

图 11-5 外耳、中耳和内耳

一、外 耳

外耳包括耳郭、外耳道和鼓膜 3 部分（图 11-5）。

（一）耳郭

耳郭主要由弹性软骨作支架，外覆皮肤。前外面凹凸不平，有外耳门，后内面隆凸，皮下组织很少。耳郭下方无软骨，仅含结缔组织和脂肪，有丰富血管神经，称**耳垂**，为临床常用的采血部位。

（二）外耳道

外耳道为外耳门至鼓膜之间的弯曲管道，长 2.0~2.5cm，外侧 1/3 为软骨部，内侧 2/3 为骨部。外耳道呈弯曲状，临床检查成人外耳道和鼓膜时，向后上方牵拉耳郭，使外耳道变直。儿童的外耳道短而直，鼓膜几乎呈水平位，检查时则将耳郭拉向后下方。

外耳道的皮肤较薄，富有感觉神经末梢、毛囊、皮脂腺及耵聍腺。皮肤与软骨膜、骨膜紧密结合，故发生疖肿时疼痛剧烈。耵聍腺分泌耵聍，为黏稠的液体，若凝结成大块可能阻塞外耳道影响听力。

（三）鼓膜

鼓膜位于外耳道与鼓室之间，为椭圆形半透明的薄膜，呈倾斜位，向前外与外耳道底大约成 45° 角。鼓膜中心向内凹陷，为锤骨柄末端附着处，称**鼓膜脐**。鼓膜上方 1/4 薄而松弛，称**松弛部**，下 3/4 为**紧张部**。在紧张部的前下方有三角形的反光区，称**光锥**，中耳的一些疾患可引起光锥改变或消失（图 11-6）。

二、中　耳

中耳包括鼓室、咽鼓管、乳突窦及乳突小房。

（一）鼓室

鼓室位于鼓膜与内耳之间，为颞骨岩部内不规则的含气小腔，形态规则，外侧借鼓膜与外耳道为界。鼓室前壁有咽鼓管的鼓室口，鼓室的后壁经乳突窦与乳突小房相通。鼓室内的 3 块听小骨由外向内依次为**锤骨**、**砧骨**、**镫骨**（图 11-7），3 骨借关节连成听骨链，组成杠杆系统。锤骨柄紧贴于鼓膜脐，镫骨底封闭前庭窗。当声波振动鼓膜时，3 块听小骨连串运动，使镫骨的底部在前庭窗上摆动，将声波的振动传入内耳。

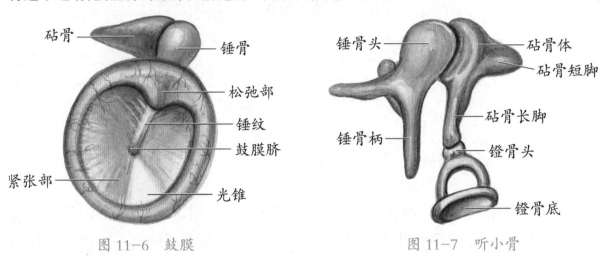

图 11-6　鼓膜

图 11-7　听小骨

（二）咽鼓管

咽鼓管是咽腔通鼓室的管道，空气沿咽鼓管进入鼓室，起到维持鼓与外耳道压力平衡的作用，利于鼓膜正常振动。咽鼓管的鼓室口开口于鼓室前壁，咽鼓管的咽口开口于鼻咽部侧壁。咽口平时处于闭合状态，在吞咽和尽力张口时才开放。幼儿的咽鼓管短而宽，接近水平位，故咽部感染易沿此管侵入鼓室，引起中耳炎。

（三）乳突窦及乳突小房

乳突窦为鼓室后方的较大腔隙，向前开口于鼓室，向后与乳突小房相通；乳突小房是颞骨乳突内的许多含气小腔，大小、形态不一，互相连通。

中耳的各部均衬以黏膜且互相连续，并经咽鼓管与咽腔黏膜相连续。因此，上述各部的感染可互相蔓延。

三、内　耳

内耳位于颞骨岩部骨质内，构造复杂，故又称为**迷路**，是前庭蜗器的主要部分，内有位、听觉感受器，可分为骨迷路和膜迷路两部分。骨迷路是颞骨岩部内的骨性隧道，膜迷路内含有内淋巴,膜迷路与骨迷路之间的间隙内充满外淋巴。内、外淋巴互不相通。

（一）骨迷路

骨迷路是由骨密质构成的管道,从前内向后外分为耳蜗、前庭和骨半规管,它们互相通连（图11-8）。

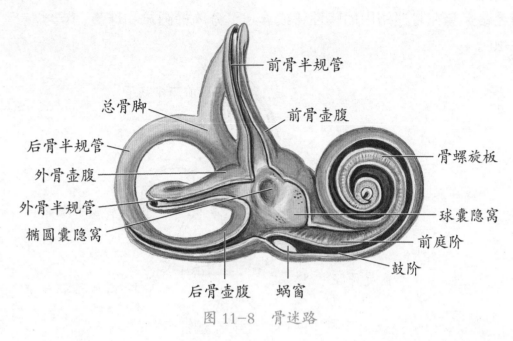

图 11-8　骨迷路

1. **前庭**　前庭位于骨迷路中部,略成椭圆形的空腔,其外侧壁即鼓室内侧壁,有前庭窗和蜗窗,前庭窗由镫骨底封闭,蜗窗被第二鼓膜封闭。前庭的后壁与骨半规管相通,前壁与耳蜗相通。

2. **骨半规管**　骨半规管呈C形,共有3个,相互垂直排列,按其位置分为前骨半规管、外骨半规管和后骨半规管。每个半规管均有两脚连与前庭,其中有一骨脚膨大称为骨壶腹,另一个骨脚细小称**单骨脚**。

3. **耳蜗**　耳蜗在前庭的前方,形似蜗牛壳,由骨性蜗螺旋管环绕蜗轴旋转两圈半构成（图11-9）。

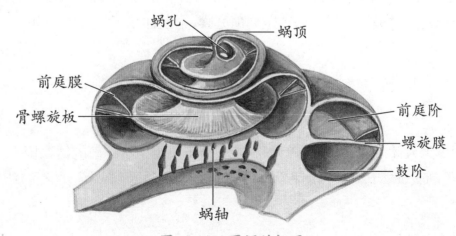

图 11-9　耳蜗的切面

自蜗轴发出骨螺旋板突入蜗螺旋管内,此板未达蜗螺旋管的外侧壁,其缺损处由膜迷路(蜗管)填补封闭,因此将蜗螺旋管分为上部的前庭阶,起自前庭;中间是蜗管;下部的鼓阶。前庭阶和鼓阶在蜗顶相通,前庭阶通向前庭窗,鼓阶通向蜗窗。

(二)膜迷路

膜迷路是套在骨迷路内的膜性管或囊。可分为椭圆囊和球囊、膜半规管和蜗管(图11-10)。

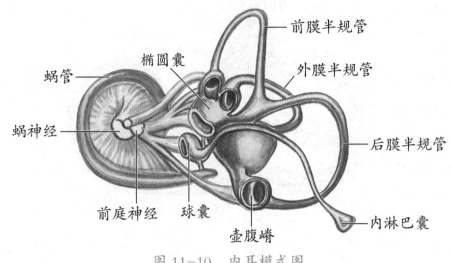

图 11-10 内耳模式图

1. **椭圆囊和球囊** 椭圆囊和球囊均位于前庭内,椭圆囊连通3个膜半规管,球囊与蜗管相通,两囊之间有椭圆球囊管相连。两囊腔壁上分别有**椭圆囊斑**和**球囊斑**,是位觉感受器,能感受头部静止时位置觉和直线变速运动的刺激。

2. **膜半规管** 膜半规管在骨半规管内,形状和骨半规管相似,每一个膜半规管在骨壶腹内也相应膨大,称**膜壶腹**。膜壶腹内壁有嵴状隆起为**壶腹嵴**,也是位觉感受器,能感受头部旋转变速运动的刺激。3个膜半规管内的壶腹嵴相互垂直,可分别将人体在三维空间的运动变化转变成神经冲动,经前庭神经传入脑。

3. **蜗管** 蜗管在耳蜗内,水平切面呈三角形,位于前庭阶和鼓阶之间,有上、下和外侧3个壁,外侧壁与蜗螺旋管相贴,上壁称前庭膜,下壁称基底膜。基底膜上有**螺旋器**又称 Corti 器,是听觉感受器。

第三节 皮 肤

皮肤覆盖于人体表面,是人体最大的器官,借皮下组织与深部的结构相连,有保护深部结构、感受刺激、调节体温、排泄和吸收等功能。当皮肤受到破坏,如大面积烧伤时,可以危及生命。

一、皮肤的微细结构

皮肤分为浅层的表皮和深层的真皮两层（图 11-11）。

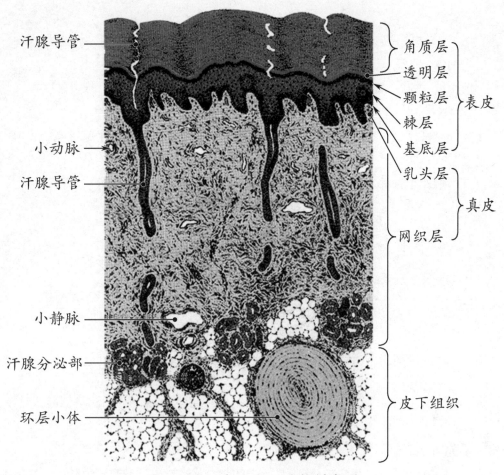

图 11-11　皮肤微细结构模式图

左侧标注（从上到下）：汗腺导管、小动脉、汗腺导管、小静脉、汗腺分泌部、环层小体

右侧标注：角质层、透明层、颗粒层、棘层、基底层（表皮）；乳头层、网织层（真皮）；皮下组织

（一）表皮

表皮位于皮肤表层，属于复层扁平上皮。根据上皮细胞的分化程度和结构特点，可将表皮由深到浅分 5 层：基底层、棘层、颗粒层、透明层和角化层。

（二）真皮

真皮位于表皮深面，由致密结缔组织构成，真皮分为乳头层和网状层。真皮的深面为皮下组织。皮下组织不属于皮肤结构，主要由结缔组织和脂肪组织构成，具有保温和缓冲作用。皮下组织厚薄程度，随年龄、性别、个体和身体部位而异，一般以腹部、臀部最厚；眼睑、阴茎和阴囊等部位最薄。常用的皮下注射就是注入此层，而皮内注射是注入在真皮内。

二、皮肤的附属结构

皮肤的附属器包括毛发、皮脂腺、汗腺和指(趾)甲(图11-12)。

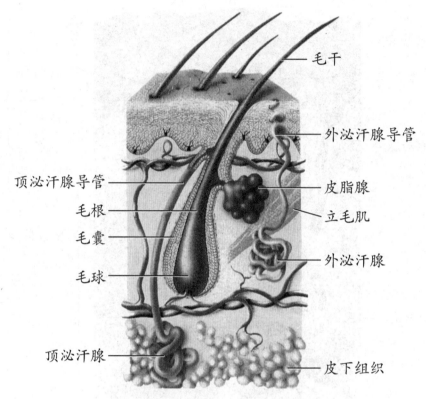

图 11-12　皮肤的附属器模式图

(一)毛发

毛发分毛干、毛根和毛球3部分组成。毛干露于体表,毛根埋入皮肤内。毛根包在由上皮和结缔组织构成的毛囊内,毛根毛囊的下端结合在一起,形成膨大的毛球,毛球是毛和毛囊的生长点。毛发的一侧附有斜行的平滑肌束,称**立毛肌**,收缩时,可使毛发竖立,出现"鸡皮疙瘩"。

(二)皮脂腺

皮脂腺位于毛囊和立毛肌之间,其导管开口于毛囊。皮脂腺的分泌物称皮脂,有润滑皮肤、保护毛发和抑菌作用。

(三)汗腺

汗腺分泌汗液,湿润皮肤并参与体温、水盐平衡的调节和代谢产物的排泄。分为外泌汗腺和顶泌汗腺。腋窝、乳晕、肛门及会阴等处的皮肤含有大汗腺,其分泌物经细菌分解后产生特别的气味,分泌过盛而气味过浓时称**狐臭**。

(四)指(趾)甲

指(趾)甲位于手指和足趾远端的背面,由排列紧密的表皮角质层形成。甲的前部露于体表,称**甲体**,后部埋入皮肤内,称**甲根**,甲根周围复层扁平上皮为**甲母质**,是指甲的生长点,拔指甲时不可破坏。甲体深面的皮肤为甲床,甲体两侧和甲根浅面的皮肤皱襞,叫**甲襞**。甲襞和甲体之间的沟,称**甲沟**。

三、皮肤的功能

皮肤具有保护、感觉、调节体温、吸收、分泌与排泄、呼吸、新陈代谢等生理功能。

(一)保护功能

皮肤的保护功能首先来自表皮的角质层,能阻挡几乎所有外界物质及微生物进入人体,使体内各组织器官免受各种物理性、化学性或微生物性的损害。其次,皮肤表面的皮脂膜能很好地保护皮肤,能防止水分过度蒸发,并有保温、使皮肤保持润泽的作用,同时弱酸性的皮脂膜,对弱酸、弱碱有缓冲作用,是人体抵抗化学性损害和生物性损害的天然屏障。

(二)感觉功能

皮肤内含有丰富的感觉神经末梢,可感受刺激,产生各种不同的感觉,如触觉、痛觉、压力觉、温度觉等。

(三)调节体温

当外界气温较高时,皮肤毛细血管网大量开放,体表血流量增多,皮肤散热增加,同时人体可以通过大量出汗,汗液蒸发过程中带走身体的部分热量,从而使体温不致过高。当气温较低时,皮肤毛细血管网部分关闭,部分血流由动脉不经体表,直接从动静脉吻合支进入静脉中,使体表血流量减少,减少散热,保持体温。

(四)分泌与排泄

皮肤的皮脂腺可分泌皮脂。皮脂在皮肤表面与汗液混合,形成乳化皮脂膜,滋润保护皮肤及毛发。皮肤通过出汗液排泄代谢产物,如尿酸、尿素等。

第四节　眼的视觉功能

一、眼的折光功能

(一)眼折光系统的功能

眼的折光系统犹如一组凸透镜,光线通过它们后被折射,正常情况下刚好成像于视网膜之上,形成清晰的视觉。在眼的折光系统中,晶状体折光能力最强,且可通过机体调节其曲度来改变折光能力的强弱,以适应视物的远近变化,保证光线正好聚焦于视网膜,达到视物清晰的效果。

（二）眼的调节

人眼在看 6m 以外的物体时,几乎不需要调节,光线经过折光系统后正好成像于视网膜,产生清晰的视觉。看 6m 以内的近物时,需要经过晶状体的调节、瞳孔调节及辐辏反射方能看清物体。

1. 晶状体调节 晶状体的曲度可随睫状小带紧张度改变而发生改变,由此改变其折光能力。视近物时,睫状肌收缩,睫状体向前内移位,睫状小带松弛晶状体由自身的弹性扩张而曲度变大,折光能力增强;视远物时,睫状肌舒张,睫状体向后外复位,睫状小带受其牵拉而紧张,致使晶状体曲度变小,折光能力减弱。正常情况下通过晶状体曲度的调节,物像刚好聚焦于视网膜,使视物清晰。

晶状体的调节能力有一定限度,直接受其弹性的影响,随弹性的增减而增减。正常情况下,眼做最大调节后所能看清物体的最近距离,称为**近点**,其随晶状体弹性的变化而发生相应的改变。晶状体弹性越强,近点越小;反之,随着年龄的增长,晶状体弹性逐渐减弱,近点远移,看近物时模糊,看远物时清晰,此现象称为**老视**。

2. 瞳孔调节 通过瞳孔大小的调节,可控制入眼的光线量,保证物像的清晰。瞳孔的调节包括**瞳孔近反射**和**瞳孔对光反射**。瞳孔近反射是指看近物时瞳孔缩小,以减少进入眼球的光线量;瞳孔对光反射是指当光线强时瞳孔缩小,光线弱时瞳孔扩大。瞳孔对光反射为双侧性,即光照一侧瞳孔,可引起双侧瞳孔缩小,反射中枢位于中脑。临床上可借瞳孔对光反射的检查来判断中枢神经系统病变部位、病情危重程度和麻醉的深度。

3 辐辏反射 视近物时双侧眼球向鼻侧靠近的现象,称为辐辏反射。其生理意义在于保证双眼视物时物体成像于两侧视网膜的对称点上,形成清晰而同一的视觉,避免产生复视。

（三）眼的折光异常

因眼的形态或折光能力发生异常,导致平行光线安静状态下不能够聚焦于视网膜上的现象,称为**折光异常**。常见的折光异常有近视、远视和散光。

1. 近视 近视是指平行光线入眼折射后聚焦于视网膜之前,需要戴凹透镜矫正。

2. 远视 远视是指平行光线入眼折射后聚焦于视网膜之后,需要戴凸透镜矫正。

3. 散光 散光是指眼折光曲率半径不均衡而使视网膜成像不清,视物不清或变形,需要戴柱形镜矫正。

二、眼的感光换能功能

视网膜视细胞为感光细胞,具有感光换能功能。感光细胞内含有感光色素,在光的作用下分解而释放能量,使细胞发生电位变化,进而产生神经冲动,传入视觉中枢产生视觉。

视杆细胞中的感光色素为视紫红质,由视蛋白和视黄醛组成。视紫红质在光线的作用下能发生可逆的光化学反应,即光照时分解为视蛋白和视黄醛,在暗处两者合成为视紫红质。光化学反应过程中部分视黄醛被消耗掉,需要从食物中的维生素 A 补充,若长期缺乏维生素 A,将会导致**夜盲症**。

$$视紫红质 \underset{暗光}{\overset{强光}{\rightleftharpoons}} 视黄醛 + 视蛋白$$

视锥细胞中含有分别对红、绿、蓝 3 种光敏感的视色素,故其具有辨色的功能。缺乏辨别某些颜色的能力称为**色盲**。

三、与视觉有关的几种生理现象

（一）视力

视力又称为**视敏度**,指眼对物体微细结构的分辨能力,即眼分辨物体上两点之间最小距离的能力。

（二）视野

视野是指单眼固定注视正前方一点时,所能看到的范围。通常情况下,鼻侧和上侧视野较小,颞侧和下侧视野较大。同一光源下,不同颜色的视野大小不一,白色视野最大,蓝色、红色和绿色视野依次递减。

（三）暗适应和明适应

人从光亮处进入光线较暗的地方,最初视物不清,经过一段时间后视觉敏感度逐渐增强,视物渐渐清晰,这种现象称为**暗适应**;相反,人从光线较暗的地方进入光线较强的地方,最初感觉一片耀眼,视物不清,经过一段时间以后视物渐渐清晰,这种现象称为**明适应**。暗适应与明适应的产生和视杆细胞中视紫红质的合成与分解有关。

第五节　耳 的 功 能

一、耳的听觉功能

（一）声波传入内耳的途径

声波的传导途径有两条途径,即空气传导和骨传导。

1. **空气传导**　声波→外耳道→鼓膜→听骨链→前庭窗→前庭阶的外淋巴→蜗管的内淋巴→螺旋器→蜗神经→大脑皮质听觉中枢。

2. **骨传导**　声波→颅骨→骨迷路(外淋巴振动)→膜迷路(内淋巴振动)→刺激螺旋器(听觉冲动形成)→听觉中枢。

（二）听觉的产生

声波传到内耳振动内淋巴,刺激螺旋器,最终引发蜗神经产生动作电位形成听觉冲动,传入听觉中枢产生听觉。

二、内耳的位置觉和运动觉功能

椭圆囊斑和球囊斑能感受头部位置变化和直线变速运动的刺激。壶腹嵴能感受旋转变速运动的刺激,激发前庭神经产生冲动,传入中枢形成头部位置觉及变速直线和旋转运动的感觉,引起躯体产生适应性的姿势反应,以维持身体的平衡。

三、前 庭 反 应

人体倾倒时,前庭器官受到刺激,可以引起颈部和四肢的伸肌张力增高,使头向上直立、对抗重力,使肢体伸直、防止跌倒。

前庭器官受到过强或过长时间刺激或前庭功能过于敏感时,常会引起恶心、呕吐、眩晕、皮肤苍白等现象,称为**前庭自主神经反应**。这种反应常发生在乘车、乘船时,俗称**晕车、晕船**。

前庭反应中最特殊的是伴随旋转运动时出现的两侧眼球的同步往复式运动,称为**眼球震颤**。临床上可在旋转突然停止后眼球震颤的持续时间来判断前庭功能是否正常。

（王燕虹）

第十二章 | 神经系统

12章 数字内容

第一节 概 述

神经系统是人体结构和功能最复杂的系统，由脑和脊髓及与其相连的周围神经组成。

一、神经系统的组成和功能

神经系统分为**中枢神经系统**和**周围神经系统**（图 12-1）。中枢神经系统包括脊髓和脑；周围神经系统包括脊神经和脑神经，根据神经终末分布部位不同，还可分为**躯体神经**和**内脏神经**。躯体神经分布于体表和骨骼肌；内脏神经则分布于内脏、心血管和腺体。

二、神经系统的常用术语

（一）灰质与皮质
中枢神经系统内，神经元胞体及大部分树突聚集的部位，色泽灰暗称**灰质**。位于大脑和小脑表面的灰质，称为**皮质**。

（二）白质与髓质
中枢神经系统内，神经纤维聚集的部位，颜色亮白称**白质**。位于大脑和小脑皮质深面的白质，称为**髓质**。

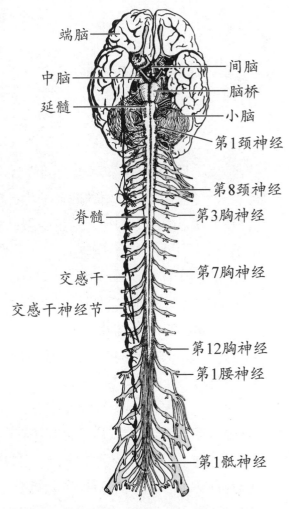

端脑
中脑
延髓
间脑
脑桥
小脑
第1颈神经
第8颈神经
第3胸神经
脊髓
交感干
交感干神经节
第7胸神经
第12胸神经
第1腰神经
第1骶神经

图 12-1 神经系统的区分

（三）神经核与神经节

形态与功能相似的神经元胞体聚集而成的团块状结构，在中枢神经系统的称**神经核**，在周围神经系统的称**神经节**。

（四）纤维束和神经

起止、行程和功能基本相同的神经纤维聚集成束，在中枢神经系统的称**纤维束**，在周围神经系统的称**神经**。

（五）网状结构

中枢神经系统内，灰质和白质混杂交错，称为**网状结构**。

第二节　中枢神经系统

中枢神经系统包括脊髓和脑，分别位于椎管和颅腔内，二者在枕骨大孔处相连。

一、脊　髓

（一）脊髓的位置和外形

脊髓位于椎管内，上端在枕骨大孔与延髓相连；下端在成人约平对第 1 腰椎体下缘（新生儿平对第 3 腰椎体下缘）。故临床腰椎穿刺常在第 3、4 或第 4、5 腰椎间进行，以避免损伤脊髓。

脊髓呈前后略扁、粗细不均的圆柱状。全长可见两处膨大（图 12-2），即**颈膨大**和**腰骶膨大**。脊髓末端变细，称**脊髓圆锥**，由此向下延伸为细长的**终丝**。

脊髓前面正中的深沟称为**前正中裂**；后面正中的浅沟称**后正中沟**；脊髓两侧有一对前外侧沟和一对后外侧沟，分别连有脊神经的前根和后根；前、后根在椎间孔处合成**脊神经**。

脊髓两侧连有 31 对脊神经，每对脊神经所连的那一段脊髓，称一个**脊髓节段**。脊髓分为 31 个节段，即颈髓 8 节、胸髓 12 节、腰髓 5 节、骶髓 5 节、尾髓 1 节（图 12-3）。

（二）脊髓的内部结构

脊髓由灰质和白质构成。在脊髓横切面上，灰质围绕中央管呈 H 形，位于中央部，其周围白质环绕（图 12-4、图 12-5）。

1. **灰质**　灰质主要由神经元胞体组成。每一侧灰质向前伸出**前角**，向后伸出**后角**，第 1 胸髓至第 3 腰髓的前、后角之间还有向外侧突出的**侧角**。

（1）**前角**：由运动神经元组成，支配骨骼肌的运动。

（2）**后角**：由中间（联络）神经元组成，接受脊神经后根传入的感觉冲动。

（3）**侧角**：由交感神经元构成，是交感神经的低级中枢。在第 2～4 骶髓节段，相当于侧角位置的部位，含有副交感神经元胞体，称**骶副交感核**。

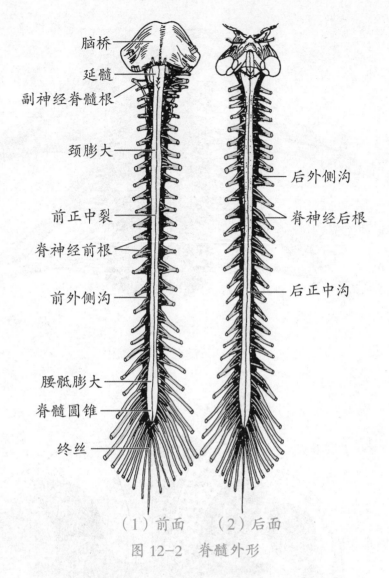

脑桥

延髓

副神经脊髓根

颈膨大

后外侧沟

脊神经后根

前正中裂

脊神经前根

后正中沟

前外侧沟

腰骶膨大

脊髓圆锥

终丝

（1）前面　（2）后面

图 12-2　脊髓外形

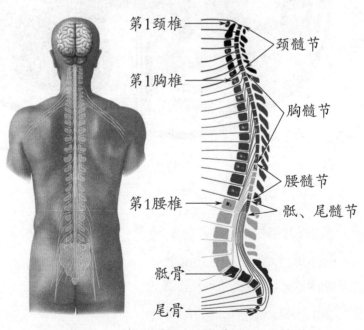

第1颈椎

颈髓节

第1胸椎

胸髓节

腰髓节

骶、尾髓节

第1腰椎

骶骨

尾骨

图 12-3　脊髓节段与椎骨的对应关系

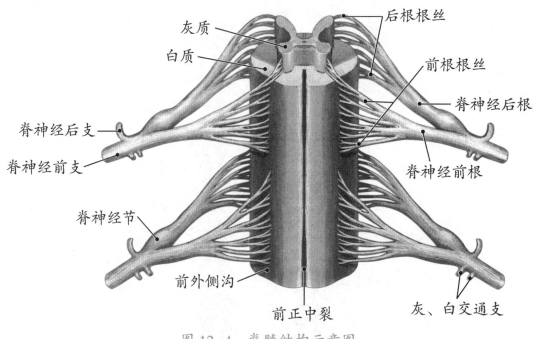

图 12-4 脊髓结构示意图

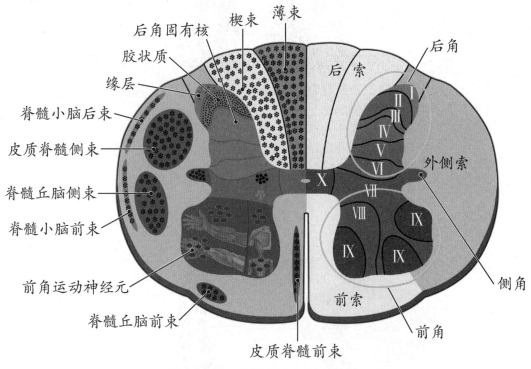

图 12-5 脊髓横切面模式图

2. 白质 每侧白质以前外侧沟和后外侧沟为界分为 3 个索。

（1）前索：前正中裂和前外侧沟之间的部分。

（2）后索：后正中沟和后外侧沟之间的部分。

（3）外侧索：前外侧沟和后外侧沟之间的部分。

各索由上、下行纤维束构成。其中，上行纤维束主要有脊髓丘脑束、薄束和楔束；下行纤维束主要有皮质脊髓前束和皮质脊髓侧束。

脊髓灰质炎

脊髓灰质炎病毒经飞沫进入人体,可通过血脑屏障侵入中枢神经系统,引起脊髓灰质前角运动神经元受损,与其相关的肌肉失去了神经的调节作用而发生萎缩,肢体功能活动障碍。因多发生于小儿,故俗称小儿麻痹症。

(三)脊髓的功能

1. 反射功能　脊髓有许多躯体反射和内脏反射的低级中枢,如膝跳反射、排尿反射等。

2. 传导功能　脊髓内的上、下行纤维束是联系脑与周围神经的重要通路,脊髓损伤将会出现不同程度的感觉和运动功能障碍。

二、脑

脑位于颅腔内,由端脑、间脑、小脑和脑干4部分组成(图12-6)。

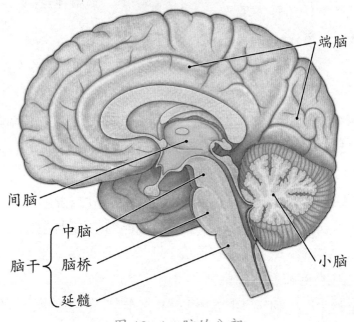

图 12-6　脑的分部

(一)脑干

脑干自下而上由**延髓、脑桥**和**中脑**3部分组成。延髓在枕骨大孔处下接脊髓,中脑上接间脑,延髓和脑桥的背面与小脑相连。

1. **脑干的外形**

（1）**腹侧面**:延髓腹侧面上有与脊髓相连续的前正中裂,裂上部两侧的纵行隆起称为**锥体**,锥体的下方有**锥体交叉**。脑桥腹侧面正中的纵行浅沟称**基底沟**,有基底动脉通过。中脑腹侧面有一对粗大的柱状隆起称**大脑脚**(图12-7)。

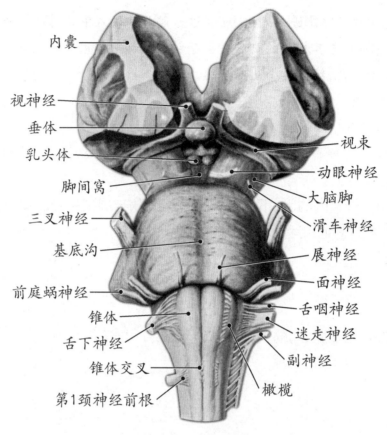

内囊
视神经
垂体
乳头体
脚间窝
三叉神经
基底沟
前庭蜗神经
锥体
舌下神经
锥体交叉
第1颈神经前根

视束
动眼神经
大脑脚
滑车神经
展神经
面神经
舌咽神经
迷走神经
副神经
橄榄

图 12-7　脑干腹侧面

（2）**背侧面**:延髓背侧面上部与脑桥共同形成**菱形窝**,构成第四脑室的底;中脑的背面有上、下两对隆起,分别称**上丘**和**下丘**,是视觉反射和听觉反射中枢。中脑内有贯穿全长的纵行管道,即**中脑水管**(图12-8)。

2. **脑干的内部结构**　脑干的内部由灰质、白质和网状结构组成。

（1）**灰质**:脑干灰质分散成团块状,与脑神经相连的称**脑神经核**。

（2）**白质**:由大量的上、下行纤维束构成。上行的纤维束主要有内侧丘系、脊髓丘脑束等,下行的纤维束主要有皮质脊髓束。

（3）**网状结构**:脑干网状结构非常发达,是构成非特异性投射系统的结构基础。

3. **脑干的功能**

（1）**传导功能**:大脑皮质与小脑、脊髓相互联系的上、下行纤维束都要经过脑干。

（2）**反射功能**:延髓内有心血管活动中枢和呼吸中枢,合称**生命中枢**;脑桥内有呼吸调整中枢和角膜反射中枢;中脑内有瞳孔对光反射中枢。

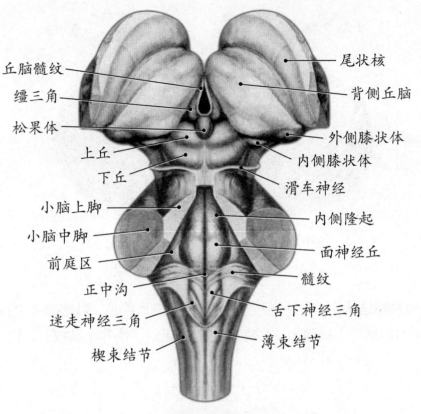

图 12-8　脑干背侧面

（3）网状结构的功能： 具有维持大脑皮质觉醒、调节骨骼肌张力和内脏活动等功能。

（二）小脑

1. 小脑的位置和外形　小脑位于颅后窝，延髓和脑桥的背面。

小脑中间缩窄称**小脑蚓**；两侧膨大称**小脑半球**。小脑半球下面靠近枕骨大孔处膨隆的部分称**小脑扁桃体**（图12-9、图12-10）。当颅内高压时，小脑扁桃体向下嵌入枕骨大孔，形成小脑扁桃体疝，压迫延髓，导致呼吸、循环障碍，危及生命。

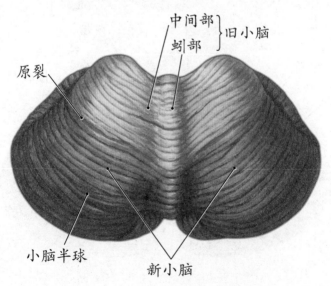

图 12-9　小脑的外形（上面）

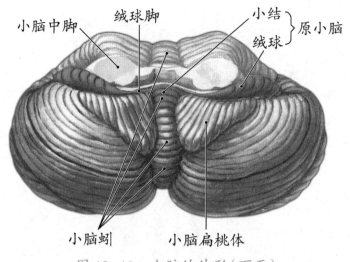

小脑中脚　　绒球脚　　　小结　　原小脑
　　　　　　　　　　　　　绒球

小脑蚓　　　小脑扁桃体

图 12-10　小脑的外形（下面）

2. 小脑的内部结构　小脑内部主要由灰质和白质构成。小脑表面的灰质称**小脑皮质**。皮质深面的白质称**小脑髓质**。埋在髓质内的灰质团块称**小脑核**（图 12-11）。

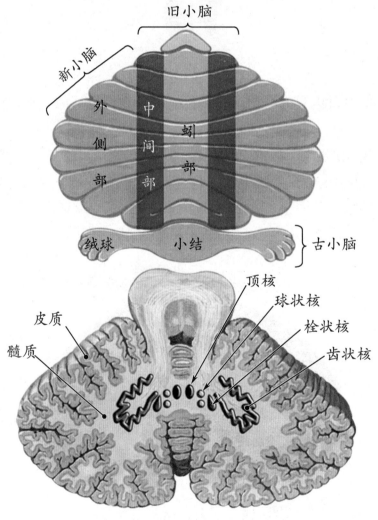

旧小脑

新小脑

外侧部　中间部　蚓部

绒球　　小结　　古小脑

顶核
球状核
栓状核
齿状核

皮质
髓质

图 12-11　小脑的水平切面

3. 第四脑室 第四脑室位于延髓、脑桥与小脑之间的腔隙。其底为菱形窝,室顶朝向小脑;向上借中脑水管与第三脑室相通,下接脊髓中央管,并借一个正中孔和两个外侧孔与蛛网膜下隙相通。

（三）间脑

间脑位于中脑与左右大脑半球之间,主要由背侧丘脑和下丘脑组成(图 12-12)。

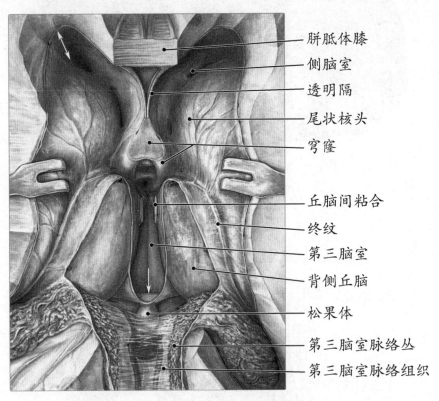

右侧标注(自上而下):
胼胝体膝
侧脑室
透明隔
尾状核头
穹窿
丘脑间粘合
终纹
第三脑室
背侧丘脑
松果体
第三脑室脉络丛
第三脑室脉络组织

图 12-12   间脑(上面观)

1. 背侧丘脑 背侧丘脑又称**丘脑**,是一对卵圆形灰质核团。背侧丘脑内部被 Y 字形的白质板分成前核群、内侧核群和外侧核群 3 部分。外侧核群的**腹后核**,是躯体感觉传导通路的中继站(图 12-13)。背侧丘脑后下部的隆起分别称**内侧膝状体**和**外侧膝状体**,分别与听觉冲动和视觉冲动传导有关

2. 下丘脑 下丘脑位于背侧丘脑的前下方,包括视交叉、灰结节和乳头体等。下丘脑内有多个核团,主要有视上核和室旁核(图 12-14)。

3. 第三脑室 第三脑室位于左、右背侧丘脑和下丘脑之间的狭窄腔隙,前借室间孔与左、右侧脑室相通,后借中脑水管与第四脑室相通。

（四）端脑

端脑被大脑纵裂分为左、右大脑半球,并借胼胝体相连。大脑半球内部的腔隙,称**侧脑室**。

1. 大脑半球的外形和分叶 大脑半球表面布满大脑沟和大脑回。每侧大脑半球分为上外侧面、内侧面和下面。大脑半球借 3 条叶间沟(**中央沟、外侧沟和顶枕沟**),分为 5

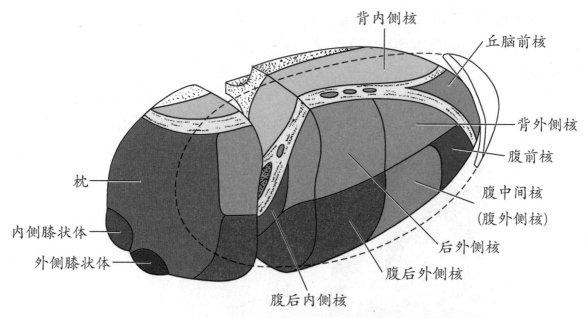

图 12-13　背侧丘脑核团模式图

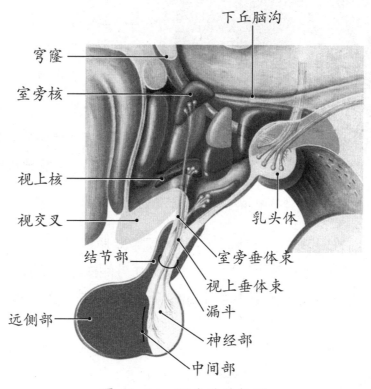

图 12-14　下丘脑的核团

个叶(**额叶、顶叶、颞叶、枕叶和岛叶**)：①额叶,指外侧沟之上、中央沟之前的部分；②顶叶,指外侧沟之上、中央沟与顶枕沟之间的部分；③颞叶,指外侧沟下方的部分；④枕叶,指顶枕沟后方较小的部分；⑤岛叶,藏于外侧沟的深部(图 12-15、图 12-16)。

　　2. 大脑半球重要的沟、回

　　(1)**上外侧面:**额叶有与中央沟平行的**中央前沟**,两沟之间的脑回称**中央前回**。顶叶有与中央沟平行的**中央后沟**,两沟之间的脑回称**中央后回**。中央前沟向前分别发出**额上**

沟和**额下沟**,两沟将中央前回以前的部分分为**额上回**、**额中回**和**额下回**。外侧沟的下壁有数条短回称**颞横回**。在颞上沟和外侧沟之间还可见到**颞上回**。围绕颞上沟末端为**角回**（图 12-15）。

（2）**内侧面**: 胼胝体的上方围绕着**扣带回**; 扣带回中部的上方为**中央旁小叶**, 是中央前、后回延续到内侧面的部分。枕叶可见**距状沟**（图 12-16）。

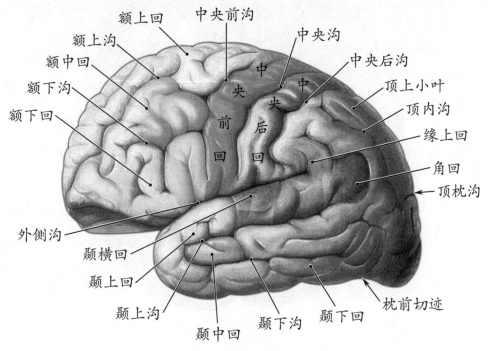

图 12-15 大脑半球（上外侧面）

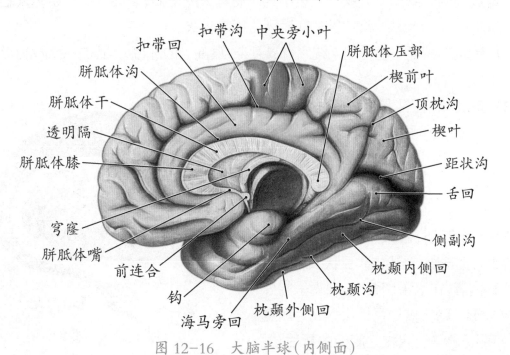

图 12-16 大脑半球（内侧面）

（3）**下面**: 额叶膨大的椭圆形结构称**嗅球**, 向后延续成**嗅束**。两者均与嗅觉传导有关

（图 12-17）。

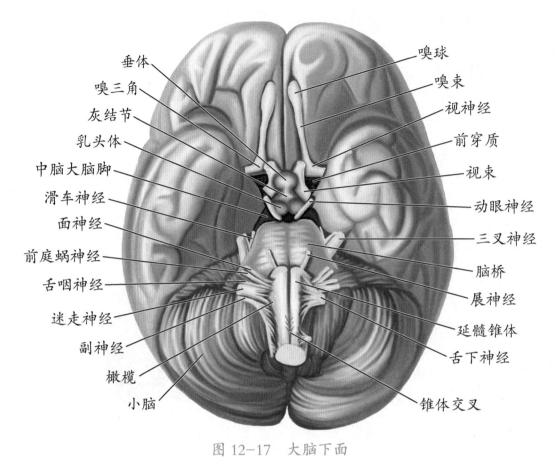

图 12-17 大脑下面

左侧标注（从上到下）：垂体、嗅三角、灰结节、乳头体、中脑大脑脚、滑车神经、面神经、前庭蜗神经、舌咽神经、迷走神经、副神经、橄榄、小脑

右侧标注（从上到下）：嗅球、嗅束、视神经、前穿质、视束、动眼神经、三叉神经、脑桥、展神经、延髓锥体、舌下神经、锥体交叉

3. 端脑的内部结构 大脑半球表层的灰质称**大脑皮质**；表层下的白质称**大脑髓质**。包埋在髓质内，靠近大脑半球底部的灰质团块称**基底核**。

（1）**大脑皮质**：是中枢神经系统发育最复杂、最高级的部位，是语言、思维等高级神经活动的物质基础。

（2）**基底核**：包括**尾状核、豆状核**和**杏仁体**。尾状核和豆状核合称**纹状体**，具有调节肌张力，协调肌群运动等功能。杏仁体则与内脏、内分泌活动和情绪等有关（图 12-18）。

（3）**大脑髓质**：由大量神经纤维束组成。位于背侧丘脑、尾状核和豆状核之间的白质板称**内囊**，在水平切面上，内囊呈向外开放的 V 形。尾状核与豆状核之间为**内囊前肢**；背侧丘脑与豆状核之间为**内囊后肢**；前肢和后肢相交处为**内囊膝**（图 12-19）。

内囊是上、下行纤维高度聚集的区域，当内囊受损时可引起对侧偏身感觉障碍、对侧偏身

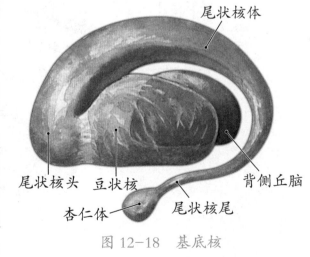

图 12-18 基底核

标注：尾状核体、尾状核头、豆状核、杏仁体、尾状核尾、背侧丘脑

随意运动障碍以及双眼对侧半视野偏盲,即**"三偏"综合征**。

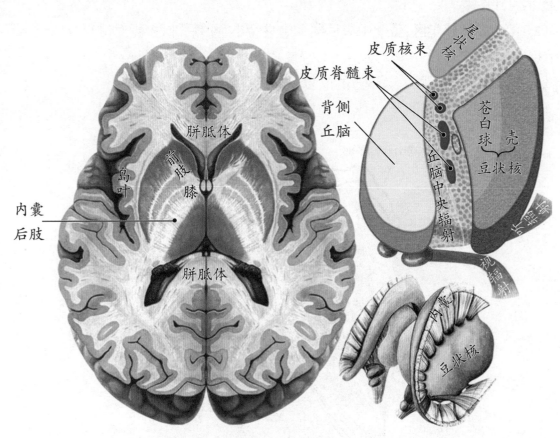

图 12-19　右侧内囊水平切面

4. 大脑皮质功能定位　在大脑皮质的不同部位,有完成某些反射活动相对集中的区域,称**大脑皮质的功能定位**(图 12-20)。

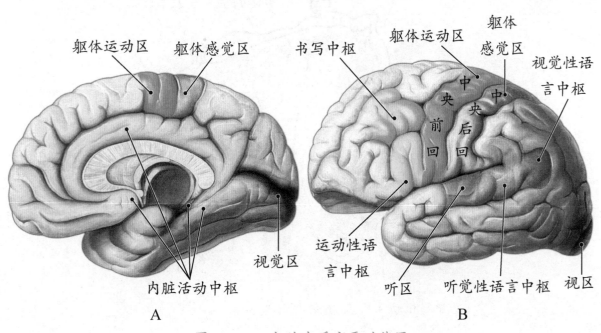

A

B

图 12-20　大脑皮质主要功能区

（1）**第Ⅰ躯体运动区**：位于中央前回和中央旁小叶的前部，管理对侧半身骨骼肌的运动（图 12-21）。

（2）**第Ⅰ躯体感觉区**：位于中央后回和中央旁小叶的后部，接受对侧半身感觉传导纤维（图 12-22）。

（3）**视区**：位于距状沟上、下方的皮质。

（4）**听区**：位于颞横回。

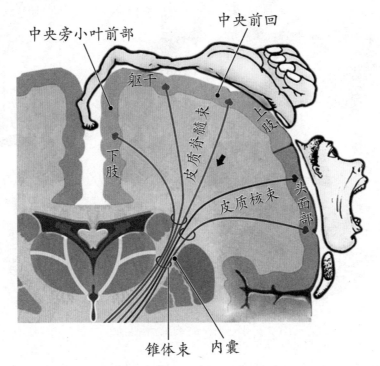

图 12-21　第Ⅰ躯体运动区

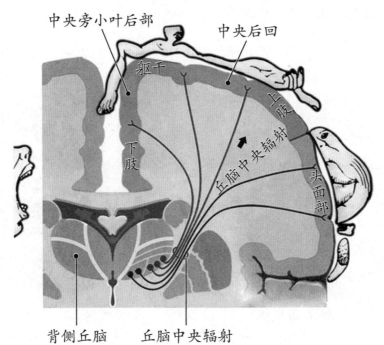

图 12-22　第Ⅰ躯体感觉区

三、脊髓和脑的被膜、血管及脑脊液的循环

（一）脊髓和脑的被膜

脊髓和脑的表面由外向内依次为**硬膜**、**蛛网膜**和**软膜**，对脊髓和脑具有营养、支持和保护作用。

1. 硬膜　硬膜由厚而坚韧的结缔组织构成。

（1）硬脊膜：包裹脊髓，其与椎管之间的狭窄腔隙，称**硬膜外隙**（图 12-23）。脊神经根从中通过，故临床将麻醉药物注入此隙以阻断脊神经的冲动传导，称**硬膜外麻醉**。

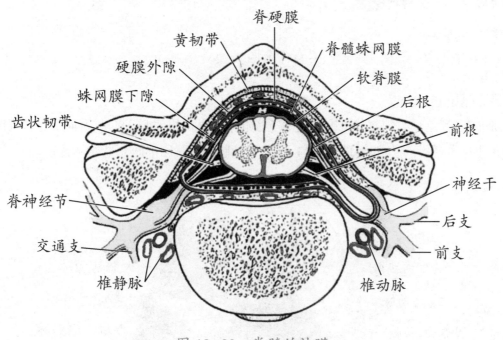

图 12-23　脊髓的被膜

（2）硬脑膜：于枕骨大孔处续于硬脊膜，主要结构有①**大脑镰**，镰刀状深入大脑纵裂，分隔两个大脑半球；②**小脑幕**，半月形深入大脑横裂，分隔大脑和小脑；③**硬脑膜窦**，硬脑膜在某些部位内、外两层分离，形成含静脉血的腔隙，如上矢状窦。在颅顶硬脑膜与颅骨结合疏松，颅顶骨折时常因硬脑膜血管损伤而在硬脑膜与颅骨之间形成硬膜外血肿（图 12-24）。

2. 蛛网膜　蛛网膜衬于硬膜内面，薄而透明，分为**脊髓蛛网膜**和**脑蛛网膜**。蛛网膜与软膜间的腔隙称**蛛网膜下隙**，充满脑脊液。蛛网膜在上矢状窦两侧形成蛛网膜粒突入窦内。脑脊液通过蛛网膜粒渗入上矢状窦而回流到静脉。

3. 软膜　软膜是富含血管的薄膜，紧贴于脑和脊髓的表面，分为软脊膜和软脑膜。在脑室的某些部位，软脑膜、血管和脑室上皮共同突入脑室内形成脉络丛。

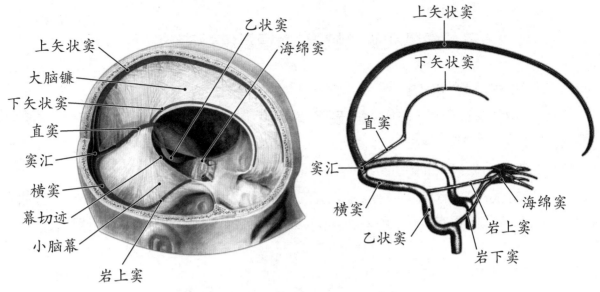

图 12-24　硬脑膜及硬脑膜窦

（二）脑的血管

1. 脑的动脉　营养脑的动脉主要来自**颈内动脉**和**椎动脉**，前者供应大脑半球前 2/3 和部分间脑，后者供应大脑半球后 1/3 及部分间脑、脑干和小脑（图 12-25）。

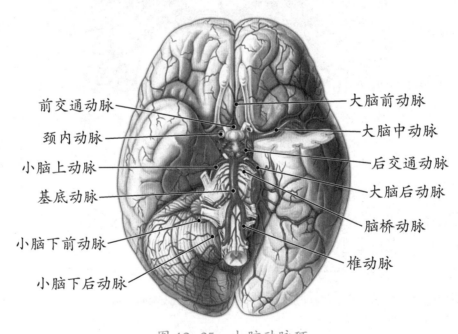

图 12-25　大脑动脉环

2. 脑的静脉　脑的静脉不与动脉伴行，收集的静脉血注入硬脑膜窦，最终汇入颈内静脉。

（三）脑脊液及其循环

脑脊液由各脑室的脉络丛产生，无色透明的液体，流动于脑室及蛛网膜下隙内。具有运输营养、缓冲振荡和调节颅内压等作用。

脑脊液由左、右侧脑室,经室间孔进入第三脑室,向下经中脑水管流到第四脑室,再经第四脑室的一个正中孔和两个外侧孔充满蛛网膜下隙,通过蛛网膜粒渗入上矢状窦,最后流入颈内静脉(图12-26)。如脑脊液循环障碍,将引起颅内压增高和脑积水。

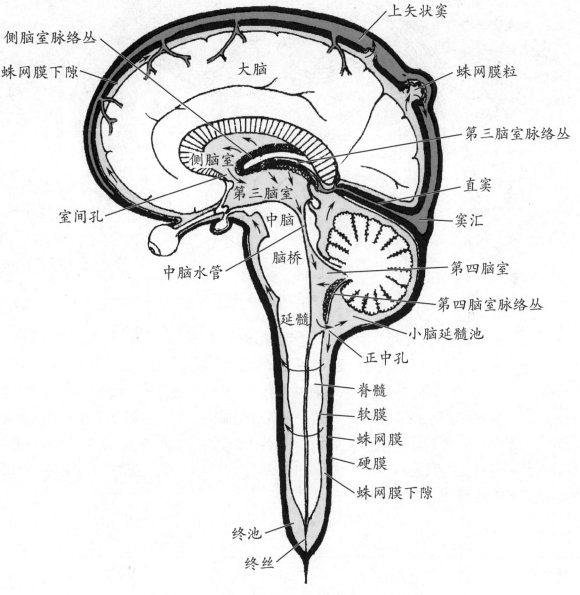

图 12-26　脑室投影及脑脊液循环模式图

第三节　周围神经系统

一、脊　神　经

　　脊神经共31对,包括颈神经8对、胸神经12对、腰神经5对、骶神经5对和尾神经1对。脊神经属混合性神经,前根为运动性,后根为感觉性(图12-27)。椎间盘脱出时,常可使椎间孔变窄,累及脊神经,出现相应区域的感觉和运动障碍。

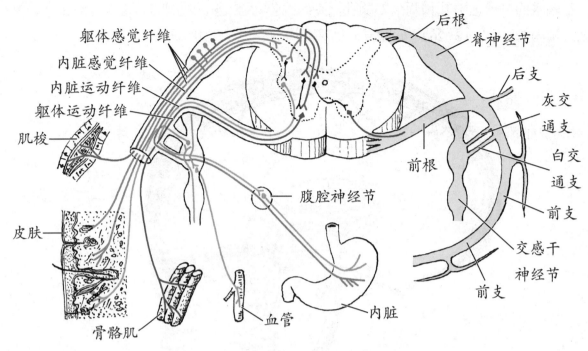

图 12-27　脊神经组成和分布模式图

　　脊神经出椎间孔后,立即分为前、后两支。后支细小,分布于躯干背部的皮肤和深层肌肉。前支粗大,分布于躯干前外侧以及四肢的皮肤和肌肉。除胸神经的前支外,其余均分别交织成丛,即**颈丛**、**臂丛**、**腰丛**和**骶丛**,再由丛发出分支分布于相应区域(表 12-1、表 12-2)。胸神经前支在胸、腹壁皮肤的分布具有明显的节段性。第 2、4、6、8、10 对胸神经前支,分别分布于胸骨角平面、乳头平面、剑突平面、肋弓平面、脐平面,第 12 胸神经前支分布于耻骨联合与脐连线中点平面(图 12-28)。当脊神经受损伤时,将引起相应部位的运动和感觉障碍(图 12-29、图 12-30)。

表 12-1　神经丛的组成和位置

神经丛	组成	位置
颈丛	第 1~4 颈神经的前支	胸锁乳突肌上部的深面
臂丛	第 5~8 颈神经的前支和第 1 胸神经前支的大部分	自斜角肌间隙穿出,经锁骨下动脉和锁骨后方进入腋窝,围绕于腋动脉
腰丛	第 12 胸神经前支的一部分、第 1~3 腰神经前支、第 4 腰神经前支的一部分	位于腰大肌的深面
骶丛	腰骶干(第 4 腰神经前支一部分、第 5 腰神经前支)与全部骶、尾神经前支	位于盆腔内,骶骨和梨状肌的前面

表 12-2 脊神经的主要部分分布及损伤后表现

起源	名称	部分分布	损伤后表现
颈丛	膈神经	运动纤维:膈肌	膈肌瘫痪,腹式呼吸减弱或消失
臂丛	腋神经	肌支:三角肌	方肩;三角肌区皮肤感觉丧失
		皮支:肩关节周围的皮肤	
	肌皮神经	肌支:肱二头肌等臂前群肌	屈肘无力;前臂外侧感觉减弱
		皮支:前臂外侧皮肤	
	正中神经	肌支:前臂前群桡侧的屈肌、手掌外侧肌群	猿手;拇指、示指和中指感觉障碍
		皮支:掌心、鱼际、桡侧三个半指掌面的皮肤	
	尺神经	肌支:前臂前群尺侧的屈肌、手掌内侧和中间肌群	爪形手;手内侧缘感觉丧失
		皮支:手掌尺侧及尺侧一个半指、手背尺侧半及尺侧两个半指的皮肤	
	桡神经	肌支:上肢的伸肌	垂腕征;第 1、2 掌骨间隙背面虎口区皮肤感觉障碍
		皮支:上肢背面、手背桡侧半及桡侧两个半指的皮肤	
腰丛	股神经	肌支:缝匠肌、股四头肌	屈髋无力,行走困难;膝跳反射消失,大腿前面和小腿内侧皮肤感觉障碍
		皮支:大腿前面、小腿内侧面、足内侧缘的皮肤	
骶丛	坐骨神经	肌支:大腿后群肌	
		分支:胫神经、腓总神经	
	胫神经	肌支:小腿后群肌和足底肌	钩状足;足底感觉障碍
	腓总神经	肌支:小腿外侧群肌、前群肌,足背肌	马蹄内翻足;小腿外侧面和足背感觉障碍

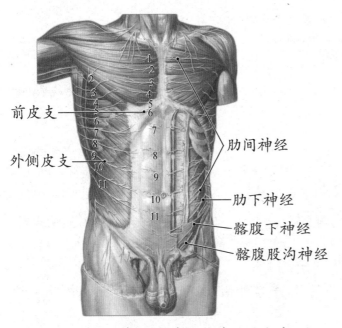

前皮支——

外侧皮支——

——肋间神经

——肋下神经

——髂腹下神经

——髂腹股沟神经

图 12-28　躯干皮神经的节段性分布

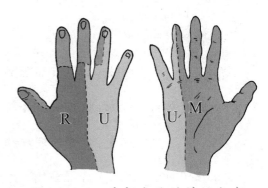

图 12-29　手部皮肤的神经分布
M:正中神经;U:尺神经;R:桡神经。

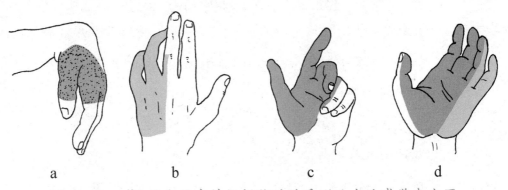

a　　　　b　　　　c　　　　d

图 12-30　桡、尺和正中神经损伤时的手形及皮肤感觉丧失区
a:垂腕(桡神经损伤);b:爪形手(尺神经损伤);c:枪形手(正中神经损伤);
d:猿手(正中神经合并尺神经损伤)。

二、脑　神　经

脑神经共 12 对,用罗马数字按顺序命名:嗅神经(Ⅰ)、视神经(Ⅱ)、动眼神经(Ⅲ)、滑车神经(Ⅳ)、三叉神经(Ⅴ)、展神经(Ⅵ)、面神经(Ⅶ)、前庭蜗神经(Ⅷ)、舌咽神经(Ⅸ)、迷走神经(Ⅹ)、副神经(Ⅺ)、舌下神经(Ⅻ)(图 12-31)。根据脑神经所含纤维不同,12 对脑神经可分为感觉性神经、运动性神经和混合性神经 3 类(表 12-3)。

表 12-3　脑神经名称、性质及分布

名称	连接部位	性质	走行及分布	损伤后表现
嗅神经	端脑	感觉	嗅丝穿筛孔入颅进入嗅球;鼻腔嗅黏膜	嗅觉障碍

名称	连接部位	性质	走行及分布	损伤后表现
视神经	间脑	感觉	眶内行向后内,穿视神经管入颅中窝,连于视交叉,经视束连于间脑;眼球视网膜	视觉障碍
动眼神经	中脑	运动	中脑发出进入眶内;眼球上、下、内直肌,下斜肌,上睑提肌,瞳孔括约肌,睫状肌	眼外下斜视,上睑下垂,对光反射消失
滑车神经	中脑	运动	由下丘下方出脑后,绕大脑脚外侧前行,穿入海绵窦入眶;眼球上斜肌	眼不能向外下斜视
三叉神经	脑桥	混合	头面部皮肤、口腔黏膜、鼻腔黏膜、舌前2/3黏膜、牙、牙龈、咀嚼肌	头面部皮肤,口、鼻腔黏膜感觉障碍;咀嚼肌瘫痪,张口时下颌偏向患侧
展神经	脑桥	运动	延髓脑桥沟出脑入海绵窦,经眶上裂入眶;眼球外直肌	眼内斜视
面神经	脑桥	混合	面部表情肌、舌前2/3味蕾、泪腺、下颌下腺、舌下腺等	面肌瘫痪、额纹消失;眼睑不能闭合,口角歪向健侧,腺体分泌障碍,角膜干涩
前庭蜗神经	脑桥	感觉	螺旋器、椭圆囊斑、球囊斑、壶腹嵴	听力障碍、眩晕、眼球震颤
舌咽神经	延髓	混合	咽肌、腮腺、咽、咽鼓管、鼓室、舌后1/3黏膜及味蕾、颈动脉窦、颈动脉小球、咽部黏膜、耳后皮肤	咽反射消失,腮腺分泌障碍,咽壁等感觉障碍、舌后1/3一般感觉及味觉障碍
迷走神经	延髓	混合	咽喉肌,颈部、胸腔和腹腔脏器的平滑肌、心肌和腺体,耳郭、外耳道皮肤及硬脑膜	发音困难、声音嘶哑吞咽困难、内脏感觉障碍、内脏运动、腺体分泌障碍等
副神经	延髓	运动	胸锁乳突肌、斜方肌	面不能转向健侧,不能上提患侧肩胛骨
舌下神经	延髓	运动	舌肌	舌肌瘫痪,伸舌时舌尖偏向患侧

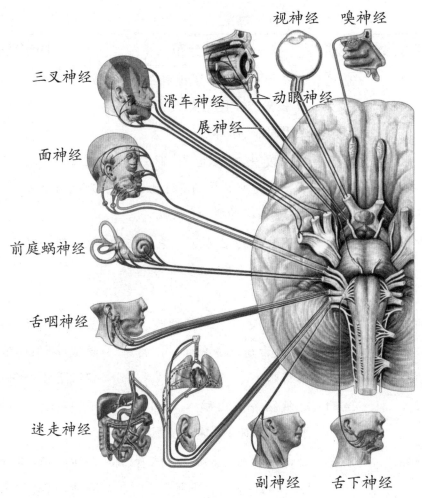

视神经　嗅神经

三叉神经

滑车神经　　　动眼神经

展神经

面神经

前庭蜗神经

舌咽神经

迷走神经

副神经　舌下神经

图 12-31　脑神经概况

三、内　脏　神　经

内脏神经主要分布于内脏、心血管和腺体，可分为**内脏运动神经**和**内脏感觉神经**。内脏运动神经与躯体运动神经的比较见表 12-4。

表 12-4　内脏运动神经与躯体运动神经比较

项目	躯体运动神经	内脏运动神经
支配部位	骨骼肌	内脏、心血管和腺体
是否受意识控制	是	否
所含纤维成分及形式分布	只有一种纤维成分，并以神经干的形式分布	有交感和副交感两种纤维成分，其节后纤维交织成丛，由丛分支到所支配的器官
低级中枢到效应器所需神经元	只有一个神经元	须在内脏神经节内更换神经元，再由节内的神经元发出纤维支配效应器，即需要两个神经元才能完成

低级中枢发出的纤维称**节前纤维**,而由内脏神经节发出的纤维称**节后纤维**。根据内脏运动神经形态和功能等特点,又可分为**交感神经**和**副交感神经**(图 12-32)。交感神经

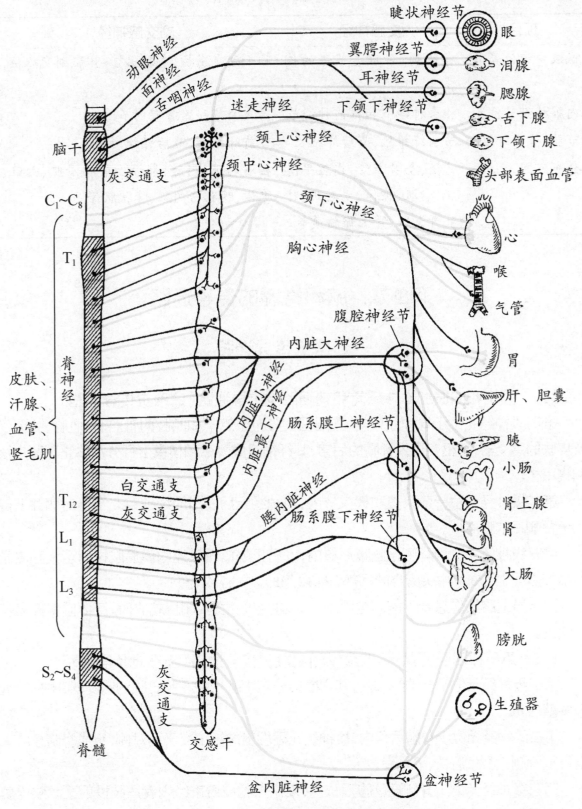

图 12-32　内脏运动神经概况

黑色:节前纤维;黄色:节后纤维。

和副交感神经在来源、形态结构和分布范围等方面的比较见表 12-5。

表 12-5　交感神经和副交感神经的比较

项目	交感神经	副交感神经
低级中枢位置	脊髓胸 1～腰 3 节段的侧角	脑干副交感核、脊髓第 2～4 骶副交感核
内脏神经节位置	椎旁神经节和椎前神经节	器官旁节和器官壁内节
节前、节后纤维	节前纤维短、节后纤维长	节前纤维长、节后纤维短
分布范围	广泛,全身血管、内脏平滑肌、心肌、腺体、立毛肌、瞳孔开大肌、肾上腺髓质等	相对局限,内脏、部分血管平滑肌、心肌、腺体、瞳孔括约肌、睫状肌等

第四节　脑和脊髓的传导通路

一、感觉传导通路

(一)躯干和四肢的本体感觉和精细触觉传导通路(深感觉传导通路)

第一级神经元位于脊神经节内,其周围突分布于躯干和四肢的骨骼肌、肌腱、关节以及皮肤的感受器,中枢突进入脊髓的后索,其纤维组成薄束和楔束上行分别终止于薄束核和楔束核。

第二级神经元位于薄束核和楔束核内,换神经元后发出的纤维束交叉至对侧并上行止于背侧丘脑腹后核。

第三级神经元位于背侧丘脑腹后核内,发出丘脑皮质束经内囊后肢投射至大脑皮质的中央后回上 2/3 及中央旁小叶后部(图 12-33)。

该传导通路损伤患者不能确定躯干、四肢的空间位置,闭目站立时,身体倾斜摇晃甚至跌倒。

(二)躯干和四肢的痛觉、温度觉和粗触觉传导通路(浅感觉传导通路)

第一级神经元位于脊神经节内,其周围突分布于躯干和四肢皮肤的感受器,中枢突进入脊髓后角。

第二级神经元位于脊髓后角内,换神经元后发出的纤维交叉至对侧,组成脊髓丘脑束上行至背侧丘脑腹后核。

第三级神经元位于背侧丘脑腹后核内,发出丘脑皮质束经内囊后肢投射至大脑皮质的中央后回上 2/3 及中央旁小叶后部(图 12-34)。

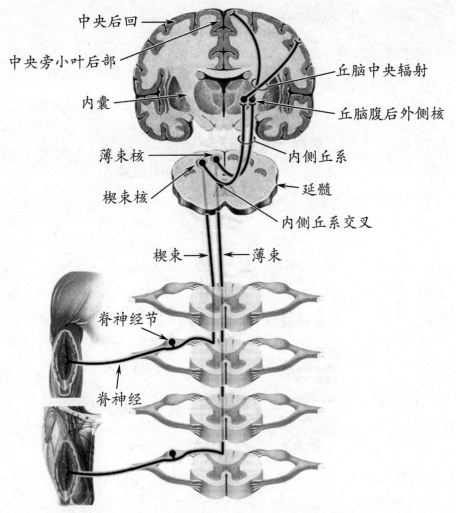

图 12-33　躯干、四肢的本体觉和精细触觉传导通路

（三）头面部的痛觉、温度觉和粗触觉传导通路

第一级神经元位于三叉神经节内，其周围突组成三叉神经三大分支分布于头面部的皮肤和口腔、鼻腔黏膜感受器，中枢突进入脑干内的三叉神经感觉核群。

第二级神经元位于三叉神经感觉核群内，换神经元后发出的纤维交叉至对侧上行，止于背侧丘脑腹后核。

第三级神经元位于背侧丘脑腹后核内，发出丘脑皮质束经内囊后肢投射到中央后回下 1/3 的皮质（图 12-35）。

（四）视觉传导通路

视网膜的视细胞接受光的刺激产生神经冲动，经第一级神经元双极细胞，传给第二级神经元节细胞。节细胞的轴突集合成视神经，入颅形成视交叉延续为视束。每侧视束由同侧颞侧半的视网膜纤维和对侧鼻侧半视网膜纤维组成，止于第三级神经元外侧膝状体。换神经元后发出视辐射，经内囊后肢投射到枕叶距状沟两侧的皮质（图 12-36）。

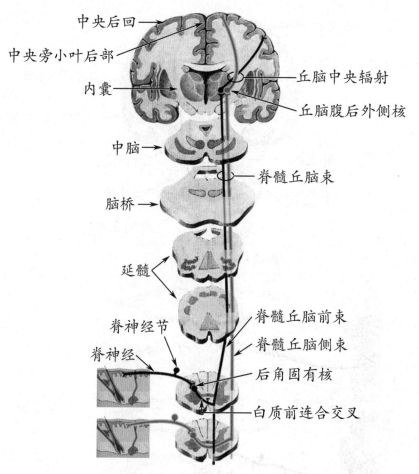

图 12-34　躯干和四肢的痛、温、触(粗)、压觉传导通路

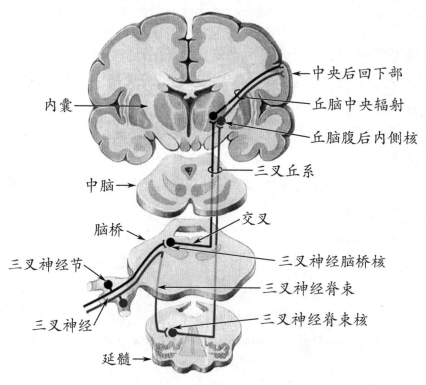

图 12-35　头面部的痛觉、温度觉和粗触觉传导通路

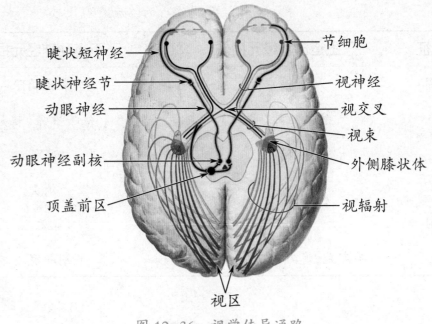

睫状短神经 —— 节细胞

睫状神经节 —— 视神经

动眼神经 —— 视交叉

—— 视束

动眼神经副核 —— 外侧膝状体

顶盖前区 —— 视辐射

视区

图 12-36　视觉传导通路

二、运动传导通路

（一）锥体系

锥体系主要管理骨骼肌的随意运动。由上、下两级神经元组成，上运动神经元位于大脑皮质内，其轴突组成了下行纤维束。其中下行至脊髓前角的纤维称**皮质脊髓束**，下行至脑干内躯体运动核的纤维称**皮质核束**。下运动神经元位于脑干躯体运动核和脊髓前角内，发出的轴突分别参与脑神经和脊神经的组成。

1. 皮质脊髓束　上运动神经元主要在中央前回上 2/3 和中央旁小叶前部的皮质，发出的纤维组成皮质脊髓束下行，经内囊后肢、中脑、脑桥至延髓锥体。在锥体的下端，大部分纤维左、右交叉，交叉后的纤维沿脊髓外侧索下行，形成**皮质脊髓侧束**，沿途止于脊髓各节段的前角（图 12-37）。小部分未交叉的纤维，在同侧脊髓前索内下行，形成**皮质脊髓前束**，止于同侧和对侧的脊髓前角。下运动神经元为脊髓前角运动神经元，其轴突组成脊神经的前根，分布于躯干和四肢的骨骼肌（图 12-39）。一侧皮质脊髓束或相应的上运动神经元损伤，可致对侧上肢肌和下肢肌痉挛性瘫痪。

2. 皮质核束　上运动神经元位于中央前回下 1/3 皮质内，发出的纤维组成皮质核束，经内囊膝下行至脑干，大部分纤维止于双侧的脑神经运动核，但面神经核（支配面肌）的下部和舌下神经核（支配舌肌）只接受对侧皮质核束的纤维。下运动神经元位于脑干的脑神经运动核内，其轴突分布到头、颈、咽、喉等处的骨骼肌（图 12-38）。

锥体系的任何部位损伤都可引起随意运动障碍，出现肢体瘫痪。上运动神经元损伤（核上瘫）和下运动神经元损伤（核下瘫）临床表现归纳见表 12-6 和图 12-39。

表 12-6　上、下运动神经元损伤后的临床表现比较

症状与体征	上运动神经元损伤	下运动神经元损伤
瘫痪范围	常较广泛	常较局限
瘫痪特点	痉挛性瘫（硬瘫）	弛缓性瘫（软瘫）
肌张力	增高	减低
腱反射	亢进	消失
病理反射	有	无
肌萎缩	早期无，晚期为失用性萎缩	早期即有萎缩

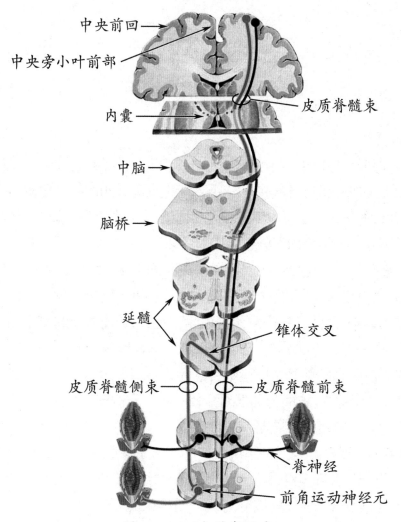

图 12-37　皮质脊髓束

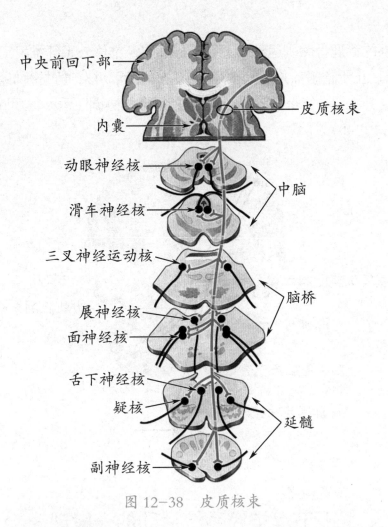

中央前回下部————

皮质核束

内囊————

动眼神经核————

滑车神经核————

三叉神经运动核————

展神经核————

面神经核————

舌下神经核————

疑核————

副神经核————

中脑

脑桥

延髓

图 12-38　皮质核束

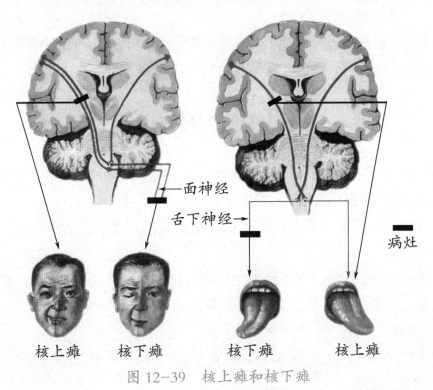

面神经

舌下神经————

病灶

核上瘫　　核下瘫　　核下瘫　　核上瘫

图 12-39　核上瘫和核下瘫

（二）锥体外系

锥体系以外的管理骨骼肌运动的下行传导通路。锥体外系纤维发自大脑皮质,经多次换神经元,最后止于脊髓前角运动神经元或脑神经运动核,通过脊神经或脑神经,支配相应的骨骼肌。其主要功能是调节肌张力,维持肌群的协调性运动,协助锥体系完成精细的随意运动(图12-40)。

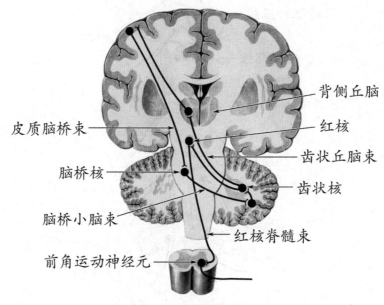

图 12-40　锥体外系(皮质－脑桥－小脑)

第五节　神经系统活动的一般规律

神经系统可对机体内、外环境的各种变化进行感觉和分析,并传出调整信息,使机体迅速做出适应性反应,以保证机体内环境稳态。

一、神经纤维传导兴奋的特征

神经纤维的主要功能是传导兴奋。神经纤维上传导的动作电位,称为**神经冲动**。神经纤维的兴奋传导具有以下特征:

1. **完整性**　神经纤维只有保持结构和功能都完整时才能传导兴奋;局部应用麻醉剂,兴奋传导将受阻。

2. **双向性**　当神经纤维上某一点发生兴奋时,兴奋可向两端传导。

3. **绝缘性**　一条神经干包含多条神经纤维,每条纤维在传导兴奋时互不干扰,保证了信息传导的精确性。

4. **相对不疲劳性**　长时间连续电刺激神经,神经纤维始终能保持其传导兴奋的能力,表现为不易发生疲劳。

二、反射和反射中枢

（一）反射

反射是指在中枢神经系统参与下，机体对内外环境刺激的规律性反应。

（二）反射中枢

反射中枢是指中枢神经系统内调节某一特定生理功能的神经元群，如呼吸中枢、心血管活动中枢等。反射中枢是反射活动的主导部分，它决定了反射的性质、形式和强度。

通常简单反射的反射中枢范围较窄，如膝跳反射的中枢在腰髓；而调节复杂生命活动的反射中枢范围广泛，如呼吸中枢分布于延髓、脑桥、下丘脑以至大脑皮质等部位。

第六节　神经系统的感觉功能

一、感觉投射系统

（一）特异性投射系统

除嗅觉外的各种感觉经传导通路到达丘脑感觉中继核，再投射至大脑皮质的特定区域。每种感觉的投射路径专一，具有点对点的投射关系，引起特定感觉，称为**特异性投射系统**。

（二）非特异性投射系统

感觉纤维经多次换元，抵达丘脑髓板内核群，再由此发出神经纤维弥散地投射到大脑皮质的广泛区域。不再具有点对点的投射关系，失去了专一性。该系统主要是维持和改变大脑皮质的兴奋，使机体保持觉醒状态。

实验发现，脑干网状结构具有上行唤醒作用。而当其上行冲动减少时，大脑皮质转为抑制，机体表现为安静或睡眠，这一系统称为**脑干网状结构上行激动系统**。

二、大脑皮质的感觉功能

各种感觉的传入冲动最终到达大脑皮质，经过大脑皮质的分析综合才能产生各种感觉。其中，**痛觉**是各种伤害性刺激作用于机体所引起的一种复杂的主观体验，伴有不愉快的情绪活动和防御反应。

1. **皮肤痛**　当伤害性刺激作用于皮肤时，可先后出现快痛和慢痛。快痛是一种尖锐而定位清楚的刺痛，产生和消失迅速，持续时间短；慢痛则是一种烧灼痛，定位不明确，持续时间长。

2. **内脏痛与牵涉痛**

（1）**内脏痛**：内脏器官受到伤害性刺激时产生的疼痛感觉，特征包括：①定位不准确、难以描述疼痛的性质；②对机械牵拉、缺血、痉挛和炎症等刺激敏感，对切割、烧灼等刺激不敏感；③缓慢、持久，常伴有明显的情绪变化；④常伴有牵涉痛。

（2）牵涉痛：牵涉痛是指某些内脏疾病引起特定的体表部位发生疼痛或痛觉过敏的现象。临床常见牵涉痛的部位见表12-7。

表 12-7　常见内脏疾病牵涉痛的部位

患病部位	体表牵涉痛部位
心	心前区、左肩、左臂内侧及左手尺侧
胃、胰	左上腹、肩胛间侧
肝、胆	右肩胛
肾、输尿管	腹股沟
小肠、阑尾	上腹部或脐周

第七节　神经系统对躯体运动的调节

一、脊髓对躯体运动的调节

1. 屈肌反射与对侧伸肌反射　当一侧肢体受到伤害性刺激时，同侧肢体的屈肌收缩，伸肌舒张，肢体产生屈曲称为**屈肌反射**，可使肢体避开伤害性刺激，具有保护意义。若伤害性刺激过强，同侧肢体发生屈曲的同时，对侧肢体伸肌收缩称为**对侧伸肌反射**，可保持身体平衡。

2. 牵张反射　是指骨骼肌受到牵拉而伸长时，引起受牵拉的肌肉反射性的收缩活动，包括**腱反射**和**肌紧张**。

（1）**腱反射**：指快速牵拉肌腱时产生的牵张反射，表现为被牵拉肌肉快速而明显的收缩。如叩击股四头肌肌腱时，股四头肌收缩，膝关节伸展称为**膝跳反射**。临床上可通过腱反射检查，了解神经系统的功能状态或病变部位（图12-41）。

（2）**肌紧张**：指缓慢持续牵拉肌腱时发生的牵张反射，表现为受牵拉的肌肉发生微弱而持久的收缩。**肌紧张**是维持躯体姿势最基本的反射活动，是随意运动的基础。

二、脑干及高位中枢对躯体运动的调节

（一）脑干对肌紧张的调节

脑干通过网状结构易化区和抑制区的活动对肌紧张进行调节。

1. 脑干网状结构易化区　分布广泛，可加强肌紧张及肌肉运动。

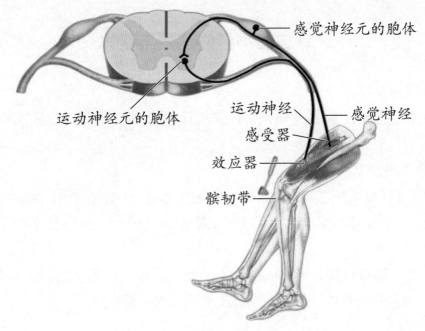

图 12-41　膝跳反射示意图

2. 脑干网状结构抑制区　范围较小,可抑制肌紧张及肌肉运动。

动物实验发现,若切断上、下丘之间的脑干,动物则会立即出现四肢伸直、头尾昂起、脊柱挺硬等伸肌过度紧张的状态,称为**去大脑僵直**。这是由于切断了大脑皮质与脑干网状结构抑制区的功能联系,使网状结构抑制区作用大大减弱,而易化区活动相对增强所致。

（二）小脑对躯体运动的调节

小脑具有维持身体平衡、调节肌紧张和协调随意运动的功能。小脑受到损伤时,人会出现站立不稳,步基宽,走路时身体摇晃、步态蹒跚、易跌倒等身体失衡症状。

（三）基底核对躯体运动的调节

基底核具有重要的躯体运动调节功能,它与随意运动的稳定、肌紧张的控制及本体感觉传入信息处理有关。

帕金森病是典型的基底神经节损伤常见病。临床症状表现为全身肌紧张增强、肌肉强直、随意动作减少、动作缓慢、表情呆滞、手部常有静止性震颤等故又称**震颤麻痹**。

（四）大脑皮质对躯体运动的调节

大脑皮质是调节躯体运动的最高级、最复杂的中枢。大脑皮质通过运动传导通路管理骨骼肌的随意运动,主要通过锥体系和锥体外系来实现。

第八节　神经系统对内脏运动的调节

内脏神经对内脏活动的调节,在一定程度上不受意识控制,不具有随意性,又称为**自主神经**,包括**交感神经**和**副交感神经**。

一、自主神经的递质与受体

（一）神经递质

1. 神经递质的概念 神经递质是神经末梢释放的,能在神经元之间或神经元与效应细胞之间起传递信息作用的化学物质。

2. 神经递质的分类

（1）乙酰胆碱（ACh）:凡末梢释放乙酰胆碱作为递质的神经纤维,称为**胆碱能纤维**。躯体运动神经纤维、交感和副交感节前纤维、副交感节后纤维、少数交感神经节后纤维均属于胆碱能纤维。

（2）去甲肾上腺素（NE）:凡末梢释放去甲肾上腺素作为递质的神经纤维,称为**肾上腺素能纤维**。大部分交感神经节后纤维都属于肾上腺素能纤维。

（二）受体

1. 胆碱能受体 能与 ACh 特异性结合的受体为**胆碱能受体**（图 12-42）。胆碱能受体分为**毒蕈碱受体（M 受体）**和**烟碱受体（N 受体）**。

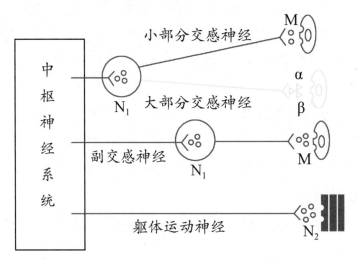

图 12-42 外周神经纤维的分类及释放的递质示意图

M:M 受体;N_1:N_1 受体;N_2:N_2 受体;α:α 受体;β:β 受体。

M 受体主要分布在副交感神经节后纤维支配的效应器细胞膜上,与 ACh 结合后,会出现心脏活动抑制、胃肠道平滑肌收缩、瞳孔括约肌收缩、消化腺和汗腺分泌等自主神经效应称为**毒蕈碱样作用**,简称 **M 样作用**。该作用可被 M 受体拮抗药阿托品阻断。

N 受体分布在自主神经节细胞膜（N_1 型）和骨骼肌运动终板膜（N_2 型）上,当其与 ACh 结合后,产生的效应分别表现为自主神经的节后神经元兴奋和骨骼肌的兴奋,此作用称为**烟碱样作用**,简称 **N 样作用**。筒箭毒碱是 N 受体拮抗药。

2. 肾上腺素能受体 肾上腺素能受体是指能与肾上腺素（E）或去甲肾上腺素（NE）

结合的受体,分为 **α 受体**和 **β 受体**。

α 受体与 NE 结合产生的效应以兴奋为主,例如血管收缩、子宫收缩、立毛肌收缩及瞳孔散大等;但对小肠、腺体则为抑制效应,使小肠平滑肌舒张、腺体分泌减少。酚妥拉明是 α 受体拮抗药。

β 受体主要分为 $β_1$、$β_2$ 两种亚型。$β_1$ 受体主要分布于心肌细胞膜。当 NE 与 $β_1$ 受体结合产生兴奋效应时,心率加快,心肌收缩力增强;$β_2$ 受体主要分布于支气管、胃、肠、子宫等内脏的平滑肌、腺体的细胞上。NE 与 $β_2$ 受体结合产生抑制效应,主要表现为支气管平滑肌舒张。普萘洛尔是 β 受体拮抗药。

二、自主神经的功能和意义

自主神经的主要功能是调节心肌、平滑肌和腺体的功能活动(图 12-32),详见表 12-8。

表 12-8　自主神经的主要功能

支配器官	交感神经	副交感神经
循环器官	心率加快,心肌收缩力加强;腹腔内脏血管、皮肤血管、骨骼肌血管收缩(肾上腺素能)或舒张(胆碱能)	心率减慢、心肌收缩力减弱、血管舒张
呼吸器官	支气管平滑肌舒张	支气管平滑肌收缩,促进呼吸道黏膜腺体分泌
消化器官	抑制胃肠和胆囊运动;促进括约肌收缩;促进黏稠的唾液分泌	促进胃肠和胆囊运动;促进括约肌舒张;促进稀薄唾液分泌,使胃液、胰液、胆汁分泌增加
泌尿生殖器官	尿道内括约肌收缩、逼尿肌舒张,抑制排尿;已孕子宫平滑肌收缩,未孕子宫平滑肌舒张	膀胱逼尿肌收缩,尿道内括约肌舒张,促进排尿
眼	瞳孔开大肌收缩,瞳孔扩大	瞳孔括约肌收缩,瞳孔缩小;睫状肌收缩,促进泪腺分泌
皮肤	促进汗腺分泌,立毛肌收缩	—
内分泌和代谢	促进肾上腺髓质分泌;促进肝糖原分解	促进胰岛素分泌

由此可见,交感神经可以调动机体许多器官的潜在能力以便适应环境的急剧变化;而副交感神经的意义在于促进消化吸收、排泄和生殖功能,积蓄能量,减少能耗,保护机体,促进休整恢复。这二者既密切联系又相互制约,以适应整个机体的需求。

三、各级中枢对内脏活动的调节

（一）脊髓

脊髓是内脏反射活动的初级中枢，如排尿、排便。但脊髓对这些反射的调节功能是不完善的，还要受大脑皮质的控制。

（二）脑干

许多内脏活动的反射中枢位于脑干。心血管活动和呼吸运动基本反射中枢都位于延髓。延髓也是吞咽、咳嗽、喷嚏、呕吐等反射活动的整合中枢。

（三）下丘脑

下丘脑是调节内脏活动的较高级中枢，对体温、水平衡、摄食行为、生物节律以及情绪反应等生理过程进行调节。

（四）大脑皮质对内脏活动的调节

与内脏活动关系密切的皮质结构是边缘系统和新皮质的某些区域。大脑皮质对内脏活动的调节作用复杂而多变。

第九节　脑的高级功能

人的大脑不仅具有感觉、运动功能，还具有更高级、更复杂的学习、记忆、思维、语言、睡眠和觉醒等功能。这些功能的实现基于大脑皮质神经元的电活动。

一、脑　电　图

脑电图仪器在头皮表面上记录下来的大脑皮质的神经元电活动，称为**脑电图**（**EEG**）。

正常的脑电图分为四种基本波形，分别是 α、β、θ 和 δ 波。成人安静状态下，清醒闭目时常出现 α 波；睁开眼睛或接受其他刺激的时候会出现 β 波。成人困倦时可出现 θ 波；成人睡眠时以及极度疲劳或麻醉状态时出现 δ 波，但清醒期间不会出现 δ 波。

二、觉醒与睡眠

觉醒与睡眠昼夜交替，是人类和哺乳动物节律性最明显的生理现象。人在觉醒状态下进行各种体力和脑力活动；在睡眠过程中精力和体力得到休息和恢复，同时还可以提高免疫力、促进生长和发育、增强记忆力。

（一）觉醒

觉醒状态的维持可能与脑干网状结构上行激动系统的作用有关。

（二）睡眠

1. 慢波睡眠 慢波睡眠的特征：①嗅、视、听、触等感觉功能暂时减退；②骨骼肌反射及肌紧张减弱；③伴有一系列自主神经活动减退，如血压下降、心率减慢、尿量减少、呼吸变慢、体温下降、胃液分泌增多等；④生长激素分泌增加，有利于促进生长和体力恢复。

2. 快波睡眠 快波睡眠又称为**快速眼球运动睡眠**。快波睡眠的特征：①各种感觉功能进一步减退；②骨骼肌肌张力进一步减弱，几乎完全松弛；③间断阵发性出现眼球快速运动、呼吸急促、血压增高、心率加快和躯体抽动；④伴有做梦。快波睡眠期有利于幼儿神经系统的发育，促进学习、记忆和精力的恢复。

成人睡眠过程中，先进入慢波睡眠，持续 80～120min 后转入快波睡眠；快波睡眠持续 20～30min 后又转入慢波睡眠。接着慢波睡眠与快波睡眠交替出现，整个睡眠期间反复转化 4～5 次。

三、学习与记忆

学习和记忆是人类大脑的重要功能，二者相互联系。学习是指人和动物从环境获取新信息的过程；记忆是指大脑将获取的信息进行编码、储存和提取的过程。学习是记忆的前提，记忆是学习的结果。

人类的记忆过程包含感觉性记忆、第一级记忆、第二级记忆和第三级记忆 4 个连续阶段。前两个阶段相当于短时记忆，后两个阶段相当于长时记忆。

感觉性记忆，储存时间一般不超过 1s。若将不连续的、先后到达的信息分析处理，并加以整合形成新的连续印象，便可转入第一级记忆，可储存几秒钟。如果此时反复学习运用，信息在第一级记忆中长时间停留，便会转入第二级记忆，记忆时间为数分钟乃至数年不等。因需较长时间的运用而不会被遗忘的记忆属于第三级记忆，记忆非常牢固，常可持续终生。

 知识窗

阿尔茨海默病

阿尔茨海默病是一种起病隐匿的进行性发展的神经系统退行性疾病。病理改变特点为广泛的大脑皮质萎缩，尤以额叶和颞叶更明显，表现为脑沟变宽、变浅，脑回缩窄，侧脑室和第三脑室扩大。显微镜检查可见皮质神经元脱失，尤以基底核和海马最显著。该病以记忆障碍、失语、失用、失认、视空间技能损害、执行功能障碍以及人格和行为改变等全面性痴呆表现为特征，又称老年性痴呆。

四、人类大脑皮质活动的特征

（一）第一信号系统和第二信号系统

条件反射是由刺激信号引起的。信号分为两类：**第一信号**，即现实的具体信号，如铃声、灯光、食物的形状及气味等；**第二信号**，即抽象信号，如语言和文字。能对第一信号发生反应的大脑皮质功能系统称为**第一信号系统**，是人类和动物所共有的；而能对第二信号发生反应的大脑皮质功能系统称为**第二信号系统**，这是人类所特有的，也是人类区别于动物的主要特征。

（二）人类大脑皮质的语言中枢

人类左侧大脑半球的皮质中有许多部位涉及语言功能，是语言功能的优势半球。若其中某些区域损伤，将引起相应的语言功能障碍（图12-43）。

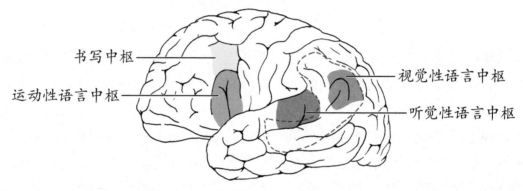

图 12-43　左侧大脑半球的语言中枢

1. **运动语言中枢**　运动语言中枢位于额下回后部。该区损伤后可导致**运动性失语症**，患者能看懂文字和听懂别人说话，而自己不会说话，与发音有关的肌肉并无运动障碍。

2. **书写中枢**　书写中枢位于额中回后部。如该区受损，患者能听懂别人说话，看懂文字，自己也会说话，但不会书写，而患者手部的其他运动正常，称为**失写症**。

3. **视觉性语言中枢**　若角回损伤，患者视觉功能正常但却不能看懂文字含义，称为**失读症**。

4. **听觉性语言中枢**　听觉性语言中枢位于颞上回后部。若该区受到损伤，患者表现为可以说话、能够认字和写字，但却无法理解别人谈话的意思，患者听觉功能正常，称为**感觉性失语症**。

（吕　昕）

第十三章 ｜ 内分泌系统

13章 数字内容

第一节 概　述

内分泌系统由内分泌细胞、内分泌组织和内分泌腺组成。由内分泌细胞分泌的高效能的生物活性物质称为激素。激素通过组织液、血液或淋巴循环进行运输，选择性作用于靶细胞、组织或器官，调节机体的新陈代谢、生长发育和生殖活动等，保持内环境稳态。人体的内分泌腺主要有垂体、松果体、甲状腺、甲状旁腺、肾上腺、胸腺和性腺（图 13-1）。

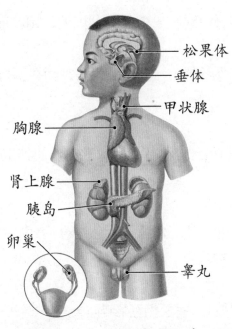

图 13-1　人体内分泌腺

一、激素的分类

根据激素的化学性质不同,可将激素主要分为以下 4 类。

1. 含氮类激素　这类激素是以氨基酸为主要原料合成的,包括胺类激素、肽类激素和蛋白类激素。这类激素易被消化酶分解失活,不宜口服(甲状腺素除外)。

2. 类固醇激素　这类激素的合成以胆固醇为前体,包括肾上腺皮质激素和性腺激素。这类激素脂溶性强,作为药物使用时,可以口服。

3. 固醇类激素　这类激素包括维生素 D_3、25-(OH)-D_3 和 1,25-(OH)$_2$-D_3 等。

4. 脂肪酸衍生物　这类激素包括前列腺素和血栓素等。

二、激素的作用方式

激素的运输和作用方式包括血液循环途径(远距分泌)、局部体液途径(旁分泌、自分泌)和神经纤维轴突运输(神经分泌)。

三、激素的作用特征

人体内的激素种类繁多,作用复杂,但具有共同的作用特征。

(一)特异性

激素经体液运输到全身各个部位,选择性的与靶结合,进行生理功能调节,这种选择性称为**特异性**。

(二)信息传递作用

激素能将分泌细胞的调节信息及时传递给靶细胞,使其生理活动发生改变,即**信息传递作用**。

(三)生物放大作用

激素是高效能的生物活性物质。激素与受体结合后,引发细胞内的信号转导程序,经逐级放大后可产生极高的生物效应。

(四)相互作用

人体内各种激素的作用彼此关联、相互影响。

1. 协同作用　协同作用指两种或两种以上的激素在某一生理功能产生的总效应大于各激素单独作用产生效应的总和,如生长激素、肾上腺素、糖皮质激素和胰高血糖素能协同升高血糖。

2. 拮抗作用　拮抗作用指两种不同激素的生理作用相反,如胰高血糖素升高血糖,而胰岛素能降低血糖。

3. 允许作用　允许作用指某一激素的存在是另一激素发挥某种生理作用的必要基础。例如糖皮质激素本身没有收缩血管作用,但其存在可以加强去甲肾上腺素收缩血管效应。

4. 竞争作用　竞争作用指化学结构类似的激素通过竞争结合同一受体。如盐皮质激素(醛固酮)与孕激素结构相似,都可以结合盐皮质激素受体,孕激素浓度较高时,可以竞争性的结合盐皮质激素受体,而减弱盐皮质激素的作用。

第二节　下丘脑与垂体

下丘脑位于间脑基底部,向下借垂体柄与垂体相连。垂体位于颅底蝶鞍的垂体窝内,分为腺垂体和神经垂体两部分。腺垂体包括远侧部、结节部和中间部,神经垂体由神经部和漏斗部组成。下丘脑与垂体之间分别形成下丘脑 – 腺垂体系统和下丘脑 – 神经垂体系统(图 13-2)。

一、下　丘　脑

(一)下丘脑的位置和结构

下丘脑主要由视交叉、灰结节和乳头

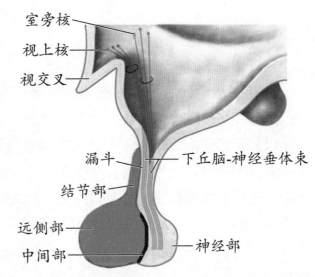

图 13-2　下丘脑与垂体结构示意图

体组成。它不仅通过神经和血管途径调节脑垂体前、后叶激素的分泌和释放,还参与控制水盐代谢、调节体温、摄食、睡眠、生殖、内脏活动以及情绪等。

(二)下丘脑的内分泌功能

下丘脑基底部分泌的肽类激素称为**下丘脑调节肽**(HRP),通过下丘脑与垂体之间的毛细血管(即垂体门脉系统)运输至腺垂体,调节腺垂体的分泌活动(表 13-1)。

表 13-1　下丘脑调节肽及其生理作用

名称	英文缩写	生理作用
促黑激素释放因子	MRF	促进腺垂体分泌促黑激素
促黑激素释放抑制因子	MIF	抑制腺垂体分泌促黑激素
催乳素释放因子	PRF	促进腺垂体分泌催乳素
催乳素释放抑制因子	PIF	抑制腺垂体分泌催乳素
生长素释放激素	GHRH	促进腺垂体分泌生长激素

名称	英文缩写	生理作用
生长抑素	GIH	抑制腺垂体分泌生长激素
促甲状腺激素释放激素	TRH	促进腺垂体分泌促甲状腺激素
促肾上腺皮质激素释放激素	CRH	促进腺垂体分泌促肾上腺皮质激素
促性腺素释放激素	GnRH	促进腺垂体分泌促性腺激素

二、垂　体

（一）腺垂体

腺垂体分泌的激素主要有以下 7 种：

1. **生长激素（GH）**　生长激素属于蛋白类激素，是腺垂体分泌量最大的激素。其主要生理作用是促进生长发育，调节物质代谢。

（1）**促进生长发育**：生长激素能促进全身的各种组织器官的生长发育，对骨骼、肌肉和内脏器官的作用尤为显著。在婴幼儿时期分泌不足，可导致生长发育迟缓，身材矮小，但智力正常称**侏儒症**；相反，在婴幼儿时期或生长阶段生长激素分泌过多，可致生长发育过度，身材高大称**巨人症**；成人生长激素分泌过多，刺激手足长骨和颜面骨以及软组织过度生长，出现手足粗大、鼻大唇厚、下颌突出和内脏器官（肝、脾）肥大等表现称**肢端肥大症**。

（2）**调节物质代谢**：生长激素促进蛋白质的合成，促进脂肪分解，升高血糖。生长激素分泌过多时引起血糖升高，形成**垂体性糖尿病**。

2. **催乳素（PRL）**　催乳素促进乳腺发育，启动和维持发育成熟的乳腺泌乳。

3. **促黑激素（MSH）**　促黑激素促进皮肤、毛发、视网膜和虹膜等处的黑色素细胞合成黑色素，使皮肤、毛发和虹膜等颜色变深。

4. **促激素**　腺垂体分泌针对甲状腺、肾上腺皮质和性腺的促激素，分别称为促甲状腺激素、促肾上腺皮质激素和促性腺激素。

（1）**促甲状腺激素（TSH）**：促进甲状腺滤泡细胞增生和甲状腺激素的合成与分泌。

（2）**促肾上腺皮质激素（ACTH）**：促进肾上腺皮质细胞增生和糖皮质激素的合成与分泌。

（3）**促性腺激素**：包括**卵泡刺激素（FSH）**和**黄体生成素（LH）**。

FSH 在女性促进卵泡的生长、发育、成熟，促进卵泡分泌雌激素；在男性，FSH 促进精子的生长、发育、成熟。

LH 促进卵泡分泌雌激素并排卵，促进黄体成熟；在男性，LH 促进睾丸间质细胞分泌雄激素。

腺垂体分泌促激素的活动,既接受下丘脑的直接调节,也受靶腺激素的反馈性调节,共同形成下丘脑－腺垂体－靶腺轴,来维持靶腺激素分泌的相对稳定(图13-3)。

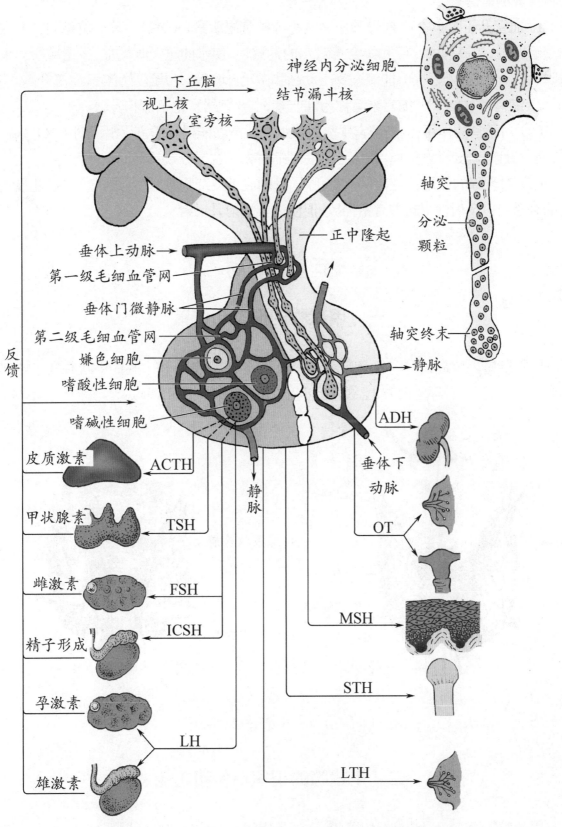

图 13-3　下丘脑－腺垂体－靶腺轴分泌调节示意图

（二）神经垂体

神经垂体不能合成激素，但可储存并释放来自下丘脑视上核合成的血管升压素和室旁核合成的缩宫素。

1. 血管升压素（VP）　血管升压素又称为**抗利尿激素（ADH）**生理分泌量时，VP 主要作用于肾脏，提高远曲小管和集合管对水的通透性，使水的重吸收增加，尿量减少。大出血时，VP 分泌量明显升高，能使全身小动脉和微动脉收缩，外周阻力增大，血压升高。

2. 缩宫素（OXT）　缩宫素又称为催产素，主要靶器官是子宫和乳腺。

（1）对子宫的作用：促进子宫平滑肌收缩。雌激素能提高子宫平滑肌对 OXT 的敏感性，而孕激素降低其敏感性。临床上常使用缩宫素来诱导分娩、预防和治疗产后出血。

（2）对乳腺的作用：缩宫素可使乳腺导管的肌上皮细胞收缩，促进排乳。婴儿吸吮乳头的刺激可以反射性引起缩宫素释放，促使排乳称**射乳反射**。

第三节　甲　状　腺

一、甲状腺的形态和位置

甲状腺是人体最大的内分泌腺，呈 H 形，分左、右两侧叶和中间的甲状腺峡。峡部横跨第 2~4 气管软骨环的前方，上缘常有向上方的锥状叶（图 13-4）。

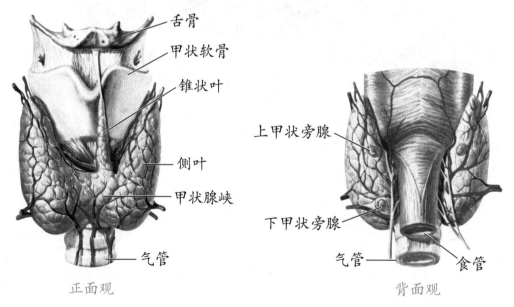

正面观　　　　　　　　　　　　背面观

图 13-4　甲状腺和甲状旁腺

二、甲状腺的组织结构和功能

甲状腺表面有一层结缔组织薄膜，它深入甲状腺实质内，将甲状腺分割成大小不等的小叶,每个小叶内含有 20~40 个滤泡(图 13-5)。滤泡壁为单层立方上皮细胞,泡腔内充满胶状物。滤泡上皮细胞能合成**甲状腺激素(TH)**。

在甲状腺滤泡之间和滤泡上皮之间的结缔组织内存在滤泡旁细胞,分泌**降钙素(CT)**,其促进钙盐沉积在骨质,抑制胃肠道和肾小管对钙的吸收,降低血钙浓度。

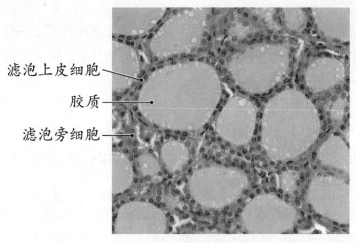

滤泡上皮细胞
胶质
滤泡旁细胞

图 13-5　甲状腺组织结构

三、甲状腺激素的生理作用

血液中的甲状腺激素主要是三碘甲腺原氨酸(T_3)和四碘甲腺原氨酸(T_4)。合成 TH 的基本原料是碘和甲状腺球蛋白。其中,T_4 约占总量的 90%;T_3 含量少,但其生物活性约为 T_4 的 5 倍。甲状腺激素的作用对全身均有影响,其生理作用主要是促进新陈代谢和生长发育。

(一)促进新陈代谢

1. **调节能量代谢**　甲状腺激素能提高机体绝大多数器官、组织的代谢活动,提高组织的耗氧量和产热量,因而使基础代谢率明显升高。测定基础代谢率可作为衡量甲状腺功能的参考指标。甲状腺功能亢进的患者,基础代谢率可升高 25%~80%,产热量增加,体温偏高,怕热多汗;反之,甲状腺功能低下的患者,基础代谢率可降低 30%~50%,产热量减少,体温偏低,喜热怕冷。

2. **调节物质代谢**

(1)**糖代谢**:甲状腺激素能加速小肠黏膜对葡萄糖的吸收,促进肝糖原分解和糖异生,使血糖升高;同时又能促进外周组织对葡萄糖的利用,使血糖降低;总体效应,升高血糖更强。

(2)**脂类代谢**:甲状腺激素能促进脂肪分解;既能加速胆固醇合成,又能通过肝脏降解胆固醇,降解效应大于合成效应,使血胆固醇降低。

（3）蛋白质代谢：生理剂量的甲状腺激素促进组织细胞蛋白质合成,有利于机体生长发育。当甲状腺激素分泌不足时,组织细胞蛋白质合成不足,细胞间质的黏蛋白积聚且结合大量水分子,引起**黏液性水肿**。当甲状腺激素分泌过多时,蛋白质分解明显增多,肌肉蛋白质大量分解,出现消瘦和肌肉收缩无力。

（二）促进生长发育

甲状腺激素能促进机体生长发育,尤其对脑和骨骼作用显著。甲状腺激素对生长激素的促生长具有允许作用,甲状腺激素分泌不足的婴幼儿,出现身材矮小、智力低下称**呆小症**（克汀病）。

（三）其他作用

1. 神经系统 甲状腺激素能提高神经系统的兴奋性。甲状腺功能亢进的患者,表现为烦躁不安、喜怒无常、失眠多梦及肌肉颤动等;相反,甲状腺功能低下的患者,出现记忆力减退、行动迟缓、淡漠及嗜睡等症状。

2. 心血管系统 甲状腺激素可使心率加快、心肌收缩力加强、心输出量增加、收缩压升高。故甲状腺功能亢进的患者常出现心动过速、心肌肥大,甚至因心肌过度劳累而引起**充血性心力衰竭**。

3. 消化系统 甲状腺激素能促进消化道运动和消化腺分泌。

四、甲状腺激素分泌的调节

（一）下丘脑－腺垂体－甲状腺轴

甲状腺激素的分泌主要受下丘脑－腺垂体－甲状腺轴的调节（图 13-6）。下丘脑分泌的 TRH,能促进腺垂体合成和释放 TSH。TSH 刺激甲状腺腺体增生、TH 合成与分泌。当血液中游离的甲状腺激素浓度达到一定水平时,负反馈抑制 TSH 和 TRH 的分泌,维持血液中甲状腺激素含量的相对稳定。

当食物中长期缺碘造成甲状腺激素合成分泌不足时,腺垂体 TSH 的分泌量就会增多,刺激甲状腺滤泡增生,导致**单纯性甲状腺肿大**。

（二）自身调节

甲状腺可根据血碘水平调节摄碘能力与合成甲状腺激素的能力。当食物中碘供应不足使血碘水平降低时,甲状腺滤泡细胞的摄碘能力逐渐增强。当血碘水平升高,滤泡细胞摄碘能力逐渐减弱。

（三）神经调节

甲状腺内分布有交感神经和副交感神经。交感神经兴奋性提高,会引起甲状腺激素分泌增多,副交感神经在甲状腺激素分泌过多时发挥抑制作用。

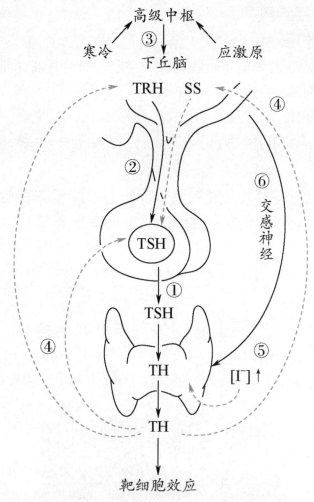

图 13-6　下丘脑－腺垂体－甲状腺轴的调节

第四节　甲　状　旁　腺

一、甲状旁腺位置与结构

　　甲状旁腺为棕黄色扁椭圆形小体,有上、下两对。位于甲状腺两侧叶后方(图 13-4)。甲状旁腺主要分泌**甲状旁腺激素(PTH)**。

二、甲状旁腺激素生理作用

　　PTH 主要作用是调节钙、磷代谢,通过作用于骨组织、肾和小肠,使血钙升高、血磷降低。

(一)对骨的作用

　　PTH 动员骨钙入血,使血钙浓度升高。其作用是通过刺激破骨细胞活动增强和提高骨细胞膜对钙的通透性而实现的。

（二）对肾脏的作用

PTH 促进肾远曲小管对钙的重吸收,使尿钙减少,血钙升高;抑制近曲小管对磷的重吸收,促进尿磷排出,血磷降低。

（三）对肠道的作用

PTH 激活肾脏 1α- 羟化酶,促进 25-（OH）-D$_3$ 转变为有活性的 1,25-（OH）$_2$-D$_3$,间接促进肠道对钙的吸收,使血钙升高。

PTH 的分泌主要受血钙浓度变化的调节。血钙浓度轻微下降时,可使甲状旁腺分泌 PTH 迅速增加。相反,血浆钙浓度升高时,PTH 分泌减少。

第五节 肾 上 腺

一、肾上腺的位置与形态结构

肾上腺位于肾的上方,左、右各一,左侧呈半月形,右侧呈三角形（图 13-7）。

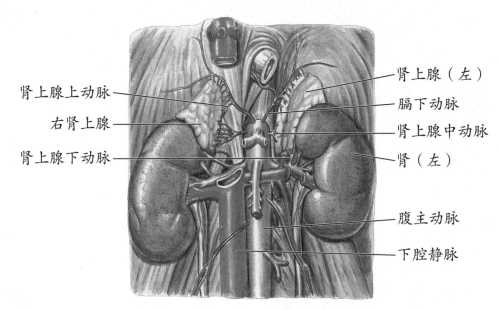

图 13-7 肾上腺

肾上腺表面有一层结缔组织被膜,实质分为皮质和髓质两部分。根据细胞排列的形态和特征不同,将肾上腺皮质由外向内分为 3 个带,即球状带、束状带和网状带（图13-8）。球状带分泌盐皮质激素,代表物为**醛固酮**;束状带主要分泌糖皮质激素,代表物为**皮质醇**;网状带主要分泌**雄激素**和少量的**雌激素**。肾上腺髓质位于肾上腺中央,主要含有**嗜铬细胞**,分泌**肾上腺素**和**去甲肾上腺素**。

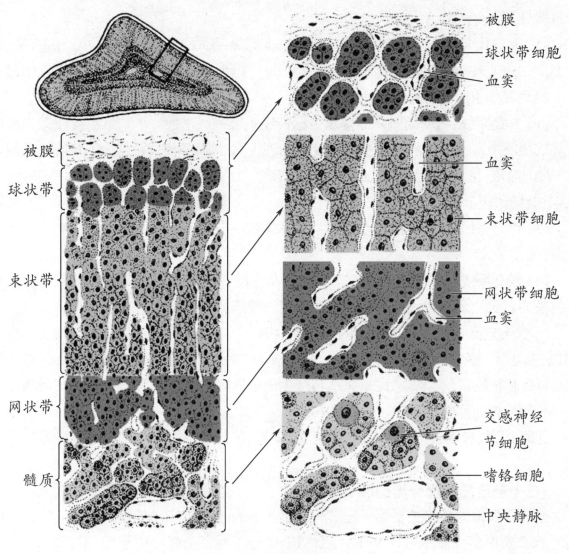

被膜
球状带
束状带
网状带
髓质

被膜
球状带细胞
血窦

血窦

束状带细胞

网状带细胞
血窦

交感神经节细胞

嗜铬细胞

中央静脉

图 13-8　肾上腺组织结构

二、肾上腺皮质激素

（一）糖皮质激素的生理作用

糖皮质激素的作用广泛，是调节人体物质代谢的重要激素。

1. 调节物质代谢的作用

（1）**糖代谢**：糖皮质激素能促进糖异生，并抑制外周组织（除心和脑以外）对葡萄糖的摄取和利用，使血糖升高。

（2）**脂类代谢**：糖皮质激素促进脂肪分解和脂肪酸氧化。糖皮质激素对人体不同部位细胞的脂肪代谢的调节存在差异。在糖皮质激素分泌增多时，促进四肢脂肪分解，头颈部和躯干脂肪合成增加，造成脂肪分布异常，出现**向心性肥胖**。

（3）**蛋白质代谢**：糖皮质激素能促进肝外组织，尤其是肌肉、骨骼和皮肤的蛋白质分解,抑制蛋白质合成。

（4）**水盐代谢**：糖皮质激素可降低肾小球入球微动脉的阻力,增加肾小球血流量,增大肾小球滤过率。肾上腺皮质功能不全的患者,肾排水功能减弱,严重时可出现**水中毒**。

2. 对其他组织器官的作用

（1）**神经系统**：糖皮质激素能提高中枢神经系统的兴奋性。小剂量糖皮质激素能使人体产生欣快感;大剂量糖皮质激素会使人出现失眠、烦躁不安及注意力不集中等表现。

（2）**血液**：糖皮质激素能使血液中的红细胞、血小板和中性粒细胞增多,使嗜酸性粒细胞和淋巴细胞减少。

（3）**循环系统**：糖皮质激素能提高血管平滑肌对儿茶酚胺的敏感性,产生缩血管效应以维持血压稳定。

（4）**消化系统**：糖皮质激素促进胃酸和胃蛋白酶原的分泌,降低胃黏膜的自身保护和修复能力。因此,长期大量使用糖皮质激素可诱发或加剧溃疡。

3. 参与应激反应　机体遭遇内、外环境和社会、心理等伤害刺激达到一定强度时,如创伤、手术、疼痛、感染、饥饿、寒冷、焦虑或精神紧张等,血液中促肾上腺皮质激素（ACTH）和糖皮质激素浓度增加,机体将产生一系列适应性反应,明显提高机体的耐受力和环境适应能力称**应激反应**。

此外,大剂量糖皮质激素具有抗炎、抗中毒、抗过敏、抗休克和免疫抑制等药理学效应。

（二）糖皮质激素分泌的调节

糖皮质激素的分泌主要受**下丘脑－腺垂体－肾上腺皮质轴**的调节。下丘脑分泌促肾上腺皮质激素释放激素（CRH）,刺激腺垂体分泌促肾上腺皮质激素（ACTH）,ACTH刺激肾上腺皮质细胞增生,合成分泌糖皮质激素。血液中的糖皮质激素可以负反馈抑制下丘脑和腺垂体分泌 CRH 和 ACTH,ACTH 对下丘脑 CRH 的分泌也有负反馈抑制作用,共同维持体内糖皮质激素水平的相对稳定（图 13-9）。

长期使用外源性糖皮质激素治疗,会导致自身肾上腺皮质萎缩。如果突然停药,会引起**肾上腺皮质功能不全**。因此,长期应用糖皮质激素的患者,停药时应先逐渐减量,或用药期间间断给予 ACTH,以预防肾上腺皮质萎缩。

三、肾上腺髓质激素

肾上腺髓质嗜铬细胞分泌**肾上腺素（E）**和**去甲肾上腺素（NE）**,它们都属于儿茶酚胺类激素。

（一）肾上腺髓质激素的生理作用

肾上腺素和去甲肾上腺素的生理作用类似,都能引起支气管平滑肌舒张、血压升高、代谢增强等,但不完全相同。列表对比如下（表 13-2）：

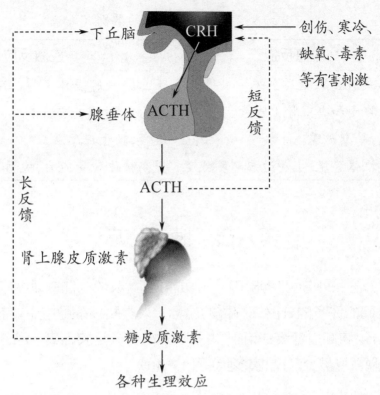

图 13-9　糖皮质激素分泌调节示意图

表 13-2　肾上腺素和去甲肾上腺素的主要生理作用

项目	肾上腺素	去甲肾上腺素
心	心率加快,心肌收缩力加强,心输出量增加	在体作用是反射性心率减慢
血管	皮肤、内脏、唾液腺、外生殖器血管收缩;冠状动脉、骨骼肌动脉舒张	收缩全身动脉(冠状动脉除外)
血压	升高(心输出量增加)	升高(外周阻力增大)
支气管	平滑肌舒张	平滑肌稍舒张
代谢	促进糖原分解,使血糖显著升高;加速脂肪分解与氧化	同肾上腺素,作用稍弱

（二）肾上腺髓质激素分泌的调节

肾上腺髓质直接受交感神经节前纤维支配,组成交感 – 肾上腺髓质系统。当机体处于剧烈运动、紧张、恐惧、寒冷、创伤、失血等紧急状况时,**交感 – 肾上腺髓质**系统兴奋,肾上腺素和去甲肾上腺素分泌量迅速增加,有利于机体尽快应对紧急状况。由交感 – 肾上腺髓质系统兴奋产生的适应性反应称**应急反应**。

应急与应激两者既有联系又有区别,密切协调,共同提高机体抵抗各种刺激的能力。二者的主要区别如下(表 13-3):

表 13-3　应急与应激的区别

项目	应急反应	应激反应
反应主体	交感－肾上腺髓质系统	下丘脑－腺垂体－肾上腺皮质系统
主要激素	肾上腺素和去甲肾上腺素	ACTH 和糖皮质激素
反应速度	迅速，早期出现	缓慢，晚于应急反应
生理意义	激发机体潜能，主动适应环境骤变	提高机体耐受能力，被动耐受环境骤变

第六节　胰　　岛

　　胰腺兼具内分泌和外分泌功能，内分泌功能是由胰岛实现的。胰岛是散在于胰腺外分泌组织细胞之间的许多内分泌细胞群的总称。人类胰岛细胞中主要有 A 细胞约占胰岛细胞的 20%，分泌**胰高血糖素**；B 细胞占 60%～70%，分泌**胰岛素**；D 细胞约占 5%，分泌**生长抑素**；PP 细胞数量最少，分泌**胰多肽**（图 13-10）。

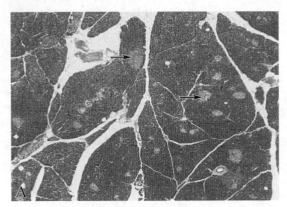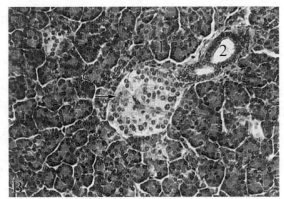

图 13-10　胰岛组织学结构图

一、胰　岛　素

　　胰岛素是小分子蛋白质，胰岛素受体几乎存在于体内所有细胞的细胞膜上。

（一）胰岛素的生理作用

　　1. 促进糖原合成与储存　胰岛素是体内唯一降低血糖水平的激素。胰岛素既能促进肝糖原和肌糖原合成与储存，促进葡萄糖的利用；又能抑制肝糖原分解，抑制糖异生等途径减少血糖来源；使血糖降低。当胰岛素分泌不足时，引起血糖升高，超过肾糖阈，出现尿糖。

　　2. 促进脂肪合成、抑制脂肪分解　胰岛素能促进葡萄糖转化成脂肪并储存于脂肪细胞；促进肝合成脂肪酸并转运至脂肪细胞储存；抑制脂肪酶活性从而抑制脂肪分解。

3. 促进蛋白质合成　胰岛素能促进组织细胞摄取氨基酸,促进 DNA、RNA 及蛋白质合成,抑制蛋白质分解,有利于组织生长和损伤的修复。

4. 促进机体生长　胰岛素单独作用时,促进生长的作用并不强,在与生长激素共同作用时,能发挥明显的协同促生长效应。

(二)胰岛素分泌的调节

1. 血糖浓度　血糖浓度是调节胰岛素分泌的最重要因素。血糖浓度升高可直接刺激胰岛 B 细胞分泌胰岛素;血糖浓度降低时,胰岛素分泌减少。

2. 激素作用　胰高血糖素、生长激素、甲状腺激素、糖皮质激素和部分胃肠激素等均可间接刺激胰岛素分泌;生长抑素、肾上腺素对胰岛素分泌有抑制作用。

3. 神经调节　迷走神经兴奋促进胰岛素分泌,交感神经兴奋抑制胰岛素分泌。

 知识窗

结晶牛胰岛素的合成

1965 年,我国科学家完成了结晶牛胰岛素的合成,它有着极为深远的意义,在人类认识生命现象的漫长过程中迈出了重要的一步,体现了中国科学家大胆探索、突破陈规、敢于创新的科研精神。

二、胰高血糖素

(一)胰高血糖素的生理作用

胰高血糖素是含有 29 个氨基酸残基的多肽激素。

1. 升高血糖　胰高血糖素的主要靶器官是肝脏。胰高血糖素促进糖原分解和糖异生,使血糖明显升高。

2. 促进脂肪分解　胰高血糖素能活化脂肪组织中的脂肪酶,促进脂肪分解和脂肪酸氧化,使血中酮体浓度升高。

3. 促进蛋白分解　胰高血糖素促进组织细胞蛋白质分解;同时抑制蛋白质合成,使氨基酸迅速进入肝细胞进行糖异生。

(二)胰高血糖素分泌的调节

胰高血糖素分泌的调节主要受血糖浓度影响。血糖浓度降低、交感神经兴奋和胰岛素分泌增多时,刺激胰高血糖素分泌增多;反之,胰高血糖素分泌减少。

第七节　松　果　体

松果体位于背侧丘脑的后上方,形似松果而得名(图 13-1),随年龄增长逐渐退化并钙化。松果体主要分泌的激素为**褪黑素**。褪黑素具有调节睡眠、延缓衰老、抑制性早熟和提高机体免疫等作用。

(鲍耀波)

第十四章 | 人体胚胎概要

14章 数字内容

人起源于一个细胞——受精卵,又称为**合子**。受精卵经过增殖、分裂和分化等一系列复杂的过程,最终发育为成熟的胎儿。研究人体的发生、发育及其机制的科学称为**人体胚胎学**。

胚胎在母体子宫内的发育要经历38周左右(约266d),分为两个时期:①**胚期**,是指从受精卵形成至第8周末,此期受精卵由单个细胞经过迅速而复杂的增殖、分裂和分化至初具人形;②**胎期**,是指从第9周至出生,此期胚胎的各组织器官进一步发育,功能逐步出现,直到成熟分娩。

第一节 胚胎发生

一、生殖细胞的发生和成熟

生殖细胞包括精子和卵子,又称为**配子**,是含有22条常染色体和1条性染色体的单倍体细胞。

(一)**精子的发生、成熟和获能**

精原细胞在生精小管中经历了分裂、生长、成熟和变形4个阶段后形成精子(图14-1),而后在附睾中发育至功能成熟,获得运动的能力。成熟的精子在进入女性生殖管道后,才获得使卵子受精的能力,这个过程称为**精子获能**。

(二)**卵子的发生和排卵**

卵子从卵巢中排出时,正处于第二次减数分裂的中期,进入并停留在输卵管的壶腹部,直到与精子相遇,受到精子的激发,完成第二次减数分裂,变成成熟的卵子(图14-1)。卵子如果未与精子相遇,就于排卵后12~24h内退化。

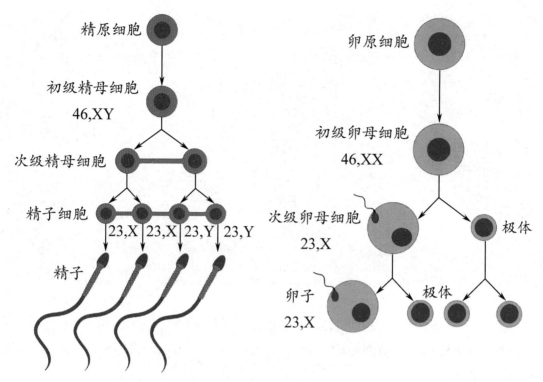

图 14-1 精子和卵子形成示意图

二、受精、卵裂和胚泡形成

（一）受精

精子与卵子结合形成受精卵的过程称**受精**。

1. 受精的条件

（1）男、女生殖管道必须通畅。

（2）精子的质量、数量和活力正常。

（3）卵细胞处于第二次成熟分裂的中期。

（4）在排卵后 24h 内，精子能与卵细胞相遇。

（5）雌、孕激素水平正常。

2. 受精部位 受精部位在输卵管壶腹部。

3. 受精的过程 精子碰到卵细胞周围的放射冠并释放顶体酶，解离放射冠，溶蚀透明带，最后接触到卵子，这个过程称为**顶体反应**。精卵融合后，卵子释放皮质颗粒进入卵周隙，引起透明带结构发生变化，阻止其他精子的穿越，这一过程称**透明带反应**。此时精子和卵子的细胞核均向细胞中部靠拢并相互融合，形成受精卵，完成受精过程（图 14-2）。

4. 受精的意义

（1）恢复了细胞的二倍体核型，维持了物种的稳定性。

（2）后代遗传物质来自父母，加之生殖细胞在成熟分裂时曾发生染色体联合和片断交换，使新个体既保持了双亲的遗传特征，又有着更丰富多样的遗传特征。

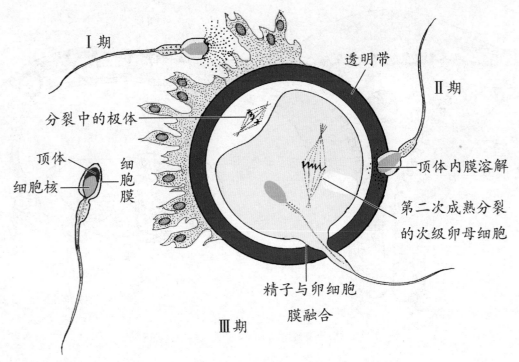

图 14-2　受精过程示意图

（3）决定新个体的性别。带有 Y 染色体的精子与卵子结合发育为男性，带有 X 染色体的精子与卵子结合发育为女性。

（4）使卵子转入旺盛的能量代谢与生化合成期，从而启动细胞不断地分裂。

　知识窗

试管婴儿

试管婴儿是体外受精－胚胎移植技术的俗称，是指采用人工方法让卵细胞和精子在体外受精，人工培养到一定阶段后移植到母体子宫内发育而诞生的婴儿。1978 年 7 月 25 日，全球首位试管婴儿在英国诞生。目前该技术已发展到第三代，不仅可以解决许多家庭不孕不育的难题，对生殖医学、早期胚胎学、遗传学等学科也具有广阔的影响。

（二）卵裂

受精卵形成后，一边向子宫移行，一边进行细胞分裂。受精卵的这种细胞数目增加而体积逐渐变小的特殊的细胞分裂称**卵裂**。卵裂产生的子细胞称**卵裂球**（图 14-3）。在受精后第 3 天，受精卵分裂成 12～16 个细胞，组成一个实心的细胞团，形似桑葚称**桑葚胚**。第 4 天，桑葚胚进入子宫腔。

（三）胚泡形成

桑葚胚继续进行细胞分裂，当卵裂球的数目达 100 个左右时，细胞间开始出现若干小的腔隙，然后逐渐汇合成一个大腔称**胚泡腔**。此时透明带溶解，呈囊泡状称**胚泡**。胚泡壁

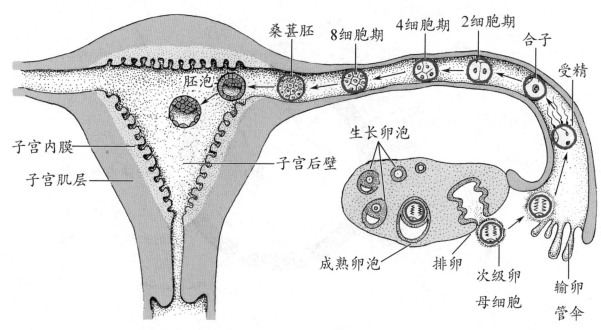

图 14-3　排卵、受精、卵裂和胚泡植入示意图

为一层扁平细胞,与吸收营养有关称**滋养层**;在胚泡腔的一侧有一团大而不规则的细胞称**内细胞群**,内细胞群附着的滋养层称**极端滋养层**。

三、植入与蜕膜

(一)植入

胚泡侵入子宫内膜的过程称**植入**,又称**着床**。植入于受精后第 5~6 天开始,第 11~12 天完成。

1. 植入过程　植入时,内细胞群侧的滋养层分泌溶组织酶,将子宫内膜溶解出一个缺口,胚泡由缺口处埋入子宫内膜中,而后缺口处上皮修复,植入完成(图 14-4)。

胚泡植入过程中,滋养层细胞增生分化成两层:外层细胞较厚,互相融合,细胞膜消失称**合体滋养层**;内层细胞呈立方形,细胞膜完整,单层排列称**细胞滋养层**。细胞滋养层细胞分裂增殖,不断补充、融入合体滋养层。

2. 植入部位　植入部位通常在子宫的体部和底部(图 14-5)。

3. 植入条件　雌、孕激素分泌正常;受精卵发育至胚泡期;子宫内膜处于分泌期;子宫腔内环境正常。

(二)蜕膜

植入后的子宫内膜进一步增厚,血液供应丰富,腺体分泌旺盛,改称**蜕膜**,子宫内膜这一系列变化称**蜕膜反应**。

根据蜕膜与胚泡的位置关系,将蜕膜分为 3 部分(图 14-5):位于胚泡深层的称**基蜕膜**;覆于胚胎子宫腔内的称**包蜕膜**;其余部分的蜕膜称**壁蜕膜**。

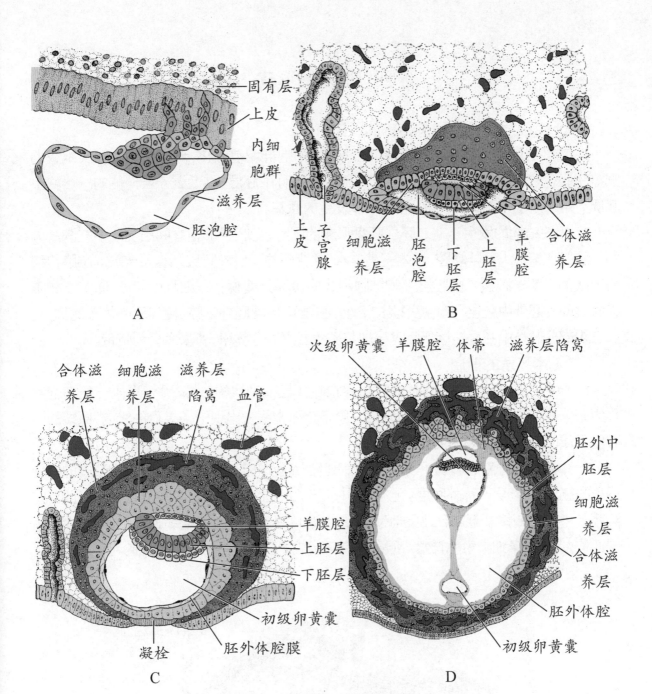

图 14-4　植入过程模式图

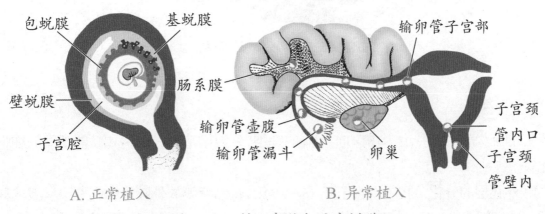

A. 正常植入　　　　　　　　　　　　　B. 异常植入

图 14-5　植入部位与子宫蜕膜

四、胚层的形成

（一）二胚层胚盘及相关结构的发生

1. 二胚层胚盘的形成　第2周,胚泡的内细胞群增殖分化,形成由两个胚层组成的圆盘状胚盘称**二胚层胚盘**。靠近胚泡腔侧的一层称**下胚层**;临近滋养层一侧的一层称**上胚层**。两个胚层紧贴,中间的胚盘是人体发生的**原基**。

2. 相关结构的发生　在二胚层胚盘形成的同时,上胚层细胞之间出现一个充满液体的小腔并逐渐扩大称**羊膜腔**,腔内充满羊水,腔背侧的一层外胚层细胞叫**羊膜**。羊膜包绕所形成的囊叫**羊膜囊**。内胚层腹侧细胞围成的囊称**卵黄囊**。在细胞滋养层、卵黄囊和羊膜囊之间称**胚外中胚层**。受精后2周,胚外中胚层内出现**胚外体腔**。随着胚外体腔的扩大,仅有少部分胚外中胚层连接于胚盘尾端与滋养层之间称**体蒂**,将来发育为脐带。

（二）中胚层的形成

1. 原条的形成　第3周初,上胚层细胞向胚盘中轴线的一端迁移,形成一条细胞索称**原条**。其前方为头端,略膨大称**原结**。原条背面中线上出现一条纵行的浅沟,原结的中心出现浅凹,分别称**原沟**和**原凹**。

2. 中胚层和脊索的形成　第3周末,上胚层细胞增殖,迁入下胚层的细胞形成的细胞层称**内胚层**;上胚层改称**外胚层**;迁入内、外胚层之间的细胞层称**胚内中胚层**,即**中胚层**,它与胚外中胚层衔接。至此,三胚层胚盘形成(图14-6)。同时,原结细胞增生、内陷并向头端迁移,形成一条细胞索称**脊索**。原条和脊索构成了胚盘的中轴对早期胚胎起支持作用。

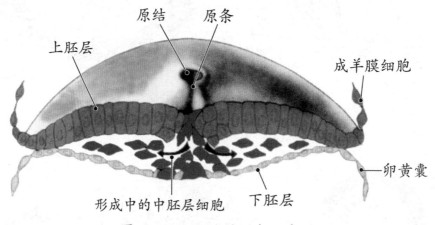

图14-6　三胚层形成示意图

（三）三胚层的分化和胚体形成

在胚胎发育过程中,结构和功能相同的细胞,分裂增殖形成结构和功能不同的细胞称**分化**。

1. 外胚层的分化　胚胎发育至第18~19天,脊索背侧的外胚层细胞增厚呈板状称**神经板**。神经板的中央凹陷,形成神经沟,其两侧边缘隆起,形成神经褶。第3周末,神经沟加深,神经褶向中央靠拢并闭合形成神经管,其两端分别留有前神经孔和后神经孔,约在第4周闭合。形成神经管的过程中,其背外侧的神经褶细胞形成两条纵行的细胞索称**神经嵴**。

2. 中胚层的分化　脊索两旁的中胚层细胞增殖较快,从内向外依次分化为轴旁中胚层、间介中胚层和侧中胚层(图 14-7)。

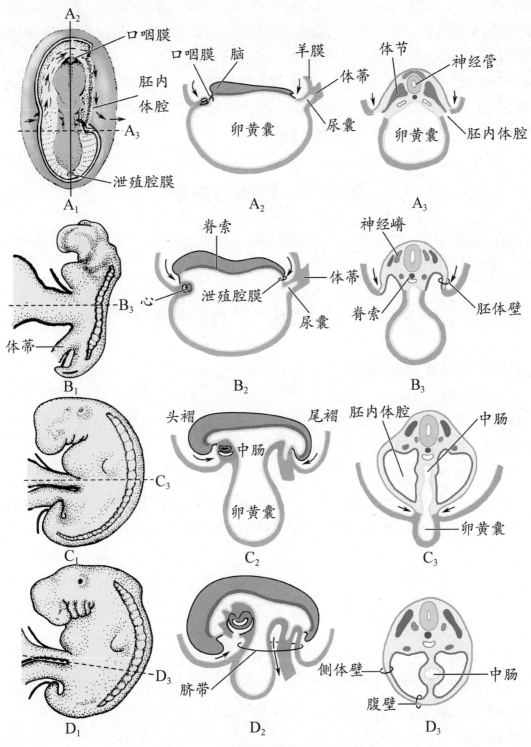

图 14-7　胚体的演变和胚层分化

A、B、C、D 示不同切面

（1）**轴旁中胚层**：受精后第 17 天左右，脊索两侧的中胚层细胞增厚形成一对纵行的细胞索称**轴旁中胚层**。轴旁中胚层呈节段性增生，形成体节。

（2）**间介中胚层**：位于体节外侧，为一条狭长的细胞索称**间介中胚层**。

（3）**侧中胚层**：初为单一薄层状，很快分为背、腹两层。与内胚层相贴的称**脏壁中胚层**；与外胚层相贴的称体壁中胚层。两层之间有一大的腔隙称为**胚内体腔**，与胚外体腔相通。

3. **内胚层的分化**　在三胚层胚盘期，内胚层为卵黄囊的顶。胚盘的周缘向腹侧卷折成圆桶状，将内胚层包入胚体内，形成原始消化管又称**原肠**。

4. **胚体的形成**　第 4 周初，胚盘中央部位生长速度快，周缘慢，使扁平的胚盘向羊膜腔内隆起。在胚盘周缘出现了明显的卷折，头、尾端的卷折称**头褶**和**尾褶**，两侧缘的卷折称**侧褶**。至第 8 周初，胚体可见眼、耳、鼻及四肢。

第二节　胎膜与胎盘

胎膜和胎盘是胚胎发育过程中的附属结构，对胚胎起保护、营养、呼吸、排泄和内分泌等作用。胎儿娩出后，胎膜与胎盘一并排出，称为**胞衣**。

一、胎　膜

胎膜包括绒毛膜、羊膜、卵黄囊、尿囊和脐带（图 14-8）。

（一）绒毛膜

绒毛膜由滋养层和胚外中胚层发育而成，主要功能是从母体的子宫吸收营养物质，供胚胎生长发育，并排出胚胎的代谢产物。

（二）羊膜

羊膜薄而透明，无血管，腔内充满羊水。羊膜最初附着于胚盘的边缘与外胚层连续，随着胚体形成，凸入羊膜腔，逐渐在胚胎的腹侧融合并包裹于脐带的根部，使胎儿封闭于羊膜内。

羊水是由羊膜上皮分泌及胚体排泄物所组成，对胚胎有保护作用。早期的羊水无色透明，妊娠中期以后，羊水变得混浊，靠胎儿的吞咽得以代谢。足月分娩时羊水为 1 000～1 500ml。

（三）卵黄囊

人类卵黄囊内无卵黄，不发达，退化早，是人类进化中的一个遗迹器官。胚胎第 4 周末，卵黄囊被包入脐带。

（四）尿囊

尿囊是卵黄囊的尾端向体蒂内伸出的盲囊，将分化为尿囊动脉和尿囊静脉，二者将进一步演化为脐动脉和脐静脉。

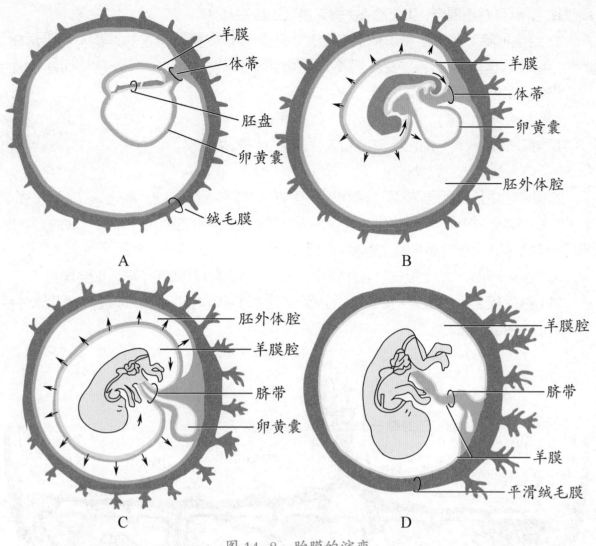

图 14-8　胎膜的演变

（五）脐带

　　脐带是连于胚胎脐部与胎盘间的条索状结构，长 40～60cm，是胎儿与胎盘间物质运输的通道，外附羊膜，内含结缔组织、闭锁的卵黄囊和尿囊、两条脐动脉和一条脐静脉。

二、胎　　盘

（一）盘的形态结构

　　胎盘是由胎儿的丛密绒毛膜和母体子宫的基蜕膜紧密结合构成的一个圆盘状结构。胎儿娩出后，胎盘和胎膜、蜕膜一起从子宫排出（图 14-9）。

　　足月胎盘直径为 15～20cm，中央厚，周边薄。胎盘的胎儿面光滑，有羊膜覆盖，其中央有脐带相连；母体面粗糙，是剥离后的基蜕膜，由不规则的 15～30 个胎盘小叶组成。

（二）胎盘的血液循环和胎盘屏障

1. 胎盘的血液循环　　胎盘内有母体与胎儿的两套血液循环，两者的血液在各自的封闭管道内循环,互不混合,但能进行物质交换(图 14-9)。

2. 胎盘屏障 胎儿血和母体血在胎盘内进行物质交换所通过的结构称**胎盘屏障**。胎盘屏障由合体滋养层、细胞滋养层及其基膜、绒毛内薄层结缔组织、绒毛内毛细血管的内皮细胞及其基膜共同组成。

(三)胎盘的功能

1. 物质交换 胎儿的血液流经胎盘时,通过渗透、扩散等各种方式,获得营养物质和 O_2 并将 CO_2 及其代谢产物排出。

2. 防御作用 胎盘屏障可以阻挡很多病毒、细菌和大分子物质的进入,对胎儿有一定的保护作用。来自母体的抗体 IgG 虽为大分子物质,但可借助于合体滋养层的吞饮作用经胎盘屏障进入胎儿体内,发挥免疫作用。

3. 内分泌功能 胎盘形成后取代黄体,分泌多种激素,对维持妊娠起重要作用。

(1)绒毛膜促性腺激素:促进母体卵巢内黄体继续存在以维持妊娠;抑制母体对胎盘、胎儿的免疫排斥反应。

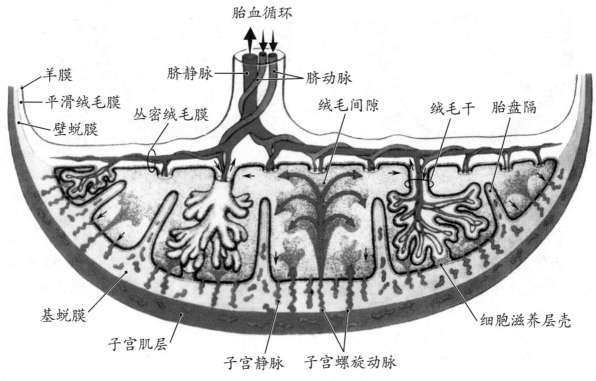

图 14-9 胎盘的结构与血液循环模式图

(2)**人胎盘催乳素**:促进母体的乳腺生长发育、胎儿的代谢和生长发育。

(3)**雌激素和孕激素**:于妊娠第 4 个月开始分泌,有继续维持妊娠的作用。

第三节 胎儿血液循环

一、胎儿血液循环的特点

胎儿心血管系统的结构特点和血液循环途径与出生后大不相同（图14-10），主要有以下特点：

1. **卵圆孔** 卵圆孔在胎儿房间隔的尾侧部，左右心房借卵圆孔相通。
2. **动脉导管** 动脉导管是连接肺动脉干和主动脉弓的短血管。
3. **脐动脉** 脐动脉自髂总动脉发出经胎儿部进入脐带。
4. **脐静脉和静脉导管** 脐静脉经脐部进入胎儿体内，入肝后续为静脉导管。

二、胎儿的血液循环途径

胎儿血液循环起始于脐静脉。脐静脉携动脉血入肝后，大部分血液经静脉导管汇入下腔静脉；小部分经分支进入肝血窦，与来自肝门静脉的静脉血混合，再经肝静脉流入下腔静脉。下腔静脉的血液流入右心房后，与上腔静脉回流的血液混合，大部分经卵圆孔流入左心房，再经主动脉及分支流入胎儿各组织、器官；小部分经右心室流入肺动脉干（图14-10）。

由于胎儿肺无呼吸功能，故肺动脉血仅小部分入肺，再由肺静脉回流到左心房；大部分则经动脉导管注入降主动脉，供应躯干和下肢，并经脐动脉流入胎盘进行物质交换。

三、胎儿出生后的变化

胎儿出生后，胎盘循环停止，肺开始呼吸，心血管系统发生一系列的变化。

1. **卵圆孔封闭** 胎儿出生后肺循环建立，肺静脉回心血量增多，左心房内压力高于右心房，使卵圆孔封闭形成卵圆窝。
2. **动脉导管闭锁** 肺呼吸开始后，肺循环血流量增大，肺动脉的血不再向主动脉分流，使动脉导管闭锁，形成动脉韧带。
3. **脐动脉** 近侧的一段不闭锁，远侧的一段闭锁形成脐外侧韧带。
4. **脐静脉和静脉导管闭锁** 闭锁后分别形成肝圆韧带和静脉韧带。

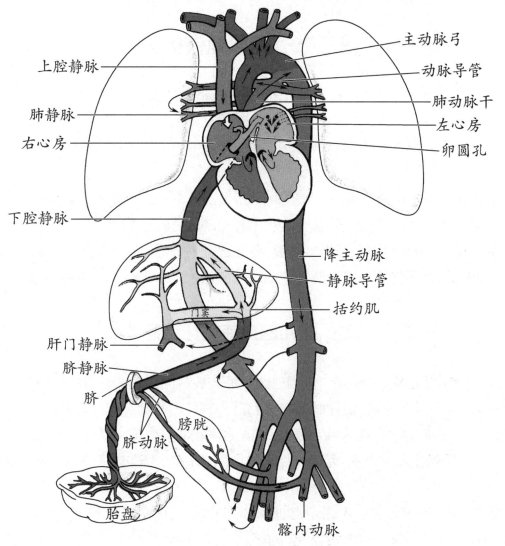

图 14-10　胎儿的血液循环途径

上腔静脉
肺静脉
右心房
下腔静脉
肝门静脉
脐静脉
脐
脐动脉
胎盘
膀胱
门窦
主动脉弓
动脉导管
肺动脉干
左心房
卵圆孔
降主动脉
静脉导管
括约肌
髂内动脉

第四节　双胎、多胎与畸形

一、双　　胎

双胎又称**孪生**,指一次分娩两个新生儿。世界上双胎发生率约为 1%,而我国双胎的发生率大约为 0.5%,有两种类型:

1. **双卵孪生**　双卵孪生又称为**假孪生**,指的是卵巢一次排出两个卵细胞,分别受精后发育成两个胎儿。

2. **单卵孪生**　单卵孪生又称为**真孪生**,是由一个受精卵发育成两个胚胎,发生机制有:①形成两个卵裂球,分别发育成一个胎儿;②形成两个内细胞群,分别发育成一个胎儿;③形成两个原条,胚盘上出现两个原条与脊索,诱导形成两个神经管,发育为两个胎儿。

二、多　　胎

一次娩出两个以上新生儿,称为多胎。多胎发生率很低,四胞胎约百万分之一。近年来随着胚胎技术的发展,发生率有所增高。

三、先天畸形与致畸因素

先天畸形是由于胚胎发育紊乱所致的形态结构异常,出生时即已存在。发生的原因主要是遗传因素和环境因素。遗传因素包括基因突变和染色体畸变,其中染色体畸变引起的畸形更常见。环境因素则包括生物因素、物理因素、化学因素、药物因素、大量吸烟、酗酒等。我们把凡是能影响胎儿正常发育过程,导致先天畸形的各种环境因素称为**致畸因子**。胚胎第 3~8 周是组织和器官形成期,此期受到致畸因子作用后,最易发生畸形称为**致畸敏感期**。

（刘昱莹）

第十五章 | 人体衰老

15章 数字内容

第一节 人 的 寿 命

人的寿命是指从出生经过发育、成长、成熟、老化直至死亡前机体生存的时间,通常以年龄作为衡量寿命长短的标准。据统计,到 2021 年,我国平均寿命已经达到 77 岁,男性平均寿命 73.64 岁,女性平均寿命 79.43 岁。

一、年龄划分标准

（一）年代年龄（历法年龄、时序年龄）

年代年龄为出生后按日历计算的年龄,也叫**实足年龄**,是最常用的计算年龄的方法,简单、易于掌握,也是不以人的意志为转移的客观记载。

（二）生物学年龄（生理学年龄）

生物学年龄是根据正常人体生理学和解剖学上发育状态所推算出来的年龄,表示个体组织结构和生理功能的实际衰老程度,可用来预计某一个体未来的健康状况、估计其寿命。

（三）心理年龄

心理年龄是心理学"智力测验"中的术语,指根据标准化智力测验量表测得的结果来衡量人体的智力水平,把心理学年龄与年代年龄相对照,就能看出智力绝对水平的高低。

二、老年人划分标准

2000 年联合国世界卫生组织经过对全球人体素质和平均寿命进行测定,对年龄的划分标准作出新的规定。此规定将人的一生分为 5 个年龄段:将 44 岁以下的人群称为**青年**

人;45～59岁的人群为**中年人**;60～74岁的人群称为**年轻老年人**,即**老年前期**;75岁以上的人群称为**老年人**;将90岁以上的人群称为**长寿老人**。这5个年龄段的新划分,将人类的衰老期推迟了10年,这对人们心理健康及抗衰老意志将产生积极的影响。

人口老龄化是指总人口中因年轻人口数量减少、年长人口数量增加而导致的老年人口比例相应增长的动态过程。人口老龄化包括2个含义:一是指老年人口相对增多,在总人口中所占比例不断上升的过程;二是指社会人口结构呈现老年状态,进入老龄化社会。国际上通常看法是,当一个国家或地区60岁以上老年人口占人口总数的10%,或65岁以上老年人口占人口总数的7%,即意味着这个国家或地区的人口处于老龄化社会。

第二节 衰 老

一、衰老的概念

从生物学上讲,衰老是随着时间的推移,自发的必然过程,它是复杂的自然现象,表现为结构的退行性变和功能的衰退以及适应性和抵抗力减退。衰老的实质是身体各部分器官系统的功能逐渐衰退的过程,其最终结果是死亡。

二、衰老时机体结构功能的变化

人体衰老时,细胞、组织或器官必然会出现很多变化,各项生理指标逐渐下降。

（一）运动系统

1. 骨骼 骨质吸收超过骨质合成。骨中胶原纤维和黏蛋白减少,而无机盐如碳酸钙、磷酸钙增多,含量可达80%。老年人因钙代谢出现异常,钙从骨组织向其他组织转移,而导致骨质疏松、变脆,椎间盘紧缩,脊柱变短弯曲,故老年人易骨折,创伤愈合缓慢出现弯腰驼背、个子变矮。

2. 关节韧带 由于老化进程,关节韧带出现萎缩,出现关节僵硬,关节软骨可能完全损耗,使关节活动受到严重影响,引起疼痛,骨质增生形成骨刺。

3. 骨骼肌 随着年龄的增长,肌肉老化出现量和质的变化。如30岁的男子肌肉可占体重的40%～50%,而老年人可下降到25%左右。55岁人的握力相当于16～45岁人的平均值的86%,65岁人的握力则为80%。另外,肌细胞外的水分、钠与氯有增加倾向,细胞内的钾含量则有下降倾向;肌纤维数量下降,直径减小,使整个肌肉显得萎缩;肌纤维的兴奋性、传导性均减弱。

（二）神经系统

人90岁时脑重较20岁时减轻10%～20%,造成减轻的原因主要是神经细胞的丧失,这种丧失有区域的特异性。从大体解剖上看,老年人脑膜增厚,脑回缩小,沟、裂宽而深,脑室腔扩大。在显微结构上可见神经细胞尼氏体减少,脂褐质沉积,神经传导速度减慢,近期记忆比远期记忆减退得严重;生理睡眠时间缩短;感觉功能如温觉、触觉和振动觉都下降,味觉阈升高,试听敏感度下降;反应能力普遍降低,特别是在要求通过选择的情况下反应更为迟缓。

(三)内分泌系统

随着年龄的增长,下丘脑和垂体老化,从而导致内分泌器官老化。性腺萎缩是内分泌系统最明显的衰老变化。性激素分泌逐渐减少,性功能减退。甲状腺功能减退,使甲状腺激素合成减少。老年人胰岛素生物学活性明显降低,组织细胞膜上的胰岛素受体数也逐渐减少,是老年人患糖尿病的原因。

(四)消化系统

1. 口腔　老年人口腔黏膜和舌黏膜变薄,舌肌萎缩,活动性差;口腔腺体萎缩,唾液分泌减少,唾液稀薄、黏度低;牙齿不同程度脱落,咀嚼功能明显降低,影响消化功能。

2. 胃肠　消化道黏膜和肌层萎缩,胃酸及胃蛋白酶分泌减少,唾液腺分泌减少,胰腺分泌功能下降,各种酶的活性降低。由于胃肠消化功能减弱,导致钙、铁及维生素 B_{12} 吸收障碍;由于肠壁平滑肌的萎缩,常出现胃肠迟缓性扩张,蠕动无力,可导致食糜转化迟缓、便秘。

3. 肝脏　肝脏明显萎缩,出现肝细胞数量减少与代偿性肥大,结缔组织增加,部分肝细胞酶活性、解毒功能及蛋白质合成功能均降低,血浆白蛋白下降,而球蛋白及纤维蛋白原则相对升高,血胆红素水平下降。

(五)呼吸系统

以肺的改变最为明显。主要表现为肺泡壁变薄、泡腔增大、弹性降低,肺泡壁的微血管逐渐减少甚至部分消失,血管内膜出现不同程度的纤维化,细小支气管也可见扩张;化学感受器和神经感觉器的敏感性的降低;对缺氧和酸碱平衡调节功能也降低。

(六)泌尿系统

老年人肾脏逐渐萎缩,肾小球和肾小管的数目减少,肾脏功能也相应减退。肾小球的滤过能力、肾小管的排泄和重吸收功能均会减退。老年人的尿道会渐渐纤维化,弹性减退。老年人膀胱平滑肌萎缩容量逐渐减小,会出现夜尿次数增多,膀胱残余尿量增多。

(七)生殖系统

老年男性睾丸萎缩,功能减退,40 岁以后性激素分泌逐渐减少。女性生殖系统的变化比男性明显,首先是卵巢停止排卵、绝经,然后子宫体积缩小、内膜萎缩;同时阴道萎缩,腺体分泌减少。

(八)脉管系统

1. 心脏　30 ~ 90 岁期间,人类心脏重量每年增加 1 ~ 1.5g。原因不全是心肌肥厚,还有结缔组织增生。心脏瓣膜钙化,心肌纤维随脂褐素增加变为棕色。

2. 传导系统　窦房结起搏细胞和传导细胞减少,65 岁后这 2 种细胞减少速度加快,

75岁后细胞数量不到正常的10%;传导系统的胶原纤维、弹性纤维、网状纤维增加,脂肪增加,导致纤维化。

3. 心包 胶原纤维的几何形状发生改变,胎儿期为直线形,青壮年期为波浪形,老年人又变为直线形。

4. 心瓣膜 纤维化。

5. 血管 管壁增厚,不同程度硬化。

（九）感觉器官

1. 皮肤 松弛发皱,特别是额与眼角。毛发中色素减少,毛囊萎缩,毛发得不到营养而脱落,故毛发逐渐变白而稀少。体内抗过氧化作用的超氧化物歧化酶活性降低,故自由基增加,产生过多的脂褐素,积累沉着于皮下,形成老年斑。

2. 视器 上眼睑下垂,眼球下陷,出现眼袋;结膜血管硬化变脆,易发生结膜充血;泪腺分泌减少,眼干;角膜老化,出现老年环;晶状体弹性减弱,睫状肌收缩力差,出现老花眼;视网膜变薄,周缘萎缩,易发生老年性眼病。

3. 耳 老人耳郭变长,外耳道壁变薄,鼓膜增厚、弹性降低、收集和传导声波的能力降低;基底膜上毛细胞萎缩、变性;听高频声音变得吃力。

（十）免疫系统

免疫力随年龄增大而下降,对外来抗原的反应减弱,但自身免疫反应增强;细胞免疫下降,对已知抗原不产生反应,不能识别新抗原,对机体的保护能力差。由于机体的防御和监控能力下降,致使癌细胞、病毒等容易增殖并侵袭机体,故老年人易患病。

三、影响衰老的因素

（一）遗传因素

双亲寿命短者,其子女的寿命也较短;单卵孪生的两人寿命差异比双卵孪生要小;女性的寿命长于男性;长寿老人的遗传物质结构和功能比较稳定,DNA损伤程度较小,修复功能较强,不易受外界理化因素的影响。

（二）环境因素

气温越高,机体的代谢率就越高,从而导致寿命缩短,气温过低也会导致寿命缩短;辐射和环境中化学因素也会导致机体一些器官的早衰。空气新鲜、无工业污染、良好的水土资源环境和饮食可以起到抗衰老的作用。

（三）心理因素

积极的情绪和良好的心态是使人健康长寿的重要因素。长寿老人的生活往往是起居有常、生活规律、戒烟戒酒、适当运动和清洁卫生。

第三节 抗 衰 老

抗衰老最为重要的成果主要有两方面,即长寿基因和衰老基因的研究及抗衰老机制的研究。

一、基因研究进展

大量研究资料证明,物种的平均寿命和预期寿命是相对恒定的。所有物种的寿命在一定程度上受遗传基因控制,因而就会涉及衰老基因和长寿基因的概念。

(一)衰老基因

在人类细胞衰老研究方面,近年来取得了较大进展。例如以细胞融合技术将永生化细胞与正常细胞融合,发现永生化细胞之所以“永生”,是由于其衰老相关基因的隐性缺陷所致。这一技术研究表明,至少有四套基因通路属于衰老相关基因。

(二)长寿基因

机体内存在一些与长寿或抗衰老有关的基因,可以统称为**长寿基因**。如:以蛋白质生物合成的延长因子 -1α 基因转基因于果蝇生殖细胞,可使子代果蝇比其他果蝇寿命延长40%。说明延长因子 -1α 基因可能具有长寿作用。所以,超氧化物歧化酶(SOD)、过氧化氢酶等的基因的表达水平可能与长寿有密切关系。

二、抗衰老机制研究进展

(一)褪黑素及其受体

大量实验证明,所有具有抗氧化作用的药物都具有抗衰老作用。褪黑素就是其中的一种。**褪黑素(MT)** 是由松果体分泌的激素,近年来发现它有很多新的生物学活性作用,特别是 MT 有很强的自由基清除功能,与衰老密切相关,已引起学术界的重视。MT 在临床上作为抗氧化剂应用已有较长时间,但通过自由基把它和抗衰老联系起来则是近年才提出的。

血液中或组织局部自由基水平升高时可以引发机体出现多种衰老性改变,这一点已经被公认。在老年人,体内自由基产量增加但清除自由基的各种机制却相对退化,自由基的负效应更加突出。

(二)微量元素

人体内共有 60 多种元素,分布于人体所有组织、细胞和体液中。**微量元素** 是指体内含量不足体重万分之一,必须依赖于从外界摄入来维持体内正常含量的元素。如锌只占人体重量的百万分之三十三,铁也只有百万分之六十。公认的人体必需微量元素有下列

14种：铁（Fe）、碘（I）、锌（Zn）、铜（Cu）、锰（Mn）、硒（Se）、铬（Cr）、钼（Mu）、钴（Co）、氟（F）、锶（Sr）、锡（Sn）、镍（Ni）、钒（V）。

微量元素虽然量微但对人体具有极其重要的生理作用，涉及人体生长发育、新陈代谢、神经活动、免疫功能、酶及内分泌活性等几乎所有生命活动过程。如 Zn、Mn、Se 和 Cr 等可以从基因表达水平来影响谷胱甘肽过氧化物酶（GSH-pk）、高密度脂蛋白（HDL-C）及 SOD 和 IgA 等的水平。当这些物质低于正常水平时，可从多种途径导致衰老。在所有微量元素中 Zn、Mn、Se、Cu 等较为重要，它们与生物膜保护、提高人体免疫功能、清除自由基、维护正常的代谢功能、调节血脂代谢防止动脉硬化以及维护脑细胞能量代谢和改善脑细胞功能具有密切关系。

（郑　敏　刘军鹏）

附　录

实　验　指　导

实验1　显微镜的构造和使用

【实验目的】

认识并学会使用显微镜。

【实验材料】

光学显微镜。

【实验学时】

2学时。

【实验方法】

一、教师讲解并示教显微镜的构造和使用方法

（一）光学显微镜的构造

光学显微镜由机械和光学两大部分构成。

1. 机械部分

（1）镜座：是显微镜的底座，与桌面接触的部位，大多为马蹄形。

（2）镜臂：是显微镜的支柱，也是手持握部位，常呈弧形。

（3）镜筒：是镜臂前上方的空心圆筒。

（4）调节螺旋：分粗细两种，在镜臂上端的两侧，用以调节焦距。

（5）转盘：镜筒下端的圆盘，有3~4个不同放大倍的物镜，该盘可以转动。

（6）载物台：多位于镜臂下部的前方，是放置切片标本的处所。

2. 光学部分

（1）目镜：装于镜筒的上端，镜筒上标有（5×）、（10×）放大倍数。

（2）物镜：装在旋转盘的下面，一般有低倍镜（10×）、高倍镜（40×）和油镜（100×）3种。

（3）聚光镜：装在载物台下方，可聚集光线，增强视野的亮度。

（4）反光镜：是位于聚光器下方，有平凹面的圆镜，它可作全方位转动，便于反射光线进入物镜。

（二）光学显微镜的使用

1. 取显微镜时，应以右手握镜臂，左手托镜座，取镜、放镜动作要轻。

2. 显微镜放在胸部的左前方。观察时两眼睁开，用左眼观察，右眼注意绘图。

3. 使用低倍镜时，转动粗调节螺旋，上升镜筒（有的显微镜降低载物台）再转动转盘，将低倍镜对准载物台圆孔。然后打开光圈，上升聚光器，将反光镜对向光源。

4. 从目镜中观察视野,适当调节反光镜方向,聚光器高度及光圈大小,使视野的亮度均匀、适中。

5. 切片标本置于载物台上,有盖玻片的一面朝上,用压片夹固定玻片,把观察物移至圆孔中央。然后观察物镜与切片的距离,同时转动粗调节螺旋,使镜筒缓慢下降,让低倍镜下降到最低高度为止。此时用左眼观察镜内视野,用左手调节粗调节螺旋使镜筒缓慢上升,直至看到物像。再轻调细调节螺旋,使所看物像清晰为止。

6. 使用高倍镜时,在以上低倍镜看清物像后,将要看的局部移至视野中央,然后换用高倍镜,再转动细调节螺旋直至看清物像为止。

二、学生操作

学生操作光学显微镜,练习使用光学显微镜,同时观察细胞、组织。

【实验测试】

1. 光学显微镜的机械部分由_____、_____、_____、_____、_____和_____组成。

2. 光学显微镜的光学部分由_____、_____、___和_____组成。

(张红爱 郑 敏)

实 验 2 基 本 组 织

【实验目的】

1. 观察人体基本组织的玻片标本,认识人体的四种基本组织。

2. 养成良好的显微镜操作习惯。

【实验材料】

人体四种基本组织的永久玻片标本、显微镜。

【实验学时】

2学时。

【实验方法】

一、调节显微镜

取镜安放、对光。复习显微镜的使用方法。

二、用显微镜分别观察四种基本组织的玻片标本

1. 准确对焦直到看到清晰的物像。

2. 移动玻片标本,将所观察的物像移到视野中央。

3. 微调细准焦螺旋,使看到的物像更加清晰。

三、收镜装箱

1. 取下玻片标本。

2. 将显微镜外表擦拭干净。

3. 转动转换器,把两个物镜偏到两旁。

4. 将镜筒缓缓下降到最低处。

5. 把显微镜放进镜箱里,送回原处。

6. 养成良好的显微镜操作习惯。

举例说明人体四种基本组织的主要特征、分布和功能。

组织类型	主要特征	主要分布	主要功能	举例
上皮组织				
肌肉组织				
结缔组织				
神经组织				

（张红爱　郑　敏）

实验 3　ABO 血型鉴定和血细胞显微镜下观察

【实验目的】

1. 学会用玻片法测定 ABO 血型,并能根据测定结果正确判断血型。

2. 学会末梢采血法。

3. 学会正确观察红细胞凝集现象。

4. 加深理解 ABO 血型分型依据及红细胞凝集现象的原理。

【实验材料】

A 型标准血清、B 型标准血清、采血针、双凹玻片、小试管、试管架、吸管、竹签、生理盐水、75% 酒精棉球、2% 碘酊、无菌干棉签、玻璃蜡笔、显微镜。

【实验学时】

2 学时。

【实验方法】

1. 备玻片做标记　取干净双凹玻片一块,用玻璃蜡笔在玻片两端分别标记 A、B 字样。

2. 滴标准血清　在 A、B 端凹面中央分别用滴管滴加抗 A 型和抗 B 型标准血清各一滴,注意绝对不可混淆。

3. 消毒采血　消毒耳垂或指端,用消毒的采血针迅速刺破皮肤,取 1～2 滴血滴入盛有 1ml 生理盐水的小试管中混匀,制成红细胞混悬液。注意制备的红细胞混悬液不能过浓或过稀,以免出现假结果。

4. 测定血型　用吸管吸取红细胞混悬液,在 A、B 标准血清中各加 1 滴,分别用竹签使其充分混匀。静置 10～15min 后,用肉眼观察有无红细胞凝集现象,若肉眼不易分辨,可用低倍显微镜进行观察。

5. 判定血型　根据有无红细胞凝集现象判定血型。

【实验结果及分析】

1. A 端_____,分析_____。

2. B 端_____,分析_____。

【实验结论】

本次鉴定,血型为_____。

（黄嫦斌　张红爱）

实验 4　骨与骨连结、活体骨性标志定位

【实验目的】

1. 学会骨与骨连结的组成、形态及构造。

2. 能描述颅骨的分部、各面的形态结构、新生儿颅的特点,躯干骨和四肢骨的组成、位置、形态,脊柱、胸廓和人体各关节的组成与构造特点。

3. 能指认全身重要骨的骨性标志,并活体定位。

【实验材料】

1. 人体骨骼、全身散骨、脊柱及胸廓的标本与模型、股骨剖面标本。

2. 整颅、分离颅骨、颅的水平切标本及矢状切标本与模型、新生儿颅骨标本。

3. 已切开关节囊的肩关节、肘关节、桡腕关节、髋关节、膝关节、距小腿关节标本及模型、男性和女性骨盆标本及模型。

【实验学时】

2 学时。

【实验方法】

1. 取股骨及其纵切标本,辨认长骨的骨干和两端及骨髓腔、关节面等结构。

2. 取肩关节标本,观察关节的基本结构及辅助结构。

3. 在脊柱及胸廓标本上,观察脊柱及胸廓的外形及组成,辨认椎间盘及各韧带。

4. 取整颅和分离颅骨标本,观察颅的组成、形态和位置;利用颅的水平切标本和正中矢状切标本,分别观察颅的顶面、侧面与颅底等各面的重要结构。

5. 在人体骨骼及全身散骨标本与模型上,辨认四肢骨的位置、形态、构造及毗邻。

6. 在活体上摸辨全身骨的重要体表标志,如翼点、枕外隆凸、胸骨角、剑突、肋弓、锁骨、肩峰、尺骨鹰嘴、髂前上棘、坐骨结节、腰椎棘突及髌骨等。

7. 取骨盆、肩关节、肘关节、桡腕关节、髋关节、膝关节及距小腿关节切开标本,观察男、女骨盆及各关节的组成和构造特点,并在活体上验证各关节的运动。

【实验测试】

1. 骨按形态,可分为_____、_____、_____和_____四类。

2. 躯干骨包括_____、_____和_____,它们借骨连结组成_____和_____。

3. 膝关节由_____下端、_____上端和_____共同构成。

4. 翼点是颞窝内在_____、_____、_____和_____四骨会合处形成的 H 形缝。

(丁祥云　郑　敏)

实验 5　全身骨骼肌观察与活体肌性标志定位

【实验目的】

1. 学会骨骼肌的分类、构造和组成。

2. 能描述胸锁乳突肌、斜方肌、背阔肌、膈肌、胸大肌、三角肌、肱二头肌、肱三头肌、髂腰肌、臀大

肌、股四头肌、股二头肌及小腿三头肌的位置和起止。

3. 能描述背肌、四肢肌的组成及分层,腹前外侧壁各肌的位置、形态及肌束方向。

4. 能指认全身重要的肌性标志,在活体摸辨并验证其功能。

5. 会观察头肌的分布、形态及位置,颈肌的分群,腹后壁肌的位置和形态。

【实验材料】

1. 已解剖好的全身肌标本。

2. 标本及模型:头颈部肌肉、面肌、背部分层肌肉、胸部分层肌肉、膈肌特制、腹肌、腹直肌鞘和腹股沟管、盆底肌、上肢肌、腋窝、肘窝、下肢肌。

【实验学时】

2学时。

【实验方法】

1. 在全身肌标本上,观察肌的四种形态,辨认肌腹、肌腱和腱膜等。

2. 取头、颈部肌肉标本及模型,观察枕额肌的位置和构造,胸锁乳突肌的起止、形态及位置,在活体上摸辨咬肌、颞肌和胸锁乳突肌的轮廓,并验证其功能。

3. 取胸、背部分层肌肉标本,观察胸大肌、前锯肌、斜方肌、背阔肌、竖脊肌的位置、形态、起止,在活体上摸辨其轮廓,并验证其功能。

4. 取膈肌特制标本和模型,观察膈的位置、起止和形态,辨认裂孔及通过的结构。

5. 取腹肌标本,观察各腹肌的位置和肌束走向,在活体上摸辨腹直肌、腱划等。

6. 取上、下肢肌标本,观察三角肌、肱二头肌、肱三头肌、髂腰肌、臀大肌、缝匠肌、股四头肌及小腿三头肌等的位置、形态、起止及与其相关节的位置关系。

7. 在活体摸辨上、下肢肌重要的肌性标志和局部结构的轮廓,并验证其功能。

【实验测试】

1. 腹肌的前外侧群包括_____、_____、_____和_____。

2. 一侧胸锁乳突肌收缩,头向_____侧,面转向_____侧;两侧同时收缩使头_____。

3. 小腿三头肌浅表的两个头称_____,深面的头称_____,共同止于_____。

(丁祥云　郑　敏)

实验6　消化管、消化腺和腹膜

【实验目的】

1. 能描述消化系统的组成。

2. 能在模型和标本上指出消化管和消化腺各主要器官的位置及毗邻器官。

【实验材料】

1. 头颈部正中矢状切面模型和标本。

2. 胸腹腔模型和解剖标本。

3. 盆腔正中矢状切面模型和标本。

【实验学时】

2学时。

【实验方法】

1. 在头颈部正中矢状切面标本上指出硬腭、软腭、腭舌弓、腭咽弓、牙冠、舌乳头、舌系带、舌下阜、舌下襞和扁桃体等器官位置。

2. 在头颈部正中矢状面解剖标本上，指出鼻咽、口咽和喉咽的位置及咽与食管的位置关系。

3. 在腹腔模型和解剖标本上，指出胃、小肠（十二指肠、空肠和回肠）、大肠（盲肠、阑尾、结肠）、肝、胆囊和胰的形态和位置；确认脏、壁腹膜，大、小网膜和肠系膜。

4. 在胸腹腔模型上，指出食管的三个狭窄、肝门、肝总管、胆总管、肝冠状韧带和肝镰状韧带的位置。

5. 在盆腔正中矢状切面解剖标本上，指出直肠及两个弯曲位置。

6. 在活体上指出胃、肝、胆囊、阑尾的大体位置和体表投影。

【实验测试】

1. 消化系统由_____和_____组成。

2. 肝大部分位于_____和_____，小部分位于_____。

3. 阑尾根部的体表投影，位于_____与_____连线的中、外 1/3 交点处。

（刘军鹏）

实验 7　消化系统的微细结构

【实验目的】

1. 会用显微镜辨认消化管壁各段的微细结构。

2. 会用显微镜观察肝和胰的微细结构。

【实验材料】

1. 光学显微镜、显微镜用油、二甲苯、擦镜纸。

2. 切片　胃底切片（HE 染色）、空肠或回肠横切片（HE 染色）、肝切片（HE 染色）。

【实验学时】

2 学时。

【实验方法】

1. 观察胃底切片（HE 染色）

（1）肉眼观察：紫蓝色带状区是黏膜；淡红色区为黏膜下层；深红色区为肌层。

（2）低倍镜观察：胃黏膜上皮为单层柱状上皮，细胞界线清楚，核呈卵圆形，位于细胞基底部；固有层内含有大量排列紧密的管状的胃底腺。

（3）高倍镜观察：胃底腺中的壁细胞数量较多，多位于腺体的上半部，细胞呈圆形或椭圆形，核呈圆形，位于细胞的中央，细胞质染成红色。

2. 观察空肠或回肠横切片（HE 染色）

（1）肉眼观察：淡紫红色的部分是黏膜，向外依次是黏膜下层、肌层和外膜。

（2）低倍镜观察：黏膜表面许多指状突起为肠绒毛，肠绒毛的上皮为单层柱状上皮，上皮细胞游离面可见带状红色的纹状缘。

（3）高倍镜观察：绒毛上皮细胞呈柱状，游离面有纹状缘，杯状细胞散在分布。

3. 观察肝切片（HE 染色）

（1）肉眼观察：呈红色，可见若干大小不等，形态不一的肝内静脉管道。

（2）低倍镜观察：取典型肝小叶观察，胞质红色的肝细胞连成条索状，肝索互连成网。更换视野，找肝门管区，可见小叶间胆管、小叶间静脉、小叶间动脉。

（3）高倍镜观察：肝细胞较大，呈多边形，细胞核圆形，居细胞中央。肝血窦位于肝板之间，窦壁由内皮细胞构成，细胞核扁小，染色深。

【实验测试】

1. 消化管壁的一般结构由内向外可分为_____、_____、_____和_____。

2. 肝门管区内有 3 种伴行的管道分别是_____、_____和_____。

（刘军鹏）

实验 8　呼吸道、肺、胸膜与纵隔

【实验目的】

1. 能描述呼吸系统器官的位置和形态结构。

2. 会用显微镜观察肺的微细结构。

【实验材料】

1. 呼吸系统概观、头颈部正中矢状切面、鼻窦、离体喉、气管与主支气管的标本和模型，左、右肺标本和模型，胸腔标本和模型，纵隔标本和模型。

2. 肺切片（HE 染色）。

【实验学时】

2 学时。

【实验方法】　在呼吸系统概观标本上，观察呼吸系统的组成，注意各器官之间的连通关系。

1. 鼻　在活体上观察外鼻的形态。在头颈正中矢状面标本上，观察鼻腔的位置、形态及结构，指出鼻腔、鼻甲、鼻道、鼻中隔。利用鼻窦标本观察各鼻窦的位置和开口部位。

2. 喉　在活体上观察喉的位置及吞咽时喉的运动。在离体标本上，观察各喉软骨的形态，从喉口到喉腔，观察前庭襞、声襞的位置和形态；比较前庭裂和声门裂的大小。在活体上摸辨甲状软骨、喉结和环状软骨前部。

3. 气管及主支气管　在标本上观察气管后壁形态，比较两侧支气管的走行特点。

4. 肺　取标本观察并对比两肺的形态、叶间裂及分叶。在胸腔标本上观察肺尖、肺前缘的形态及毗邻关系。比较肺的后缘，前缘和下缘的形态特点。在胸腔模型上观察两肺的位置，注意肺尖与锁骨、肺底与膈的位置关系。熟记肺的体表投影。

5. 胸膜、纵隔　取胸腔标本，观察胸膜的分部和各部的转折关系，指出肋膈隐窝；取纵隔标本，指出纵隔的境界和内容。辨认肺及胸膜下界的体表投影，在自己胸部指出各个部位的投影点。

6. 肺切片（HE 染色）

（1）肉眼观察：结构疏松呈蜂窝状，其中较大的腔隙为血管和支气管的断面。

（2）低倍镜观察：肺实质中可见许多大小不等、形态不规则、染色较深的泡状结构，为肺泡的断面。肺泡之间的结缔组织为肺泡隔。肺泡内可见一些细小的支气管断面。管腔较小的细支气管，管壁已无软骨;管壁不完整的呼吸性细支气管,与肺泡和肺泡管相连。

(3)高倍镜观察:细支气管管壁无软骨,上皮为单层柱状上皮,上皮外周可见一薄层环形平滑肌。呼吸性细支气管管壁不完整,管腔与肺泡管相通,上皮为单层立方状,上皮外周有少量结缔组织和平滑肌。肺泡管连通肺泡囊;肺泡壁极薄,上皮细胞不明显;肺泡隔中可见许多毛细血管断面及少许形态不规则的巨噬细胞或尘细胞。

【实验测试】

1. 呼吸道包括 ＿＿＿＿＿、＿＿＿＿＿、＿＿＿＿＿、＿＿＿＿＿和＿＿＿＿＿。

2. 喉腔分为＿＿＿＿＿、＿＿＿＿＿和＿＿＿＿＿3部分,＿＿＿＿＿是喉腔最狭窄的部位。

3. 左主支气管较右主支气管管径＿＿＿＿＿,走向＿＿＿＿＿。气管异物较常发生于＿＿＿＿＿。

4. 气-血屏障由＿＿＿＿＿、＿＿＿＿＿、＿＿＿＿＿、＿＿＿＿＿、＿＿＿＿＿和＿＿＿＿＿6层结构构成。

(苏艳英)

实验 9　肺活量测定

【实验目的】

学会人体肺活量的测定方法。

【实验材料】

桶式或电子肺活量计、75% 酒精棉球、消毒液。

【实验学时】

2 学时。

【实验方法】

1. 桶式肺活量计测量方法

(1)先将肺活量计的外桶装上水至桶内通气管顶端下 3cm 处,将浮筒内空气排出,肺活量计的指针调到零位,关闭肺排气活塞。

(2)受试者用 75% 酒精棉球消毒肺活量计的吹嘴。

(3)受试者站立,一只手握通气管,头部略后仰并尽力深吸气,口对准吹嘴尽力呼气,至不能再呼气为止。待浮筒停稳后读数。连续测量 3 次最大值并记录。

2. 电子肺活量计测量方法

(1)首先将肺活量计接上电源,按下电源开关,待液晶显示器闪烁 "8888" 数次后再显示为 "0",表明肺活量计已进入工作状态。

(2)从消毒液中取出塑料吹嘴,插入进气软管一端,进气软管另一端旋入仪表进气口即可开始使用。

(3)受试者手握吹嘴的下端,取站立位,首先尽力深吸气至最大限度,迅速捏鼻,口部贴紧吹嘴,徐徐向仪器内呼气,直到不能再呼气为止。此时,显示器上所反映的是受试者的肺活量值。连续测两次,取最大值。

肺功能测定常用的指标是_____,它反映_____,等于_____、_____和_____三者之和。

(苏艳英)

实验 10　体 温 测 定

【实验目的】

1. 学会用水银体温计测定人体温度。

2. 说明正常体温及其相对稳定的意义。

【实验材料】

水银体温计、酒精棉球、干棉球。

【实验学时】

2 学时。

【实验方法】

1. 熟悉水银体温计的结构和原理　水银体温计由标有刻度的真空玻璃毛细管和下端装有水银的玻璃球组成,其原理为热膨胀原理。

2. 实验准备　将消毒后的体温计,用酒精棉球擦拭,然后用干棉球擦干,并将水银柱甩至 35℃以下。

3. 测量体温

(1) 腋窝测温法:受检者取坐位,安静 5min 以上,解开上衣,擦干腋下汗液。检查者将体温计水银端放于受检者腋窝深处紧贴皮肤,受检者屈臂,上臂紧贴胸廓,腋窝紧闭,形成人工体腔,夹紧体温计,10min 后取出,读数并记录。

(2) 口腔测温法:受检者取坐位,安静 5min 以上,将口腔体温计的水银端斜放在舌下,紧闭口唇,用鼻呼吸,切忌牙咬体温计,5min 后取出,读数并记录。

【实验结果与分析】

1. 受检者腋窝温度_____,分析_____。

2. 受检者口腔温度_____,分析_____。

【实验结论】

1. 本次实验,受检查者腋窝温度_____(正常 / 不正常)。

2. 本次实验,受检查者口腔温度_____(正常 / 不正常)。

(陈天宇)

实验 11　肾、输尿管、膀胱和女性尿道

【实验目的】

1. 会观察肾的位置、形态和解剖结构。

2. 能描述输尿管的形态、分部及其狭窄部位。

3. 能描述膀胱的形态、位置、膀胱三角的位置及其特点。

4. 能描述女性尿道的形态特点。

【实验材料】

1. 腹后壁肾的被膜及肾冠状切标本。

2. 男、女性盆腔正中矢状切面标本及模型。

3. 泌尿系统挂图、模型。

【实验学时】

2 学时。

【实验方法】

1. 利用模型和标本观察泌尿系统各器官的位置、形态和结构。

2. 观察肾冠状切标本辨认肾皮质、髓质、肾锥体、肾乳头、肾柱、肾小盏、肾大盏、肾盂的形态及位置。

3. 观察腹后壁肾的被膜标本和挂图,观察肾的纤维膜、肾脂肪囊及肾筋膜。

4. 利用标本和模型观察输尿管的形态、分部及其位置、毗邻;观察膀胱的形态,辨认膀胱顶、膀胱体和膀胱底、观察膀胱的位置及毗邻。

5. 观察女性盆腔正中矢状切面标本及模型,了解女性尿道的形态特点及尿道开口的位置。

【实验测试】

1. 肾的被膜由外到内依次是_____、_____和_____。

2. 女性膀胱后方与_____和_____相邻。

3. 输尿管分_____、_____和_____ 3 部分,全长有_____、_____和_____ 3 处狭窄。

4. 肾门的体表投影是位于_____和_____的夹角处,此处称_____。

(冯培勋)

实验 12　肾的微细结构

【实验目的】

观察肾的微细结构。

【实验材料】

1. 人肾 HE 染色切片。

2. 人肾小体 HE 染色切片。

【实验学时】

2 学时。

【实验方法】

1. 肉眼观察　切片的染色深浅不同,染色较深的边缘部为皮质,其深部染色较浅者为肾锥体。有的标本可见在肾锥体旁有染色深的肾柱,为伸入锥体之间皮质部分。

2. 低倍镜观察

(1) 被膜:被覆在肾的表面,是由致密结缔组织构成的纤维膜。

（2）皮质：在被膜以下，可见大小不等、形态不一的小管断面和分布在其中的呈球形的肾小体，为皮质迷路。皮质迷路之间，由不同断面的肾小管和集合管聚集而成髓放线。

（3）髓质主要有肾小管的直部、细段和集合小管。

（4）肾间质。

3. 高倍镜观察　肾小体断面呈圆形，由血管球和肾小囊组成。①血管球：为一团毛细血管网。内皮、肾小囊脏层及球内系膜细胞不易分辨。②肾小囊：分壁层和脏层，壁层为单层扁平上皮。脏、壁两层细胞之间为一腔隙，即肾小囊腔，容纳滤过的原尿。在肾小体附近，有时可见到入球或出球微动脉的断面。

【实验测试】

1. 肾小体形似球形，由_____和_____组成。

2. 球旁复合体由_____、_____和_____组成。

3. 肾小球的滤过屏障由_____、_____和_____组成。

4. 肾小囊分_____和_____两层，壁层为_____上皮。

（冯培勋）

实验 13　男女生殖器官

【实验目的】

1. 掌握男、女性生殖系统的组成和功能；睾丸、卵巢及子宫的微细结构；男性尿道的行程与分部、弯曲与狭窄。

2. 学会睾丸、附睾的形态与位置、功能；卵巢、子宫的形态与位置。

3. 能辨认输精管的分部，输卵管的位置、分部。

4. 能描述前列腺位置与毗邻。

【实验材料】

1. 男、女性生殖系统标本及模型。

2. 睾丸、卵巢、子宫的组织切片。

【实验学时】

2 学时。

【实验方法】

1. 观察睾丸、附睾的位置、形态；输精管的起止，走行与分部；射精管的形成、开口；男性尿道的起止分部、弯曲与狭窄；前列腺、精囊腺与尿道球腺的形态、位置毗邻；阴囊与阴茎的位置、形态及结构关系。

2. 观察卵巢的位置、形态；输卵管走行、形态、分部、各部的形态特点；子宫的位置、毗邻及固定装置；阴道的位置、形态特点与阴道穹。

3. 观察乳房的外形特征，位置关系。

4. 显微镜观察睾丸、卵巢及子宫的组织切片，观察不同发育阶段的生精细胞、卵泡及子宫壁的结构。

1. 男性生殖腺是_____,女性生殖腺是_____。

2. 男性尿道有_____、_____和_____3个狭窄,_____和_____2个弯曲。

3. 输卵管由内向外依次分为_____、_____、_____和_____4部分,输卵管结扎的部位常选在_____;受精的部位常在_____。

4. 生精上皮由_____和_____组成。

5. 卵泡的发育分为_____、_____、_____和_____4个阶段。

6. 子宫底和子宫体的内膜可分为_____和_____。

（姜　丽）

实验14　心　　脏

【实验目的】

1. 学会心的位置、形态。

2. 能描述各心腔的位置、腔内结构和沟通关系;能描述心包及心的传导系统。

3. 观察冠状血管的起始、走行、分布。

【实验材料】

1. 人体胸腔模型和解剖标本。

2. 人心脏标本和心脏模型。

【实验学时】

2学时。

【实验方法】

1. 观察人体胸腔模型,在人体解剖标本上找到心脏的位置和毗邻的器官,并观察心的体表投影。

2. 在人心脏模型上准确找到心底、心尖、胸肋面、膈面以及冠状沟、前室间沟和后室间沟,在心底分辨出主动脉、肺动脉干,上、下腔静脉和肺静脉。

3. 在人心脏模型上辨认心脏的内部结构,并能描述心脏四个腔的位置、出口和入口,瓣膜的形态和作用。

4. 结合动物心脏标本观察并说出心传导系统的组成。

5. 在人心脏模型上找到冠状血管,并观察其在心脏表面的走行分布。

【实验测试】

1. 心脏位于胸腔的_____内,心底朝向_____方、心尖朝向_____方。

2. 心脏的前面也称_____面,大部分由_____和_____构成,小部分由_____构成。

3. 心脏有_____个腔,右心室的入口为_____,出口为_____,二尖瓣又称_____瓣。

4. 营养心脏的动脉有_____和_____,它们起自_____。

5. 心脏的传导系统包括_____、_____、_____、_____及其分支。

（桑明荣）

实验15　全身主要血管的观察

【实验目的】

1. 观察主动脉行程及分布,肺动脉干及左右肺动脉的走行。

2. 能找到全身表浅动脉的搏动位置和止血部位。

3. 观察全身主要静脉及其重要属支的分布。

【实验材料】

1. 人体胸腔解剖标本及心脏模型。

2. 人体血管模型。

【实验学时】

2学时。

【实验方法】

1. 观察人体胸腔解剖标本和心脏模型,找到主动脉、肺动脉干、左右肺动脉、上腔静脉、下腔静脉和肺静脉,并观察它们之间的位置关系。

2. 在人体血管模型上观察主动脉的行程、分支及分布,上、下腔静脉的行程、属支及注入部位。

3. 先在模型上找到全身表浅动脉的位置,熟练后,同学两人一组,互相在身体上找到这些表浅动脉的搏动位置,并进行压迫止血练习。

【实验测试】

1. 主动脉按行程分为_____、_____、_____。

2. 在主动脉弓的凸侧上有3个分支,从右向左依次是_____、_____、_____。

3. 测血压常用_____动脉,测脉搏常用_____动脉。

4. 头面部紧急压迫止血部位是_____;前臂和手部出血时的紧急压迫止血部位是_____;下肢出血时的紧急止血部位是_____。

5. 大隐静脉起自_____,经_____的前方上行,最后注入_____。小隐静脉起自_____,经_____的后方上行,最后注入_____。

(桑明荣)

实验16　人体动脉血压的测量和人体心音听取

【实验目的】

1. 会准确测量人体肱动脉的收缩压和舒张压,并会记录动脉血压值。

2. 会心音听取方法,熟悉心瓣膜的听诊区,会辨别第一心音和第二心音。

【实验材料】

血压计、听诊器。

【实验学时】

2学时。

【实验方法】

1. 了解血压计的构造和使用方法。

2. 测量血压

（1）受检查者脱去一侧衣袖，靠近桌子旁边静坐 5min，前臂平放在桌上，手掌向上，使上臂、检压计的零刻度与心脏处于同一水平面。将袖带缠于上臂，其下缘应在肘横纹上 2cm 处。

（2）打开血压计，松开血压计橡皮球的螺丝帽，驱走袖带内残留的气体，再将螺丝帽拧紧。

（3）将听诊器的耳件塞入外耳道，务必使耳件弯曲方向与外耳道一致。

（4）在肘窝内侧先用手触及肱动脉搏动所在部位，再将听诊器胸件不留缝隙地轻轻贴在上面。

（5）测量收缩压：右手挤压橡皮球向袖带内打气加压，同时注意倾听声音变化，在声音消失后再加压 20～30mmHg，随即慢慢松开气球螺丝帽，徐徐放气，在观察水银柱缓缓下降的同时仔细听诊，在听到"崩"样第一声清晰而短促的血管音时，血压计上所示水银柱高度即代表收缩压。

（6）测量舒张压：使袖带继续徐徐放气，这时声音先依次增强，后又逐渐减弱，最后完全消失。在声音突然由强变弱（或声音变调）这一瞬间，血压计上所示水银柱高度代表舒张压。也有人把声音突然消失时血压计上所示水银柱高度作为舒张压，若取后者，需将所测值加 5mmHg 较妥。

（7）记录血压：按照上述方法重复测量 3 次，取平均值。血压记录常以"收缩压／舒张压"的方式表示，如记为 120/80mmHg。

3. 心音听诊

（1）受检查者端坐于检查者对面，解开上衣。

（2）检查者带好听诊器，注意听诊器的耳件应与外耳道开口方向一致。以右手的示指、拇指和中指轻持听诊器胸件，紧贴于受试者胸部皮肤上。

（3）按二尖瓣听诊器、主动脉瓣听诊区、肺动脉瓣听诊区和三尖瓣听诊区的顺序，依次仔细听取心音，注意区分第一心音和第二心音。

（4）在每个听诊区，可根据心音的性质（音调高低、持续时间）和间隔时间的长短来仔细区别第一心音和第二心音。若难以区别时，可在听心音的同时，用手触诊颈动脉搏动，与搏动同时出现的心音为第一心音。

【实验结果及分析】

1. 受检查者血压为_____mmHg，分析_____。

2. _____（能／不能）清晰听到受检查者第一心音，分析_____；_____。

3. _____（能／不能）清晰听到受检查者第二心音，分析_____。

【实验结论】

1. 本次实验，受检查者血压_____（正常／不正常）。

2. 本次实验，受检查者第一心音_____（正常／不正常）。

3. 本次实验，受检查者第二心音_____（正常／不正常）。

（桑明荣）

实验 17　视器、前庭蜗器和皮肤的观察

【实验目的】

1. 掌握眼球、外耳、内耳、皮肤的组织结构。

2. 了解眼副器、皮肤的附属器组成。

【实验材料】

眼球标本及模型、实验用牛眼标本、眼附属器、耳及听小骨的解剖标本和模型、内耳模型、皮肤模型、活体指甲、皮肤切片等。

【实验学时】

2 学时。

【实验方法】

1. 观察眼球矢状切面标本和模型，辨认眼球壁的层次和各层的主要结构。

2. 将牛眼作矢状切开，观察眼房的构成、晶状体和玻璃体的位置和形态。

3. 结合眼副器模型及活体，观察泪腺、泪点和泪囊的位置、形态。观察眼外肌各肌的位置和肌束方向。

4. 结合耳的解剖标本和模型，观察外耳道、鼓膜、鼓室的位置和形态。辨认前庭窗、蜗窗及 3 块听小骨。

5. 观察内耳模型，辨认耳蜗、前庭、半规管的位置和形态；指出位置觉、听觉感受器的所在部位，并说出其名称和功能。

6. 观察皮肤模型，区分表皮、真皮和皮下组织；观察毛发的分部，找出毛囊和立毛肌的位置；找出皮脂腺和汗腺的位置。确认指甲的甲体、甲襞和甲沟。

7. 低倍镜观察表皮和真皮的乳头层。

【实验测试】

1. 眼球壁自外向内依次由_____、_____、_____的组成。

2. 眼球内容物包括_____、_____、_____。

3. 外耳由_____、_____、_____的组成。

4. 鼓膜位于_____和_____之间，为_____薄膜，与外耳道下壁呈_____倾斜，具有_____和_____的作用。

5. 皮肤分为_____和_____两层。

6. 皮肤的附属器包括_____、_____、_____和_____。

（王燕虹）

实验 18　瞳孔对光反射、视力测定、色盲检查、视野测定和声波传导途径

【实验目的】

1. 学会瞳孔对光反射、视力测定、色盲的检查方法。

2. 了解人的视野对不同颜色光的敏感程度。

3. 比较气传导和骨传导的听觉效果。

【实验材料】

手电、遮眼板、标准对数视力表、指示棒、色盲检查图、视野计、视野图、音叉(频率为256Hz或512Hz)、橡皮锤、棉球、秒表等。

【实验学时】

2学时。

【实验方法】

1. 首先观察被检者两眼瞳孔大小,然后用手电照射被检者一侧眼,观察被照眼的瞳孔,停止照射后,观察瞳孔的大小。用遮眼板将被检者的两侧视野分开,用手电照射一侧眼,观察未被照射眼瞳孔变化。

2. 将标准对数视力表挂在光线充足的墙上,使表上第10行与被检者眼睛同高。让被检者在视力表前5m处直立,用遮眼板遮住一眼,分别测试左、右眼。

3. 在明亮均匀的自然光线下,检查者向受试者逐页展示色盲图,嘱受试者尽快回答所见的数字或图形,注意受试者回答是否正确,时间是否超过30s。若有错误,可查阅色盲图中说明,确定受试者属于哪类色盲。

4. 被试者坐在仪器前方,固定头部,左眼定于中心位置,闭上右眼。测试者选定红色,向左缓缓移动滑块,被试者左眼注视正前方,利用余光观测滑块,当红色刚刚消失的瞬间喊停,并记下左边刻度;再向右缓慢移动滑块,记下红色消失的右边刻度。测试者选定白色(或其他颜色),重复上述步骤。

5. 在安静室内,被检者取坐位,检查者用橡皮锤敲击音叉后,立即将叉柄置于被检者一侧颞骨乳突上,当完全听不到声音时,立即将音叉移至同侧外耳门,被检者又可重新听到声音。反之,若先将音叉置于被检者外耳门,当刚听不到声音时,再将音叉移至颞骨乳突上,此时被检者仍听不到声音。结果说明,正常人体气传导的时间长于骨传导。

6. 用棉球塞住被检者外耳道(模拟气导障碍),在此侧重复上述检查,发现气传导时间比骨传导时间短。将振动的音叉柄置于被检者前额正中发际处,正常人此时两耳听到强度相同的声音。用棉球塞住被检者一侧外耳道,重复上述检查,此时被塞侧声音较响。

【实验测试】

1. 瞳孔对光反射为_____性,即光照_____瞳孔,可引起_____瞳孔缩小,反射中枢位于_____。

2. 视力又称为_____,指眼对物体_____的分辨能力。

3. 色盲分为_____、_____、_____3种类型。

4. _____视野最大,_____、_____和_____视野依次递减。

5. 声波传导有两条途径,即_____和_____,正常情况以_____为主。

(王燕虹)

实验19　神经系统大体结构观察

【实验目的】

1. 学会神经系统的组成。

2. 在标本和模型上说出脊髓的位置、外形；脑干的组成、外形；小脑的位置和外形；脑的组成，大脑半球的分叶及重要的沟回，内囊的位置和分部。

3. 在标本上辨认脊神经的颈丛、臂丛、腰丛和骶丛的主要分支及其分布。

4. 结合模型简述交感神经和副交感神经的低级中枢的位置及分布概况。

【实验材料】

1. 离体脊髓标本、脊髓横切面放大模型。

2. 全脑标本、脑正中矢状切面的标本和模型。

3. 放大的脑干模型。

4. 内囊水平切面的端脑标本或模型。

5. 脊神经标本和模型。

【实验学时】

2 学时。

【实验方法】

1. 利用离体脊髓标本观察脊髓的位置、外形和脊神经根。

2. 利用脊髓横切面放大模型观察脊髓内部结构的灰质和白质。

3. 在全脑标本上辨认端脑、小脑和脑干的位置、形态和相互的位置关系。

4. 利用脑干放大模型观察脑干的外形。

5. 利用脑正中矢状切面和全脑的标本、模型观察大脑半球的外形、分叶及主要沟和回，并指出主要中枢的位置。

6. 内囊水平切面的端脑标本或模型上观察脑室和内囊的位置。

7. 利用脊神经标本和模型观察脊神经的分布概况。

【实验测试】

1. 神经系统由_____和_____组成。

2. 神经丛包括_____、_____、_____和_____。

3. 脑干由_____、_____和_____组成。

4. 大脑半球的脑叶包括_____、_____、_____、_____和_____。

（吕　昕）

实验 20　反射弧分析

【实验目的】

了解反射弧的结构及其完整性。

【实验材料】

烧杯、纱布、培养皿、滤纸片、棉球、0.5% H_2SO_4 溶液、金属探针、铁支架、蛙类手术器械、电刺激器、铁夹。

【实验学时】

2 学时。

【实验方法】

1. 制备脊蛙。金属探针刺入枕骨大孔,破坏脑组织。用粗剪刀由两侧口裂剪去上方头颅,保留下颌部分,并用纱布压迫性止血。然后用夹子夹住下颌,悬挂于铁支架上。

2. 将蛙左侧后肢的脚趾尖浸于装有 0.5% H_2SO_4 溶液的培养皿中,浸入面积不要太大,观察屈肌反射有无发生。出现效应及时,用烧杯盛自来水洗去蛙脚趾皮肤上的硫酸溶液并擦干,以保护皮肤并防止再次接受刺激时冲淡硫酸溶液。

3. 围绕左侧后肢在趾关节上方皮肤作一环状切口,将足部皮肤剥除干净,重复步骤 2,观察结果。

4. 按步骤 2 的方法以硫酸溶液刺激右侧脚趾,观察结果。

5. 分离坐骨神经 在右侧大腿背侧剪开皮肤,用玻璃分针沿股二头肌和半膜肌之间的坐骨神经沟游离坐骨神经,并在神经上做两个结扎,在两个结扎之间剪断神经,并重复实验步骤 4,观察右后肢有何反应。

6. 打开多媒体生物信号记录系统,刺激设置连续单刺激、强度 1V、波宽 1ms、波间隔 10ms。以适当强度的连续脉冲刺激坐骨神经的中枢端和外周端,观察结果。

7. 直接电刺激右侧腓肠肌,观察结果。

【实验测试】

1. 反射弧包括_____、_____、_____、_____和_____5 部分。

2. 剥去蛙脚趾皮肤,是破坏其屈肌反射反射弧的_____。

（吕　昕）

实验 21　人体腱反射检查

【实验目的】

能熟练完成腱反射的检查。

【实验准备】

叩击槌。

【实验学时】

2 学时。

【实验方法】

1. 受试者应予以充分合作,避免精神紧张和意识性控制,四肢保持对称、放松。如果受试者精神或注意力集中于检查部位,可使反射受到抑制。此时,可用加强法予以消除,受试者主动收缩所要检查反射以外的其他肌肉。检查者应动作轻缓,消除受检者紧张情绪,保持轻松的状态;叩击的部位要准确,力度要适中。

2. 肱二头肌反射　受试者端坐,检查者用左手托住受试者右肘部,左前臂托住受试者的前臂,并以左手拇指按于受试者的右肘部肱二头肌肌腱上,然后用叩诊槌叩击检查者自己的左拇指。

3. 肱三头肌反射　受试者上臂稍外展,前臂及上臂半屈成 90°。检查者以左手托住其右肘部内侧,然后用叩击槌轻叩尺骨鹰嘴上方 1~2cm 处的肱三头肌肌腱。

4. 膝跳反射　受试者取坐位,双小腿自然下垂悬空。检查者以右手持叩诊槌,轻叩膝盖下股四头肌肌腱。

1. 检查肱二头肌反射,正常反应为肱二头肌收缩,表现为前臂_____。

2. 检查肱三头肌反射,正常反应为肱三头肌收缩,表现为前臂_____。

3. 检查膝跳反射,正常反应为小腿_____。

（吕　昕）

实验 22　内分泌器官大体及微细结构的观察

【实验目的】

1. 学会甲状腺、肾上腺和垂体的形态、位置。

2. 能描述下丘脑、甲状旁腺、松果体的位置及形态。

3. 会观察内分泌腺的组织结构。

【实验材料】

全身内分泌腺的标本和模型;甲状腺和肾上腺组织切片(HE 染色)。

【实验学时】

2 学时。

【实验方法】

1. 在全身内分泌腺的标本和模型上,观察各内分泌腺的位置和形态。

2. 甲状腺切片(HE 染色)

(1) 低倍镜观察:可见许多甲状腺滤泡的断面,滤泡腔内有染成深红色的胶状物质。

(2) 高倍镜观察:滤泡壁的构成大部分为单层立方上皮。滤泡旁细胞较甲状腺滤泡上皮细胞稍大,呈卵圆形,胞质染色浅。

3. 肾上腺切片(HE 染色)

(1) 低倍镜观察:表面为结缔组织构成的被膜,深面为皮质,由浅入深,依次寻认球状带、束状带和网状带。皮质的深面为髓质,内有较大的静脉。

(2) 高倍镜观察

1) 球状带:位于皮质浅层。细胞体积较小,呈锥形,排列成团。

2) 束状带:位于球状带深面。细胞呈多边形,排列成索状。

3) 网状带:位于皮质最内层。细胞呈多边形,排列呈索状,相互连接成网。

(3) 髓质:由髓质细胞构成,细胞呈多边形,胞质染成紫蓝色,核圆形。

【实验测试】

1. 甲状腺外形如_____形。

2. 左肾上腺呈_____形,右肾上腺呈_____形。

3. 高倍镜下甲状腺滤泡细胞为_____形,滤泡旁细胞为_____形。

4. 低倍镜下肾上腺皮质由外向内分为_____、_____和_____3 层。

（鲍耀波）

实验 23 胚 胎 发 育

【实验目的】

1. 观察卵裂的过程,胚泡的结构特点,能够说出蜕膜与胚胎的位置关系。

2. 观察胎膜各部分的形态结构,胎盘的结构和特点。

【实验材料】

1. 卵裂及桑葚胚的模型、胚泡模型。

2. 妊娠 3 个月的子宫剖面模型。

3. 脐带及胎盘的标本。

【实验学时】

2 学时。

【实验方法】

1. 通过卵裂及桑葚胚的模型,观察卵裂球的形态、数量及大小的变化,以及桑葚胚的形成。

2. 在胚泡剖面模型上,观察胚泡的滋养层、胚泡腔、内细胞团的位置。

3. 在妊娠子宫的剖面模型上观察子宫的基蜕膜、包蜕膜、壁蜕膜与胚胎的关系。

(1)基蜕膜:位于胚胎与子宫肌层之间。

(2)包蜕膜:覆盖于胚胎的子宫腔面。

(3)壁蜕膜:是包蜕膜和底蜕膜以外的子宫内膜。

4. 在妊娠 3 个月的子宫剖面模型上观察

(1)绒毛膜:观察绒毛,辨别丛密绒毛膜与平滑绒毛膜。

(2)卵黄囊:顶部包入胚体,余部包入脐带。

(3)羊膜:位于胚外中胚层的内面,包于脐带的表面。羊膜所围成的腔是羊膜腔。

(4)脐带:是圆索状结构,观察时注意其长度及粗细。脐带内有一对脐动脉、一条脐静脉及卵黄囊等结构。观察脐带的横切面标本,辨别脐动脉和脐静脉。

5. 胎盘 测量胎盘直径和厚度,观察胎盘的形态、与脐带的关系,辨别胎儿面与母体面。

【实验测试】

1. 根据胚泡和蜕膜的位置关系,可将蜕膜分为_____、_____和_____ 3 部分。随着胚体长大,_____和_____相贴,子宫腔消失。

2. 胎膜包括_____、_____、_____、_____和_____ 5 部分。

3. 胎盘直径为_____,厚度大约为_____,分为_____面和_____面。

(刘昱莹)

教学大纲（参考）

一、课程性质

解剖生理学基础是中等卫生职业教育康复技术专业一门重要的专业基础课程。本课程主要内容包括系统解剖学、生理学、组织学和胚胎学等多门学科的基本知识。系统解剖学阐述正常人体器官的形态结构、生理功能及其生长发育规律的科学；生理学研究生物体生命活动现象和功能活动变化规律的科学；组织学研究机体微细结构及其相关功能的科学；胚胎学研究从受精卵发育为新生个体的过程及其机制的科学。本课程的主要任务是使学生获得技能型康复技术专业人才所必需的人体主要器官的位置、形态和毗邻等知识，并能运用生理学基础知识解释正常的生命现象，为进一步学习其他专业技能课程、提高专业素质、适应康复技术专业岗位需求打好基础。本课程的同步和后续课程包括疾病学基础、临床医学概要等。

二、课程目标

通过本课程的学习，学生能够达到下列要求：

（一）职业素养目标

1. 具有良好的人文精神、高尚的职业道德素养、严谨求实的学习态度、科学的思维能力。

2. 具有应用基础知识解释、分析生活现象和临床问题的能力。

3. 具有良好的服务意识，能将预防和治疗疾病、促进健康、维护大众的健康利益作为自己的职业责任。

4. 具有终身学习理念和不断创新精神。

5. 具有良好的团队意识，能与康复团队成员团结协作，共同为患者提供全面周到的康复服务。

（二）专业知识和技能目标

1. 掌握正常人体的组成和主要器官的位置、形态和结构。

2. 掌握人体各器官的主要生理功能。

3. 熟悉正常人体重要的体表标志和主要器官的体表投影。

4. 学会借助光学显微镜观察正常人体组织微细结构。

5. 学会能在解剖标本上正确辨认人体主要器官的位置、形态和毗邻。

6. 具有运用生理学知识解释正常的生命现象，会运用解剖生理学知识分析临床康复问题。

7. 具有对康复对象进行健康宣教、健康指导的能力。

三、学时安排

教学内容	学时		
	理论	实践	合计
一、绪论	2		2
二、细胞	4		4
三、基本组织	10	6	16
四、运动系统	12	4	16

教学内容	学时		
	理论	实践	合计
五、消化系统	10	4	14
六、呼吸系统	6	4	10
七、能量代谢与体温	2	2	4
八、泌尿系统	4	4	8
九、生殖系统	6	2	8
十、循环系统	12	6	18
十一、感觉器官	6	4	10
十二、神经系统	12	6	18
十三、内分泌系统	4	2	6
十四、人体胚胎概要	4	2	6
十五、人体衰老	2		2
机动	2		2
合计	98	46	144

四、主要教学内容和要求

单元	教学内容	教学目标		教学活动参考	参考学时	
		知识目标	技能目标		理论	实践
一、绪论	（一）解剖生理学基础的定义及地位	熟悉	会	理论讲授 多媒体演示	2	
	（二）人体的组成和分部	掌握	能			
	（三）解剖学姿势和方位术语	掌握	能			
	（四）生命活动的基本特征	熟悉	会			
	（五）机体内环境和生理功能的调节	了解				
	（六）学习解剖生理学基础的基本观点与方法	了解				
二、细胞	（一）细胞的形态和结构			理论讲授 多媒体演示	4	
	1.细胞的形态	了解				
	2.细胞的结构	熟悉	会			
	（二）细胞膜的功能	熟悉	会			
	（三）细胞的生物电现象					

单元	教学内容	教学目标		教学活动参考	参考学时	
		知识目标	技能目标		理论	实践
二、细胞	1. 静息电位及其产生机制	掌握	能			
	2. 动作电位及其产生机制	掌握	能			
	3. 动作电位的引起和局部兴奋	掌握	能			
	4. 动作电位的传导	了解				
三、基本组织	（一）上皮组织			理论讲授多媒体演示	10	
	1. 被覆上皮	熟悉	能			
	2. 腺上皮和腺	了解				
	3. 上皮组织的特殊结构	了解				
	（二）结缔组织					
	1. 固有结缔组织	熟悉	会			
	2. 软骨组织和软骨	了解				
	3. 骨组织和骨	了解				
	（三）肌组织					
	1. 肌细胞的形态结构	熟悉	会			
	2. 肌细胞的收缩功能	了解				
	（四）神经组织					
	1. 神经元	掌握	能			
	2. 神经胶质细胞	了解				
	3. 神经纤维	熟悉	能			
	4. 神经末梢	了解				
	（五）血液					
	1. 概述	熟悉	会			
	2. 血浆	了解				
	3. 血细胞	熟悉	会			
	4. 血液凝固与纤维蛋白溶解	掌握	会			
	5. 血型与输血	了解				
	实验1 显微镜的构造和使用	熟悉	会	技能实践		6
	实验2 基本组织	熟悉	会			
	实验3 ABO血型鉴定和血细胞显微镜下观察	熟悉	会			
四、运动系统	（一）骨与骨连结			理论讲授图片演示	12	
	1. 概述	熟悉	能			

单元	教学内容	教学目标		教学活动参考	参考学时	
		知识目标	技能目标		理论	实践
四、运动系统	2. 躯干骨及其连结	熟悉	能	活体观察		
	3. 颅骨及其连结	熟悉	能	标本观察		
	4. 四肢骨及其连结	熟悉	能	模型观察		
	（二）骨骼肌			多媒体演示		
	1. 概述	了解				
	2. 头肌	熟悉	会			
	3. 颈肌	熟悉	会			
	4. 躯干肌	熟悉	会			
	5. 四肢肌	熟悉	会			
	（三）全身重要骨性标志和肌性标志					
	1. 全身重要的骨性标志	掌握	能			
	2. 全身重要的肌性标志	掌握	能			
	（四）骨骼的功能	熟悉	会			
	实验4 骨与骨连结、活体骨性标志定位	掌握	能	技能实践		4
	实验5 全身骨骼肌观察与活体肌性标志定位	掌握	能			
五、消化系统	（一）概述			理论讲授	10	
	1. 消化系统的组成	掌握	能	图片演示		
	2. 消化管壁的一般结构	了解		图片演示		
	3. 胸部标志线和腹部分区	熟悉	会	标本观察		
	（二）消化管			模型观察		
	1. 口腔	熟悉	会	多媒体演示		
	2. 咽	熟悉	会			
	3. 食管	熟悉	会			
	4. 胃	熟悉	会			
	5. 小肠	熟悉	会			
	6. 大肠	熟悉	会			
	（三）消化腺					
	1. 肝	熟悉	会			
	2. 胰	熟悉	会			

单元	教学内容	教学目标		教学活动参考	参考学时	
		知识目标	技能目标		理论	实践
五、消化系统	（四）腹膜					
	1. 腹膜与腹膜腔的概念	了解				
	2. 腹膜与脏器的关系	了解				
	3. 腹膜形成的结构	了解				
	（五）消化与吸收					
	1. 消化与吸收的概念	熟悉	会			
	2. 食物的消化	熟悉	会			
	3. 营养物质的吸收	熟悉	会			
	4. 消化器官活动的调节	了解				
	实验6 消化管、消化腺和腹膜	熟悉	会	技能实践		4
	实验7 消化系统的微细结构	熟悉	会			
六、呼吸系统	（一）呼吸道			理论讲授	6	
	1. 鼻	熟悉	会	图片演示		
	2. 喉	熟悉	会	标本观察		
	3. 气管与主支气管	掌握	能	模型观察		
	（二）肺			多媒体演示		
	1. 肺的位置和形态	掌握	能			
	2. 肺内支气管和支气管肺段	掌握	能			
	3. 肺的微细结构	熟悉	会			
	4. 肺的血管	了解				
	（三）胸膜与纵隔					
	1. 胸膜与胸膜腔	熟悉	会			
	2. 胸膜下界与肺下界的体表投影	熟悉	会			
	3. 纵隔	了解				
	（四）肺通气					
	1. 肺通气的原理	了解				
	2. 肺容量和肺通气量	熟悉	会			
	（五）气体的交换和运输					
	1. 气体的交换	熟悉	会			
	2. 气体在血液中的运输	熟悉	会			
	（六）呼吸运动的调节					
	1. 呼吸中枢	了解				

续表

单元	教学内容	教学目标		教学活动	参考学时	
		知识目标	技能目标	参考	理论	实践
六、呼吸系统	2. 呼吸运动的反射性调节	了解				
	实验8 呼吸道、肺、胸膜与纵隔	熟悉	会	技能实践		4
	实验9 肺活量测定	熟悉	会			
七、能量代谢与体温	（一）能量代谢			理论讲授 多媒体演示	2	
	1. 机体能量的来源和利用	了解				
	2. 影响能量代谢的主要因素	了解				
	3. 基础代谢	掌握	能			
	（二）体温					
	1. 正常体温及其生理波动	了解				
	2. 机体的产热与散热	熟悉	会			
	3. 体温调节	熟悉	会			
	实验10 体温测定	熟悉	会	技能实践		2
八、泌尿系统	（一）肾			理论讲授 多媒体演示	4	
	1. 肾的形态和位置	掌握	能			
	2. 肾的剖面结构	熟悉	会			
	3. 肾的被膜	了解				
	4. 肾的微细结构	熟悉	会			
	5. 肾的血液循环特点	了解				
	（二）输尿管道					
	1. 输尿管	熟悉	会			
	2. 膀胱	熟悉	会			
	3. 尿道	熟悉	会			
	（三）尿生成的过程					
	1. 肾小球的滤过	熟悉	会			
	2. 肾小管和集合管的重吸收	熟悉	会			
	3. 肾小管和集合管的分泌	熟悉	会			
	（四）影响尿生成的因素					
	1. 影响肾小球滤过的因素	了解				
	2. 影响肾小管和集合管功能的因素	熟悉	会			
	（五）尿液及其排放					
	1. 尿液	熟悉	会			

单元	教学内容	教学目标		教学活动参考	参考学时	
		知识目标	技能目标		理论	实践
八、泌尿系统	2. 尿的排放	熟悉	会			
	实验11 肾、输尿管、膀胱和女性尿道	熟悉	会	实践技能		4
	实验12 肾的微细结构	熟悉	会			
九、生殖系统	(一)男性生殖系统			理论讲授	6	
	1. 男性内生殖器	掌握	能	图片演示		
	2. 男性外生殖器	熟悉	会	活体观察		
	3. 男性尿道	掌握	能	标本观察		
	(二)女性生殖系统			模型观察		
	1. 女性内生殖器	掌握	能	多媒体演示		
	2. 女性外生殖器	熟悉	会			
	(三)乳房和会阴					
	1. 乳房	了解				
	2. 会阴	了解				
	(四)男性生殖功能与调节					
	1. 睾丸的功能	熟悉	会			
	2. 睾丸功能的调节	了解				
	3. 睾丸功能的衰退	了解				
	(五)女性生殖功能与调节					
	1. 卵巢的功能	熟悉	会			
	2. 卵巢周期性活动的调节	了解				
	3. 卵巢功能衰退的表现	了解				
	(六)性生理					
	1. 性成熟的表现	了解				
	2. 性兴奋与性行为	了解				
	实验13 男女生殖器官	熟悉	会	技能实践		2
十、循环系统	(一)概述	掌握	能	理论讲授	12	
	(二)心血管系统			图片演示		
	1. 心	掌握	能	模型观察		
	2. 血管	熟悉	会	多媒体演示		
	(三)淋巴系统					
	1. 淋巴管道	熟悉	会			

单元	教学内容	教学目标		教学活动参考	参考学时	
		知识目标	技能目标		理论	实践
十、循环系统	2. 淋巴组织	了解				
	3. 淋巴器官	了解				
	（四）心脏生理					
	1. 心肌细胞的生物电现象	了解				
	2. 心肌的生理特性	了解				
	3. 心脏的泵血功能	掌握	能			
	4. 心输出量及其影响因素	熟悉	会			
	5. 心音与心电图	了解				
	（五）血管生理					
	1. 血流量、血流阻力和血压	熟悉	会			
	2. 动脉血压与动脉脉搏	熟悉	会			
	3. 静脉血压与静脉血流	熟悉	会			
	4. 微循环	熟悉	会			
	5. 组织液的生成和淋巴循环	掌握	能			
	（六）心血管活动的调节					
	1. 神经调节	了解				
	2. 体液调节	了解				
	3. 社会心理因素对心血管活动的影响	了解				
	实验14 心脏	熟悉	会	技能实践		6
	实验15 全身主要血管的观察	熟悉	会			
	实验16 人体动脉血压的测量和人体心音听取	熟悉	会			
十一、感觉器官	（一）视器			理论讲授	6	
	1. 眼球	熟悉	会	图片演示		
	2. 眼副器	了解		活体观察		
	3. 眼的血管	了解		模型观察		
	（二）前庭蜗器			多媒体演示		
	1. 外耳	熟悉	会			
	2. 中耳	熟悉	会			
	3. 内耳	掌握	能			

单元	教学内容	教学目标		教学活动参考	参考学时	
		知识目标	技能目标		理论	实践
十一、感觉器官	（三）皮肤					
	1. 皮肤的微细结构	掌握	能			
	2. 皮肤的附属结构	熟悉	会			
	3. 皮肤的功能	了解				
	（四）眼的视觉功能					
	1. 眼的折光功能	熟悉	会			
	2. 眼的感光换能功能	了解				
	3. 与视觉有关的几种生理现象					
	（五）耳的功能					
	1. 耳的听觉功能	熟悉	会			
	2. 内耳的位置觉和运动觉功能	熟悉	会			
	3. 前庭反应	了解				
	实验17　视器、前庭蜗器和皮肤的观察	熟悉	会	技能实践		4
	实验18　瞳孔对光反射、视力测定、色盲检查、视野测定和声波传导途径	熟悉	会			
十二、神经系统	（一）概述			理论讲授	12	
	1. 神经系统的组成和功能	熟悉	会	图片演示		
	2. 神经系统的常用术语	了解		活体观察		
	（二）中枢神经系统			标本观察		
	1. 脊髓	掌握	能	模型观察		
	2. 脑	掌握	能	多媒体演示		
	3. 脊髓和脑的被膜、血管及脑脊液的循环	熟悉	会			
	（三）周围神经系统					
	1. 脊神经	掌握	能			
	2. 脑神经	熟悉	会			
	3. 内脏神经	了解				
	（四）脑和脊髓的传导通路					
	1. 感觉传导通路	了解				
	2. 运动传导通路	了解				

单元	教学内容	教学目标		教学活动 参考	参考学时	
		知识目标	技能目标		理论	实践
十二、神经系统	（五）神经系统活动的一般规律					
	1. 神经纤维传导兴奋的特征	了解				
	2. 反射和反射中枢	熟悉	会			
	（六）神经系统的感觉功能					
	1. 感觉投射系统	熟悉	会			
	2. 大脑皮质的感觉功能	熟悉	会			
	（七）神经系统对躯体运动的调节					
	1. 脊髓对躯体运动的调节	熟悉	会			
	2. 脑干及高位中枢对躯体运动的调节	熟悉	会			
	（八）神经系统对内脏运动的调节					
	1. 自主神经的递质与受体	了解				
	2. 自主神经的功能和意义	了解				
	3. 各级中枢对内脏活动的调节	了解				
	（九）脑的高级功能					
	1. 脑电图	了解				
	2. 觉醒与睡眠	了解				
	3. 学习与记忆	了解				
	4. 人类大脑皮质活动的特征	了解				
	实验 19　神经系统大体结构观察	熟悉	会	技能实践		6
	实验 20　反射弧分析	熟悉	会			
	实验 21　人体腱反射检查	熟悉	会			
十三、内分泌系统	（一）概述	了解		理论讲授 多媒体演示	4	
	（二）下丘脑与垂体	熟悉	会			
	（三）甲状腺	熟悉	会			
	（四）甲状旁腺	熟悉	会			
	（五）肾上腺	熟悉	会			
	（六）胰岛	熟悉	会			
	（七）松果体	了解				

单元	教学内容	教学目标		教学活动	参考学时	
		知识目标	技能目标	参考	理论	实践
十三、内分泌系统	实验22 内分泌器官大体及微细结构的观察	熟悉	会	技能实践		2
十四、人体胚胎概要	（一）胚胎发生	了解		理论讲授多媒体演示	4	
	（二）胎膜与胎盘	熟悉	会			
	（三）胎儿血液循环	熟悉	会			
	（四）双胎、多胎与畸形	了解				
	实验23 胚胎发育	熟悉	会	技能实践		2
十五、人体衰老	（一）人的寿命	了解		理论讲授多媒体演示	2	
	（二）衰老	熟悉	会			
	（三）抗衰老	熟悉	会			

五、说明

（一）教学安排

本课程标准主要供中等卫生职业教育康复技术专业教学使用，第1学期开设，总学时为144学时，其中理论教学96学时，实践教学46学时，机动2学时。学分为8学分。

（二）教学要求

1. 本课程对知识部分教学目标分为掌握、熟悉、了解三个层次。掌握：指对基本知识、基本理论、有较深刻的认识，并能综合、灵活地运用所学的知识解决实际问题。熟悉：指能够领会概念、原理的基本含义，解释现象。了解：指对基本知识、基本理论能有一定的认识，能够记忆所学的知识要点。

2. 本课程重点突出以岗位胜任力为导向的教学理念，技能目标分为能和会两个层次。能：指能独立、规范地解决实践技能问题，完成实践技能操作。会：指在教师的指导下能初步实施实践技能操作。

（三）教学建议

1. 本课程依据康复技术岗位的工作任务、职业能力要求，强化理论实践一体化，突出"做中学、学中做"的职业教育特色，根据培养目标、教学内容和学生的学习特点以及执业资格考试要求，提倡项目教学、案例教学、任务教学、角色扮演、情境教学等方法，利用校内外实训基地，将学生的自主学习、合作学习和教师引导教学等教学组织形式有机结合。

2. 教学过程中，可通过测验、观察记录、技能考核和理论考试等多种形式对学生的职业素养、专业知识和技能进行综合考评。应体现评价主体的多元化，评价过程的多元化，评价方式的多元化。评价内容不仅关注学生对知识的理解和技能的掌握，更要关注知识在临床实践中运用与解决实际问题的能力水平，重视职业素质的形成。

参 考 文 献

[1] 黄嫦斌.解剖生理学基础 [M].北京:人民卫生出版社,2016.

[2] 王之一.解剖学基础 [M].3 版.北京:人民卫生出版社,2016.

[3] 汪华侨.功能解剖学 [M].3 版.北京:人民卫生出版社,2018.

[4] 陈尚,胡小和.人体解剖学 [M].北京:人民卫生出版社,2019.

[5] 王庭槐.生理学 [M].9 版.北京:人民卫生出版社,2018.

[6] 丁文龙,刘学政.系统解剖学 [M].9 版.北京:人民卫生出版社,2018.

[7] 倪月秋,陈尚.人体形态与机能 [M].北京:人民卫生出版社,2014.

[8] 王发宝,彭厚诚.解剖学基础 [M].北京:人民卫生出版社,2018.

[9] 杨桂染,周晓隆.生理学 [M].2 版.北京:人民卫生出版社,2019.

[10] 贺伟,吴金英.人体解剖生理学 [M].3 版.北京:人民卫生出版社,2018.

[11] 周瑞祥,杨桂姣.人体解剖学 [M].4 版.北京:人民卫生出版社,2017.

[12] 黄莉军,张楚.人体解剖生理学基础 [M].北京:人民卫生出版社,2019.

[13] 高英茂,柏树令.人体解剖与组织胚胎学词典 [M].北京:人民卫生出版社,2019.

[14] 夏广军,隋月林.正常人体结构 [M].北京:人民卫生出版社,2016.

[15] 王瑞元.生理学 [M].2 版.北京:人民卫生出版社,2013.

[16] 李继承,曾园山.组织学与胚胎学 [M].9 版.北京:人民卫生出版社,2018.

[17] 任晖,袁耀华.解剖学基础 [M].3 版.北京:人民卫生出版社,2014.

[18] 高洪泉,乔跃兵.正常人体结构 [M].4 版.北京:人民卫生出版社,2018.